Linda Gask

Meine Patienten, die Depression & ich

Vom Leben als Psychotherapeutin
und selbst Betroffene

Aus dem Englischen
von Ursula Pesch

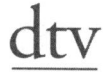

Ausführliche Informationen über
unsere Autoren und Bücher
www.dtv.de

Dieses Buch ist auch als eBook erhältlich.

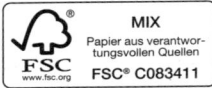
MIX
Papier aus verantwor-
tungsvollen Quellen
FSC® C083411

Deutsche Erstausgabe 2018
dtv Verlagsgesellschaft mbH & Co. KG, München
Titel der englischen Originalausgabe: The Other Side of Silence.
A Psychiatrist's Memoir of Depression
© 2015 Linda Gask
Summersdale Publishers Ltd./Vie Books, Chichester, West Sussex
© 2018 dtv Verlagsgesellschaft mbH & Co. KG, München
Das Werk wurde vermittelt durch die Arrowsmith Agency.
Umschlaggestaltung: Katharina Netolitzky, dtv
Satz: Fotosatz Amann, Memmingen
Druck und Bindung: CPI books GmbH, Leck
Gedruckt auf säurefreiem, chlorfrei gebleichtem Papier
Printed in Germany · ISBN 978-3-423-26213-2

Für John

Inhalt

»Würden wir das ganz gewöhnliche Menschenleben klarer sehen und fühlen, wäre es, als würden wir das Gras wachsen und das Herz des Eichhörnchens schlagen hören, und wir würden an diesem Getöse sterben, das auf der anderen Seite des Schweigens liegt.«

George Eliot, *Middlemarch*

Dank

Mein Dank gebührt allen, die mir in den letzten vier Jahrzehnten durch schwierige Zeiten geholfen haben. Ich habe in diesem Buch keine Klarnamen verwendet, möchte mich jedoch ganz besonders bei Sarah Davenport bedanken. Herzlichen Dank auch Judith Barrington für ihre Hilfe beim Schreiben und ihre legendären Workshops für autobiografisches Schreiben am Almàserra Vella sowie Ben Evans von Cornerstones, der zwei frühere Entwürfe kritisch gelesen und kommentiert hat. Eine ältere Version des Kapitels »Tabletteneinnahme« wurde ursprünglich in *Open Mind* veröffentlicht. Jane Graham Maw von Graham Maw Christie glaubte daran, dass ich etwas Wichtiges zu sagen habe, Claire Plimmer und Madeleine Stevens von Summersdale kümmerten sich um die Verwirklichung dieses Memoirs, und John Manton hat dafür gesorgt, dass ich bei der Stange blieb – die schwierigste Aufgabe von allen.

Vorwort

Diese Geschichte handelt davon, wie man Depressionen überwinden und mit einem Verlust fertigwerden kann. Beides ist eng miteinander verknüpft. Das weiß ich nicht nur aus eigener Erfahrung, sondern weil ich Psychiaterin bin. Ich habe mich darauf spezialisiert, Menschen zu behandeln, die unter denselben Problemen leiden, die mich seit Beginn meines Erwachsenenlebens quälen. Ich habe überlebt und die Depression durchgestanden, und ich weiß, dass andere dies ebenfalls können.

In diesem Buch werden Momente der Traurigkeit und sogar der nackten Verzweiflung beschrieben, doch es soll keine deprimierende Geschichte sein. Vielmehr möchte ich Menschen, die so leben, wie ich es getan habe, Hoffnung geben. Ich möchte sie wissen lassen, dass es immer möglich ist, sich besser zu fühlen: im Hinblick auf sich selbst, das Leben und die Zukunft. Das Problem ist, dass es fast unmöglich zu sein scheint, ein Gefühl der Hoffnung zurückzugewinnen, wenn man sich fest in den Fängen der Depression befindet. Eine niedergeschlagene Stimmung beeinflusst die Art, wie wir unser Leben sehen, und beeinträchtigt unser Urteilsvermögen, nicht nur in Bezug auf andere, sondern vor allem auch auf uns selbst. Es ist schwer, *positiv* zu denken, wie andere oft fordern, wenn man sich für vollkommen wertlos hält. All jenen, die sich

so fühlen oder sich um einen depressiven Menschen kümmern, möchte ich in diesem Buch zeigen, dass es immer
einen Weg nach vorne gibt.

Ein häufiger Auslöser von Depressionen ist ein Verlust,
und zwar nicht nur von Beziehungen, sondern auch von
anderen Dingen, die uns wichtig sind – zum Beispiel unserer Rolle im Leben, unserer Gesundheit und unseres Selbstwertgefühls. Und die Tatsache, dass wir deprimiert sind,
kann dann zu weiteren Verlusten führen, weil es schwierig
wird, mit uns zu leben. Menschen trauern, wenn sie etwas
oder jemanden verlieren, das oder der für sie von beson-
derer Bedeutung ist. Trauer ist etwas Normales und ver-
geht gewöhnlich im Laufe der Zeit. Tut sie das nicht, lässt
sie sich zuweilen nicht mehr von einer Depression unterscheiden. Nur sehr wenige Menschen kennen meine gesamte Geschichte, doch meine derzeitige Ärztin ist mit dem
größten Teil davon vertraut. Sie ist ihre Hüterin, zumindest
einstweilen. Und so soll das, was ich erzählen möchte, mit
meinem ersten Termin bei ihr vor rund sieben Jahren beginnen.

Ich befand mich in einem kahlen, neuen Sprechzimmer des
Laureate House, einer Abteilung des Wythenshaw Hospitals im Süden Manchesters. In diesem modernen Gebäude
ist jede Station unpassend nach einem Schriftsteller oder
Dichter benannt. Ambulante Behandlungen finden in nackten, unpersönlichen Räumen statt, in denen die Ärzte für
ein oder zwei »Sitzungen« pro Woche ihr Lager aufschla-
gen. In diesem Raum gab es nicht einmal einen Aktenschrank, den ich unerlaubterweise hätte öffnen und erforschen können. Der Teppich war zwar nicht neu genug, um

vom Einatmen des Lösungsmittels high zu werden, doch in der Luft hing noch immer ein Hauch von Klebstoff. Die einzige Ablenkung war der eselsohrige Krankenhaus-Newsletter des vorangegangenen Monats, der am Rand des Schreibtischs lag. Während ich auf meine neue Ärztin wartete, die zum Empfang zurückgeeilt war, um meine Krankenakte zu holen, las ich also einen Artikel über Volksläufe für Brustkrebs. Ich fühlte mich wieder einmal allein und hatte ziemliche Angst.

Natürlich war ich nicht zum ersten Mal als Patientin bei einem Psychiater. Doch diesmal war es seltsam, weil die Person, die mir gegenübersaß und die ich Dr. V. nennen werde, eine Kollegin war, die ich seit mehreren Jahren kannte und die sich einverstanden erklärt hatte, meine Behandlung zu übernehmen. Sie war höflich und geschäftsmäßig und sah mich auf eine Weise an, wie auch ich die Menschen gelegentlich ansehe – über den Brillenrand, was einschüchternd sein kann, wie man mir gesagt hat –, doch ich spürte, dass auch sie sich mit dieser Situation nicht ganz wohl fühlte. Sie spielte mit ihrem Stift herum, während sie sprach. Und es war fast so, als könne ich ihre Gedanken lesen, weil mir der Prozess, die Probleme eines Patienten herauszufinden, so vertraut war. Meine Handflächen schwitzten vor Aufregung und mein Herz setzte einen Schlag lang aus. Meine Zunge schien unerklärlicherweise am Gaumen festzukleben, und ich musste tief Luft holen, um meinem Geist zu versichern, dass ich noch immer die Kontrolle über meinen Körper hatte. Ich wusste, dass es sich um physische Angstsymptome handelte, zerbrach mir jedoch den Kopf darüber, was Dr. V. von mir denken würde und wie viel ich preisgeben bzw. weglassen sollte – etwas, was man unwillkürlich tut, wenn man mit den Fragen eines Psychiaters konfrontiert wird.

»Wo würden Sie sich im Moment auf einer Skala von eins bis zehn ansiedeln, wobei zehn den optimalen Zustand beschreibt?« Sie hielt inne, wartete auf meine Antwort.

»Bei sechs oder sieben.«

Diese Frage ist sehr schwierig zu beantworten. Ich sage den Leuten immer, dass sie nicht darüber nachdenken, sondern instinktiv antworten sollen, aber war es wirklich richtig, mir eine »Sieben« zu geben, oder wollte ich einfach nur rechtfertigen, dass ich ein gewisses »Zeitfenster« in Anspruch nahm, das auch jemand anderer hätte nutzen können? Ich hatte die meisten Antworten vorbereitet, ja sogar einstudiert, weil ich genau wusste, was mich erwartete.

»Ich weiß bereits eine Menge aus dem Brief«, fuhr Dr. V. mit Blick auf die Notizen fort, die sie von meinem vorherigen Therapeuten erhalten hatte. »Aber können Sie mir mehr über Ihre Vergangenheit erzählen? Wann hat all das angefangen?«

»Als Teenager wurde ich immer sehr unruhig, vor allem vor Prüfungen«, erklärte ich, fügte jedoch nicht hinzu, dass ich nach wie vor Albträume hatte, in denen meine Hauptsorge die war, noch immer nicht die Abschlussprüfungen bestanden zu haben.

»Da war etwas mit dem Tod von …«, begann sie und blätterte in den Unterlagen herum.

»Ja«, erwiderte ich. Ich war nicht bereit, darüber zu reden, kannte sie noch nicht gut genug. Ich war mir nicht sicher, ob ich noch einmal von vorn beginnen und eine weitere Ärztin kennenlernen wollte – oder besser: es einer weiteren Ärztin erlauben wollte, mich kennenzulernen –, denn zuzulassen, dass Vertrauen entsteht und sich eine Bindung entwickelt, macht den irgendwann notwendigen Abschied viel schwerer.

In Unkenntnis meiner Zweifel fuhr Dr. V. mit ihren Fragen fort: »Sie hatten Schwierigkeiten, darüber hinwegzukommen?«

Ich habe anderen oft dieselbe Frage gestellt. Aber ist ein Todesfall etwas, worüber man wirklich »hinwegkommt«? Ich frage mich, wie es je möglich sein soll, dies zu wissen, doch ich sagte einfach »Ja«, weil das die richtige Antwort zu sein schien. Ich weiß auch, dass es noch viele Jahre dauern sollte, bevor ich wirklich zu trauern begann, und dass spätere Verluste wie die Pensionierung meiner Ärztin die Geister der Vergangenheit wiederauferstehen lassen konnten.

»Wie sieht Ihre derzeitige Behandlung aus?«

»Ich nehme sechzig Milligramm Duloxetin pro Tag und zweihundert Mikrogramm Thyroxin«, erwiderte ich und dachte darüber nach, wie viele verschiedene Medikamente ich ausprobiert hatte.

Ich hatte die Einnahme einer Kombination aus Lithium, einem »Stimmungsstabilisierer«, und Venlafaxin, einem Antidepressivum, beenden müssen, weil mein Elektrokardiogramm abnormal war (ich hatte ein »verlängertes QT-Intervall«, welches das Risiko erhöhte, dass mein Herz eines Tages einfach vergessen würde zu schlagen). Ich war nicht traurig gewesen, das Lithium, das zu einer Schilddrüsenunterfunktion geführt hatte, absetzen und stattdessen Duloxetin nehmen zu müssen. Und ohne die Thyroxintabletten werde ich müde und nehme zu, sodass ich mich noch schlechter fühle.

»… und ich habe es auch mit Psychotherapie versucht. Das war hilfreich, zumindest zeitweilig«, fügte ich hinzu.

»Welche Therapieform?«

»Psychodynamische … Ich hatte nie eine KVT.« Das stimmte damals, später allerdings habe ich sie ausprobiert.

Ich habe viel Zeit darauf verwendet herauszufinden, warum ich depressiv werde, und zu verstehen, warum manche Dinge mich innerhalb weniger Tage in völlige Verzweiflung stürzen können. Bei der psychodynamischen Therapie geht es darum zu erkennen, welchen Einfluss vergangene Beziehungen auf die Gegenwart haben, bei der KVT (kognitiven Verhaltenstherapie) hingegen darum zu lernen, wie sich wenig hilfreiche Denkmuster, die zu einer Depression führen können, umstrukturieren lassen.

»Und wann war Ihre letzte Episode?«, lautete die nächste Frage.

»Vor ein paar Jahren musste ich eine Auszeit wegen Problemen bei der Arbeit nehmen ... sechs Monate ... aber jetzt komme ich zurecht.«

War es nicht immer die Arbeit? Zumindest empfand ich sie am anstrengendsten. Es waren nie die Patienten, die mich nachts wach hielten, sondern mein Arbeitsumfeld. Ich war zu dünnhäutig, ließ mich zu leicht davon beeinflussen, was die Menschen um mich herum sagten oder taten.

»... Aber meine Stimmung scheint auch in den Wintermonaten ein bisschen zu sinken.«

Wir redeten noch etwa eine Dreiviertelstunde miteinander und vereinbarten dann die weitere Vorgehensweise und unser nächstes Treffen.

Als ich gehen wollte, sagte Dr. V.: »Sie müssen nächstes Mal nicht dort draußen warten. Wir können etwas Ruhigeres finden ...« Ich wusste, dass sie mir die Peinlichkeit ersparen wollte, von Kollegen erkannt zu werden, doch ich verbrachte Stunden damit, meinen Patienten zu erklären, dass ihre Erkrankung etwas war, dessen sie sich nicht zu schämen brauchten.

»Ist schon in Ordnung. Ich habe kein Problem damit.«

Ich sah mir gern zusammen mit allen anderen im Wartezimmer bei leise gestelltem Ton das Vor- oder Nachmit-
tagsprogramm im Fernsehen an.

Vielleicht fiel meine Depression jeweils mit dem Beginn
eines akademischen Jahrs und der damit einhergehenden
zunehmenden Arbeitsbelastung zusammen. Vielleicht gab
es aber auch eine eher biologische Erklärung, die damit
zusammenhing, dass ich, so wie viele depressive Menschen
in diesen Breiten, den Mangel an Licht in den Wintermonaten unerträglich finde. Ich kannte die Antwort nicht –
kenne sie bis heute nicht. So bin ich eben. Es geht mir
monatelang gut, manchmal sogar länger als ein Jahr, aber
es gibt immer wieder Phasen in meinem Leben, in denen
die Welt ein dunkler, feindseliger und unversöhnlicher Ort
zu sein scheint.

In den vergangenen dreißig Jahren habe ich vielen Ge-
schichten über Depressionen und Verzweiflung gelauscht
und eine Menge von den Menschen gelernt, die mir von
ihrem Leben erzählt haben. Obwohl ihre Erfahrungen meiner Erfahrung sehr ähnlich sind, habe ich gewöhnlich
meine eigene Geschichte nicht offenbart. Wann immer ich
mich nicht gut genug gefühlt habe, um andere zu behandeln, habe ich mir Hilfe gesucht und daran gearbeitet, erst
selbst wieder gesund zu werden. Zu versuchen, jemanden
zu behandeln, während es mir selbst nicht gut ging, wäre
unethisch gewesen. Doch ich glaube, dass meine Erfahrung
mit der Depression mir geholfen hat, eine menschlichere
und verständnisvollere Therapeutin zu sein. Auch Psychiater verfallen in Depressionen, und das öfter als andere
Ärzte. Ein Experte zu sein, macht nicht immun dagegen,

und mir ist klar, dass ich nicht über alle Antworten verfüge.

Eines weiß ich jedoch: Wenn jemand erklären soll, was mit ihm los ist, erscheint ihm das nahezu unmöglich. Er hat vielleicht noch nicht die passenden Worte für die Gefühle gefunden, die er in den verborgenen Winkeln seines Geistes spürt. Oder noch keine klare Vorstellung vom »Was«, »Warum« oder »Wie« seiner Schwierigkeiten. Statt in Worten kommt seine Angst vielleicht in einem Verhalten zum Ausdruck, das für ihn selbst – oder auch jeden anderen – schwer zu verstehen ist und sich als Reizbarkeit, Wut oder Rückzug manifestieren kann. Manchmal wird er es hinausschieben, Hilfe zu suchen, bis er in eine Krise gerät. Es ist nicht leicht, um Hilfe zu bitten. Auch ich hatte anfänglich damit zu kämpfen.

Unsere Lebensgeschichte ist nicht statisch, sondern organisch und ändert sich im Lauf der Zeit, wenn wir sie erzählen und nochmals erzählen. *Wirklich* wissen, wie ich mich fühle, kann ich immer nur *im gegebenen Moment*. Manchmal fällt es mir schwer, mich zu erinnern, wie ich mich vor einem Jahr gefühlt habe und welche Sorgen ich damals hatte. Vielleicht vergesse ich es aber auch bewusst. Was ich aber weiß, ist, dass es während meiner Gespräche mit einem Patienten nicht nur darum geht, die Ursache seiner Probleme herauszufinden, sondern ihm einfach gut zuzuhören.

Dieses Buch sollte ursprünglich nur von mir handeln, doch im Lauf der Zeit hat es sich von einem Memoir in etwas mehr verwandelt: Es handelt auch von den Erfahrungen, die andere mit mir geteilt haben. Zum Teil habe ich die ursprünglichen Namen meiner Patienten geändert (da nicht alle eine Figur in der Geschichte von jemand anderem sein möchten), zum Teil Ereignisse fiktionalisiert, die auf tatsächlichen Begebenheiten basieren. Ich sollte auch hinzufügen, dass die in Kapitel 10 beschriebenen Ereignisse nicht in dem genannten Krankenhaus stattfanden, während ich dort tätig war.

Meine eigene persönliche Reise durch die Depression ist jedoch real. Mein Ziel ist es, denen, die in derselben Situation sind, zu helfen, das, was sie durchmachen, besser zu verstehen und besser damit fertigzuwerden – beides wichtige Werkzeuge beim Überwinden der Depression.

1

Verletzlichkeit

Warum ein Mensch depressiv wird, lässt sich am einfachsten anhand der Begriffe Verletzlichkeit und Belastung verstehen. Erstere ist entscheidend für unser persönliches Risiko, an einer Depression zu erkranken, und wird durch unsere Familiengeschichte, die Gene, die wir von unseren Eltern geerbt haben, und frühe Lebenserfahrungen beeinflusst. Mit Belastungen hingegen sind die vielen verschiedenen Ereignisse auf unserem Weg durchs Leben gemeint. Je mehr Anfälligkeitsfaktoren wir haben, desto eher wird ein belastendes Ereignis eine Depression hervorrufen. Bei uns allen gibt es offenbar eine bestimmte Depressionsschwelle, jenseits derer wir anfangen zu leiden, wenn das Leben genügend schwierige Erfahrungen für uns bereithält. Einige Menschen scheinen sehr belastbar zu sein, andere unter vergleichbaren Umständen weitaus weniger. Außerdem nimmt unsere Verletzlichkeit mit dem Alter und bei langfristigen Gesundheitsproblemen wie Arthritis oder Herzkrankheiten zu.

Ich befinde mich in einem schwach beleuchteten Sprechzimmer in einer Klinik im Zentrum von Salford, in dem ich manchmal Patienten empfange. Die schwache Nachmittagssonne hat Schwierigkeiten, durch das Sicherheitsgitter vor dem Fenster zu dringen, und die Luft, die von draußen hereinkommt, ist abgestanden und erfüllt von Zigarettenqualm, der vom Treffpunkt der Nikotinsüchtigen herüberweht. Ein blasser junger Mann namens Richard versucht mir von depressiven Erkrankungen in seiner Familie zu erzählen. Es ist nicht leicht für ihn, und er ringt darum, sich auf die Aufgabe zu konzentrieren. Seine Denkprozesse sind verlangsamt – das kann eine schwere Depression mit sich bringen.

»Meine Mutter ... Also, sie wurde immer sehr ... komisch, seltsam«, beginnt er.

»Wie meinen Sie das?«

Richard schaut auf seine Hände, bevor er weiterspricht. »Na ja, irgendwie verängstigt. Manchmal hörte sie auf, mit uns zu reden. Sie hat uns erzählt, sie könne ... Stimmen hören. Sie war ein paarmal in Prestwich, als ich noch ein Kind war ... glaube ich.«

Prestwich hieß die ehemalige psychiatrische Klinik für Menschen aus dieser Gegend.

»Sonst noch jemand?«

»Mein Dad hatte ... ein Alkoholproblem und er hat immer auf mir und meinem jüngeren Bruder rumgehackt ...«

»Hat er Ihnen wehgetan?«

Richards Mund bewegt sich, doch kein Laut dringt hervor. Eine Träne rollt seine Wange hinab. Mit tief bewegter Stimme versucht er noch einmal zu sprechen. Dann purzeln die Worte hervor, als seien sie aus ihm hinausgeschleudert worden.

»Er hat meine Mutter immer verprügelt ... Einmal habe ich versucht, ihn daran zu hindern, da hat er mir den Arm gebrochen.«

Ja, es hatte wehgetan, aber nicht nur körperlich. Ich beginne zu verstehen, warum bei Richard im Teenageralter Depressionen auftraten und warum er jetzt mit Mitte zwanzig extrem niedergeschlagen ist. Es war ihm trotz eines schwierigen Starts ins Leben gelungen, sich einen guten Job in einem Büro zu sichern, nur um dann alles, wofür er so hart gearbeitet hatte, wegen seiner Diabeteskrankheit zu verlieren. Unter ihr leidet er seit seiner Kindheit, auch seine Mutter hatte Diabetes. Jetzt kommen noch Probleme mit den Augen dazu. Obwohl wir *verstehen* können, wie es sich anfühlen mag, eine schwere Krankheit wie Diabetes zu bekommen, werden die meisten Leute dadurch nicht depressiv. Sie finden Wege, um mit ihrer Krankheit weiterzuleben. Richard hat das nicht geschafft.

Ärzte gehen manchmal irrtümlich davon aus, dass es angesichts bestimmter Lebensumstände *verständlich* ist, niedergeschlagen zu sein – à la: »Du wärst doch auch niedergeschlagen, wenn dir das passiert wäre, oder? Ich schon!«

Sie erkennen nicht, dass zuweilen mehr dahintersteckt: Der Betroffene könnte depressiv sein, was nicht dasselbe ist wie unglücklich sein. Es ist ein viel tieferes und mächtigeres Gefühl der Verzweiflung, das unsere Sicht auf die Welt beeinflusst und unsere Fähigkeit beeinträchtigt, unser Leben weiterzuleben.

Meine eigene Vergangenheit offenbart die Gründe für meine Anfälligkeit. Mein Großvater mütterlicherseits, der als Bergmann im Westen Schottlands arbeitete, starb an Tuberkulose, als meine Mutter erst 17 Jahre alt war. Da war meine Großmutter bereits seit fünf Jahren tot. Meine Mutter und sie waren zusammen draußen auf der Straße gewesen, als sie aufgrund einer Gehirnblutung zusammenbrach. Ich kann nur erahnen, welche Auswirkungen dies auf meine Mutter hatte. Sie sprach nie viel darüber. Ich weiß jedoch, dass sie eine schwierige Kindheit an einem Ort hatte, der so wie Salford noch immer einer der ärmsten Winkel Großbritanniens ist. Von dort stammt ein wichtiger Teil von *mir*, der etwas über die Person aussagt, die ich heute bin, und vielleicht erklärt, warum meine Mutter und ich so unterschiedliche Erwartungen hatten, wie unser Leben aussehen würde. Obwohl meine Mutter und ich oberflächlich betrachtet sehr wenig gemeinsam haben, weiß ich, dass die Entbehrungen, die den Westen Schottlands prägen, sowohl in meinen Genen verzeichnet als auch dem Einfluss zuzuschreiben sind, den die Persönlichkeit und die Überzeugungen meiner Mutter in meiner frühen Kindheit auf mich hatten.

Meine Mutter zog Anfang der 1950er-Jahre nach England, um Arbeit zu suchen, und lernte meinen Vater an der Küste in Skegness kennen, wo er an der »Figure-Eight-Bahn« arbeitete, einer riesigen Achterbahn aus Holz, die zu Beginn des 20. Jahrhunderts gebaut wurde.

Zu den lebhaftesten Bildern, die ich von meinem Dad im Kopf habe, gehört, wie er die steile Achterbahn hochsteigt und die Kette repariert, die die Wagen nach oben beförderte. Wenn sie die Spitze erreichten, wurden sie schließlich von der Schwerkraft nach unten gezogen, doch wenn die Kette brach – was häufig geschah –, kam alles zum Stillstand, was hieß, dass es keine Einnahmen gab. Dad hatte nie Angst, hoch über dem Strand auf den Schienen der Achterbahn herumzulaufen, um zu überprüfen, ob es Probleme gab. Ich kann mich aber nur an eine einzige Fahrt mit ihm in der Achterbahn erinnern. Mein Herz hämmerte, als wir in dem roten Holzwagen dahinratterten, in dem es nur eine dünne Metallstange zum Festhalten gab. Meine schweißbedeckten Beine klebten an dem kratzigen Kunstledersitz. Jedes Mal, wenn wir eine Kurve erreichten, war ich mir sicher, dass wir von der Bahn geschleudert würden.

»Beruhige dich! Nicht weinen, wir sind gleich da!«, hatte Dad versucht, mich zu beschwichtigen.

»Kann ich nicht! Es ist schrecklich. Ich will nur, dass er anhält.«

»Wir können nicht anhalten. Versuch einfach, es zu genießen.«

Ich weinte, als wir zurück zum Eingang kamen. Dad sprang aus dem kleinen Wagen und erweckte den Eindruck, als würden wir nicht zusammengehören; dieses weinerliche Mädchen war nicht seine Tochter. Schon damals verstand ich etwas Grundlegendes in Bezug auf meinen Vater: Obwohl wir uns in vielerlei Hinsicht sehr ähnelten, waren wir auch verschieden. Er war angesichts von äußeren Gefahren mindestens so stark und unerschrocken, wie ich verunsichert und voller Angst war.

In meinen frühesten Erinnerungen an meinen Dad kommt er in mein kleines Schlafzimmer, um mir beim Einschlafen zu helfen. Er streichelt mir über den Kopf und flüstert leise: »Entspann dich einfach, schließ die Augen … schlaf ein.«

Der gefürchtete schwarze Mann zog sich dann hinter den verschlissenen grünen Filzvorhang beim Fenster zurück, während Dads riesige raue Hände mit den völlig abgekauten Fingernägeln die zarte Haut an meinen Schläfen berührten. Sie rochen nach Motoröl vom Vergnügungspark und dem fettigen weißen Gel, das er jeden Morgen, während er vor dem Badezimmerspiegel stand, in seine Haare strich, bevor er sie kämmte. Mum befand sich immer irgendwo außerhalb des Zimmers, und ich glaube, ich spürte schon sehr früh, dass sie unglücklich war – manchmal sehr unglücklich –, verstand aber nicht, warum. Heute frage ich mich, inwieweit der chronische Geldmangel, die unausgesprochene Enttäuschung über den ausbleibenden beruflichen Erfolg meines Vaters und die psychische Erkrankung meines Bruders Alan zu dem ständigen und wachsenden Unbehagen beitrugen, das sich bei uns zu Hause breitmachte.

»Was ist los?«, fragte ich, wenn Alan morgens vor der Schule sein T-Shirt mehrmals an- und wieder auszog. Ich musste mich morgens um meine beiden Brüder kümmern, da meine Eltern um halb acht zu arbeiten begannen. Unser Nesthäkchen, mein elf Jahre jüngerer Bruder Ian, war kein Problem. Fröhlich mampfte er sein Müsli. Alan, der sieben Jahre jünger war als ich, wurde von etwas gequält, dem niemand einen Namen geben konnte. »Geh weg und lass mich in Ruhe«, brüllte er.

»Sag's mir«, bat ich ihn inständig in dem Bemühen, ihn zu verstehen.

»Zu viele Falten.« Meistens murmelte er seine Antworten oder spie sie aus, wobei ihm immer wieder die Tränen kamen.

»Wir kommen zu spät«, drängte ich.

»Ist mir egal! Lass mich in Ruhe.«

Er bekam Frustrationsanfälle, während er versuchte, sich anzuziehen, und zerriss seine Kleidung. Abends stand er dann stundenlang im Dunkeln vor seinem Bett, bevor er sich hineinlegte, weil er das komplizierte Gutenachtritual, das er nicht in Worte zu fassen vermochte, nicht ganz richtig ausführte.

Das trieb meinen Vater zur Verzweiflung. »Alan, bitte, versuch dich anzuziehen.«

»Nein, kann ich nicht.«

»Ray ... es ist fast Mitternacht«, flehte meine Mutter, die

an der Schlafzimmertür stand. »Lass ihn einfach. Lass ihn dort stehen und schalte das Licht aus«, bat sie ihn.

Ich sah Alans Silhouette. Er stand wie gelähmt neben dem Bett, unfähig hineinzusteigen. Dann fiel krachend die Tür zu, und alles, was wir hörten, war leises Weinen. Schließlich zog auch mein Vater sich enttäuscht und zornig in sein Schlafzimmer und sein Bett zurück. Es sollte noch viele Jahre dauern, bis bei meinem Bruder schließlich eine Zwangsstörung diagnostiziert wurde.

»Mum hat mir vor einiger Zeit erzählt, dass sie manchmal daran gedacht hat, uns zu verlassen, wegzulaufen und zurück nach Schottland zu gehen; es war alles so schrecklich«, berichtete Alan mir später während eines unserer langen Telefonate.

Aber sie tat es nicht. Sie blieb.

Ich frage mich, ob ich geblieben wäre, statt zu flüchten, wenn ich mich in einer so schwierigen Lage wie der ihren befunden hätte.

Mein Vater litt immer mehr unter einer sozialen Phobie, die sich bei ihm als Angst manifestierte, an öffentlichen Orten mit Menschen zu sprechen, sodass meine Mutter die örtlichen Ladenbesitzer überreden musste, sie Schuhe und Kleidungsstücke mit nach Hause nehmen zu lassen, damit er sie anprobieren konnte. Seine Angst war so groß, dass er nicht einmal in die Bibliothek gehen konnte, um Bücher abzuholen. Ein wenig Alkohol verringerte die Schwierigkeiten, doch er trank selten, sondern zog es vor, bis zu 40 Zigaretten am Tag zu rauchen.

Meine Mutter schien selbstbewusster zu sein, zumindest nach außen hin. Als Jugendliche hatte sie immer gern gesungen und getanzt, und sie sagte oft, nur halb im Scherz: »Wie bin ich nur dazu gekommen, einen Mann zu heiraten, der nicht tanzt?« Doch auch sie wurde immer ängstlicher, geplagt von körperlichen Symptomen der Anspannung wie Kopfschmerzen, Sodbrennen und Magenschmerzen. Im Lauf der Zeit begann sie Beruhigungsmittel zu nehmen – Valium und Lorazepam –, die der Arzt ihr bereitwillig verschrieb.

Dad stritt sich bei jeder Gelegenheit mit uns. Nach einem besonders heftigen Streit mit meiner Mutter verkroch er sich mehrere Tage lang im Bett und aß kaum etwas.

»Bring mir nur eine Tasse Tee, Linda«, sagte er, »und lass mich dann in Ruhe.« Er wandte sich von mir ab, drehte das Gesicht der Ecke des verdunkelten Raums zu.

»Stehst du denn nicht auf?«

»Es gibt nichts, wofür es sich aufzustehen lohnt, oder?«

Mum und Dad gingen mit Alan zur Familientherapie. Dad hasste es, wie der Psychiater ihn anstarrte und dass er nichts erklärte. »Ich weiß wirklich nicht, was die erreichen wollen«, sagte er. »Sie machen mir nur ein schlechtes Gewissen.«

Der Psychiater hatte darum gebeten, dass ich ebenfalls mitkomme, doch ich weigerte mich und sagte mir, dass dies nichts mit mir zu tun habe. Ich war zu beschäftigt mit meinen Schulaufgaben.

Biologische Erklärungen für psychische Erkrankungen waren damals weitgehend unbekannt. Man lastete sie eher der Erziehung an als einer falschen Verdrahtung des Gehirns, wohingegen der wirkliche Grund, wie ich heute weiß, wahrscheinlich eine komplexe Kombination aus Natur und Erziehung ist. Nicht einfach das eine oder das andere. Mein Bruder hatte seine Anfälligkeit für Angst wohl von beiden Elternteilen geerbt. Bei seiner Geburt, die schwierig gewesen war, hatte man für ein paar entscheidende Minuten seinen Herzschlag nicht feststellen können. Das könnte einen minimalen hypoxischen Hirnschaden verursacht haben (eine durch unzureichende Sauerstoffversorgung verursachte Verletzung). Später machten ihn die Spannungen, die seine Probleme zwischen meinen Eltern auslösten, nur noch ängstlicher. Dies führte zu einem Teufelskreis von bizarren Verhaltensweisen, Wut, Anschuldigungen und noch größeren Schwierigkeiten beim Anziehen und Zubettgehen.

Mein Bruder war nicht das einzige Kind in unserer Familie, das Anzeichen für psychische Probleme zeigte. Im frühen Teenageralter begann auch ich, unter den körperlichen und emotionalen Symptomen der Angst zu leiden, die mir später so vertraut werden sollten: unter der Angst davor, dass etwas Schreckliches passieren würde, schweren Kopfschmerzen, Magenproblemen und schwitzenden Handflächen, wann immer ich gestresst war.

In einer Umgebung aufzuwachsen, in der ich meine emotionalen Antennen voll nutzen musste, um die Stimmung der einzelnen Familienmitglieder einschätzen und den Tag überstehen zu können, bereitete mich, wie mir inzwischen klar ist, gut darauf vor, mich als Psychiaterin in meine Patienten einzufühlen. Doch es führte auch zur Entwicklung einer zuweilen so lähmenden Überempfindlichkeit gegenüber dem Handeln anderer, dass ich in Beziehungen nicht immer meinen Instinkten trauen kann. Es machte mich auch anfällig für die ziemlich schweren Depressionen, die mit Anfang zwanzig bei mir auftraten. Ich hatte nicht nur die neurotischen Gene geerbt, sondern kämpfte auch mit der Tatsache, dass meine Familie mir nie wirklich eine emotional sichere Basis bot, die Welt voller Zuversicht zu erforschen.

Meine Mutter hatte zwar trotz ihrer Ängste eine zuversichtliche Grundeinstellung, doch ich glaube, dass ich eher die stille Zurückhaltung meines Vaters geerbt habe, dem ich in meiner Kindheit viel näher stand. In meine Zuneigung mischten sich während meiner Teenagerzeit jedoch zunehmend Ängstlichkeit und Beklommenheit, eine Veränderung, die meine (zuweilen sehr geringe) Fähigkeit, mit den Ereignissen des Lebens fertigzuwerden, noch mehr beeinträchtigte.

Während ich Richard zuhöre, kann ich folglich verstehen, warum er für Depressionen anfällig ist. Seine Kindheit war viel entbehrungsreicher und sowohl in emotionaler als auch in körperlicher Hinsicht viel schädlicher für seine Gesundheit, als meine es je war, doch auf unsere eigene Weise tragen wir alle in uns die Samen, aus denen – unter den richtigen (oder wohl eher falschen) Umständen – zukünftige Probleme mit unserer Gemütslage erwachsen können.

»Ich weiß, dass es schrecklich ist, und so, wie Sie das Leben im Moment erfahren, denken Sie wahrscheinlich, dass es niemals besser werden kann …«, sage ich.

Richard schaut auf, erwidert aber nichts. Ich spüre seine Skepsis, aber auch seine wachsende Verzweiflung.

»Aber ich möchte sehen, ob es Möglichkeiten gibt, wie wir Ihnen helfen können, sich besser zu fühlen. Ich bin mir sicher, dass es sie gibt. Möchten Sie, dass wir versuchen, daran zu arbeiten?« Wir müssen dies gemeinsam tun, wenn die Behandlung effektiv sein soll. Das Schweigen dauert

Sekunden, kommt mir aber viel länger vor. Dann sieht mich Richard an und ich nehme die Andeutung eines Nickens wahr.

»Ja, das möchte ich«, sagt er schließlich.

»Das ist gut«, erwidere ich, »und ich denke, wir müssen darüber nachdenken, an welchen Problemen Sie gerne arbeiten möchten. Sie haben mir schon eine Menge über Ihre Vergangenheit erzählt und über das, was während Ihrer Kindheit und Jugend passiert ist, aber es gibt auch ein paar Dinge, die damit zu tun haben, wie Sie in der Gegenwart zurechtkommen.«

»Muss ich über die Vergangenheit reden?«

»Nein, wir können mit der Gegenwart anfangen.«

Richard beginnt, mit einem der Psychotherapeuten daran zu arbeiten, sich kleine Ziele zu setzen. Dies nennt man »Verhaltensaktivierung«. Sie basiert auf der Theorie, dass wir, wenn wir depressiv werden, alles Mögliche nicht mehr tun: angenehme Dinge, routinemäßige Dinge wie aufstehen und uns anziehen und auch wichtige Dinge wie das Öffnen und Bezahlen von Rechnungen. Um zu gesunden, müssen wir nach und nach wieder aktiv werden, da unser Grad an Aktivität und unsere Teilnahme am Leben eng mit unserer Gemütslage verbunden sind. Wir dürfen nicht darauf warten, dass wir uns besser fühlen, um wieder ein normales Leben führen zu können; wir müssen vielmehr besser handeln, um uns besser zu fühlen. Es gibt gute Beweise dafür, dass das wirklich funktioniert.

Richard lässt sich auf diese Therapie ein und im Lauf der Zeit bessert sich seine Stimmung. »Ich habe wieder angefangen, meinen Blutzucker zu kontrollieren«, sagt er während einer späteren Sitzung. Er stellt Augenkontakt her und seine Miene verzieht sich zu einem unsicheren Lächeln. »Ich fühle mich viel besser … aber …«

»Aber?«

»Ich habe einfach Angst. Ich meine, ich mache mir Sorgen, dass ich eines Tages trotzdem so enden werde wie meine Mutter. Ich meine, es liegt in meinen Genen, oder? Der Wahnsinn ... er ist erblich.«

Ich verstehe, was er sagt, weil auch ich diese Angst kenne, aber ich kann ihm auch ganz ehrlich sagen: »Dass es in Ihren Genen liegt, heißt nicht, dass es nicht überwunden werden kann. Viele Menschen sind so wie Sie anfällig dafür, depressiv zu werden, aber es gibt Dinge, die wir tun können, um eine Depression zu verhindern oder sie früh zu behandeln, wenn sie zurückkehrt. Es bedeutet nicht, dass Sie verrückt werden.«

»Wirklich nicht?« Er klingt überrascht.

»Nein.«

Es folgt ein langes Schweigen. Dann sagt er: »Ich glaube nicht, dass ich jetzt über die Vergangenheit sprechen möchte. Ich will sie vergessen.«

Es ist seine Entscheidung, und ich vermute, dass sie für ihn die richtige ist, zumindest im Augenblick.

Menschen grübeln über die Vergangenheit, wenn sie deprimiert sind, können diese Gedanken jedoch leichter von sich schieben, wenn es ihnen gut geht. Es ist nicht immer nötig, dass wir uns mit der Vergangenheit auseinandersetzen, um uns in der Gegenwart besser zu fühlen. Wichtiger ist, uns bewusst zu sein, dass unsere Anfälligkeit für Depressionen kein Zeichen dafür ist, dass wir schwach oder irgendwie minderwertig sind. Sich daran zu erinnern, fällt manchmal schwer, ist aber entscheidend für unser Überleben.

2

Furcht

In Zeiten von Stress werde ich immer furchtsamer und ängstlicher, und wenn ich das Gefühl habe, dass ich die Kontrolle über mein Leben verliere, stellt sich schnell Verzweiflung ein. Das Gefühl, alles unter Kontrolle zu haben, ist wichtig für mich. Ich weiß aber auch, dass dieses Bedürfnis einen Menschen davon abhalten kann, sich Hilfe zu suchen, wenn er sie wirklich braucht, weil er das Akzeptieren von Hilfe vielleicht als Verzicht auf Macht über das eigene Leben, als Nachgeben und als Verlust von persönlicher Freiheit betrachtet, etwas, was sich in der Tat sehr beängstigend anfühlen kann.

Jess war schwach und dünn, konnte jedoch nicht verstehen, was andere beunruhigte. »Hören Sie, mir fehlt nichts. Es geht mir gut. Ich will nicht hier sein. Ich will einfach nur nach Hause«, sagte sie mir. »Meine Mum wird sich Sorgen machen, wo ich bin.«

»Ich glaube, die Stationsschwester hat sie informiert, dass Sie hier sind. Ihre Mum macht sich tatsächlich große Sorgen um Sie. Sie möchte, dass Sie hierbleiben.«

»Nein, Sie irren sich. Ich weiß, dass ich dem Professor gesagt habe, ich würde bleiben, aber ich habe meine Meinung geändert. Ich muss nach Hause und mich um sie kümmern, verstehen Sie das nicht?«

Mit einem knochigen Finger wischte sie sich eine Träne aus dem Auge. Ihre Hände sahen inzwischen ziemlich blau aus, obwohl es nicht sonderlich kalt war. Ihre Nase verfärbte sich dunkellila. Sie wirkte zerbrechlich, hatte aber dennoch einen starken Willen. Jess gehörte zu den Patienten, die ich betreute, als ich während meines Medizingrundstudiums an der Universität Edinburgh Psychiatrie zu studieren begann. Sie war siebzehn Jahre alt und es ging ihr sehr schlecht.

Ich hatte nicht immer Ärztin werden wollen. Die Idee kam mir ziemlich plötzlich im Alter von etwa fünfzehn, als ich erkannte, dass der Beruf der Biologielehrerin, anders als bisher angenommen, wohl doch nicht der richtige für mich war. Ich war ganz einfach gut in Naturwissenschaften, das erste Mitglied meiner Familie, das zur Uni ging, und – wenn ich gerade keine Angst hatte – entschlossen, diese Chance optimal zu nutzen. Das Problem war, dass mir das Studium ziemlich oft Angst machte. Angst zu haben, wurde bei mir zum Normalzustand.

Manche betrachten Angst und Furcht als austauschbare Begriffe und der Unterschied ist nicht immer sehr deutlich. Ich empfinde es als leichter, Furcht als ein negatives, durch einen bestimmten Stimulus hervorgerufenes Gefühl zu sehen, dessen Ursache sich ganz einfach identifizieren lässt. Im Gegensatz dazu verspüren wir Angst, wenn unsere persönliche Sicherheit bedroht ist und wir keine Ursache erkennen können. Wir haben nur unangenehme Körperempfindungen und fangen an, uns um alltägliche Dinge Sorgen zu machen, ohne zu verstehen, warum. Das, wovor wir Angst haben, ist vielleicht etwas in unserem Leben, was wir uns noch nicht eingestanden haben, oder etwas, worüber wir nachgrübeln, dem wir aber noch einen Namen geben müssen.

Während des größten Teils meines fünfjährigen Medizinstudiums in Edinburgh hatte ich es nicht in Erwägung gezogen, mich beruflich auf die Probleme des Geistes zu konzentrieren. Meine Freundin Jane würde die Psychiaterin sein und ich die Ärztin, die sich um die Krankheiten des Körpers kümmerte.

Jane war meine beste Freundin geworden, obwohl ich nie wirklich das Gefühl hatte, ihre beste Freundin zu sein. Sie war eine zierliche, unglaublich intelligente Südengländerin mit langem, zerstrubbeltem blonden Haar und einem rauen Lachen.

Mit unseren braunen Overalls bekleidet, die durchnässt waren vom Formaldehyd, mit dem man in der Anatomie die Leichen konserviert, hatten Jane und ich während unseres ersten Jahres am selben Leichnam gearbeitet.

Der ölige Geruch von teilweise sezierten Oberkörpern und Gliedmaßen durchdrang unsere Kleidung und unser Haar und folgte uns abends nach Hause. Wir alle lebten in Furcht vor den mündlichen Prüfungen einer der Anatomielehrerinnen, einer älteren Frau mit strengem grauen Haarknoten, die bei Sektionen mit einem Stock, der dort, wo ihre Hand hätte sein sollen, von einem Haken gehalten wurde, auf Muskeln und Nerven zeigte. In herrischem Ton löcherte sie gerade ein Mädchen ein paar Tische von uns entfernt mit Fragen.

»Was ist mit ihr passiert?«, fragte ich, fasziniert von der

Geschicklichkeit, mit der sie den Leichnam mit der Arm-prothese drehte und wendete.

»Sie hat sich den Arm gebrochen«, flüsterte Jane mir zu, »und der Notarzt hat Mist gebaut. Die Blutzufuhr war abgeschnitten und der Arm musste amputiert werden.« Jane wandte sich um, heftete den Blick auf mich und fügte hinzu: »Und sie bringt Studentinnen gern zum Weinen.«

»Weil …« Ich wusste, was kam.

»Der Notarzt war eine Frau.«

Bei dem fünfjährigen Medizinstudium ging es vor allem darum zu lernen, voller Selbstvertrauen über etwas zu sprechen, von dem man herzlich wenig Ahnung hatte. Mein Problem war, dass ich nur wenig Selbstvertrauen besaß. Ich fühlte mich in Edinburgh fehl am Platz. Mein familiärer Hintergrund unterschied sich von dem der meisten meiner Kommilitonen, einschließlich Jane: Meine Mutter arbeitete in einer Fabrik, wo sie Transistorradios zusammenbaute, und mein Vater in einem Vergnügungspark.

»Du bist nicht glücklich«, bemerkte mein Freund Stephen eines Abends. Stephen war Ire und *sehr* intelligent. In der Woche zuvor hatten wir einen Abend lang zusammen getrunken, und glücklicherweise war ich noch nüchtern genug gewesen, um ihn in die stabile Seitenlage zu bringen, als er eine halbe Flasche Glenmorangie intus hatte.

»Ich sollte dir danken, weil du mir das Leben gerettet hast«, murmelte Stephen und wechselte das Thema.

»Was willst du damit sagen, dass ich nicht glücklich bin?«, wechselte ich es erneut.

»Trennungsangst – meiner Meinung nach.« Wir hatten gerade mit der »Verhaltenswissenschaft« begonnen. Er wirkte ein bisschen nervös, als er die Möglichkeit aufwarf, und konnte mir nicht in die Augen sehen.

»Warum sollte ich die haben?«, bohrte ich nach.

Ich wusste nicht, was dieses Wort bedeutete, doch es klang unangenehm richtig. In gewisser Weise fehlte mir mein Zuhause, doch ich fand nicht heraus, was genau es war, das mir fehlte. Meinem Gefühl nach gab es nichts, was mich dorthin zurückzog. Dad und ich hatten uns während meiner rebellischen Teenagerjahre entfremdet und waren wütend aufeinander, und ich verstand nicht wirklich, warum. Ich hatte mich an der Uni in Edinburgh beworben, um so weit weg von zu Hause zu sein, dass ich während des Semesters nicht heimfahren konnte.

»Trennungsangst«, wiederholte Stephen. »Ich weiß, dass ich recht habe.«

Am Ende meines ersten Studienjahres erlitt mein Vater einen Herzinfarkt, was ich erst sechs Wochen danach erfuhr. Ich hatte meine ersten Sommerferien in Schottland verbracht und in den West Highlands in einem Hotel gearbeitet. Ich rief regelmäßig zu Hause an, während ich weg war, und es gab nie ein Anzeichen dafür, dass etwas nicht stimmte. Nach meiner Rückkehr nach Edinburgh rief ich erneut von einer Telefonzelle aus an.

»Dein Dad war im Krankenhaus«, sagte meine Mutter in sachlichem Ton. »Er hatte Schmerzen in der Brust, nachdem er schwimmen gewesen war. Wir waren alle im Auto, und er ist auf dem Grünstreifen zusammengebrochen, als wir nach Hause kamen.«

»Warum habt ihr es mir nicht erzählt? Ich fasse es nicht!«

»Er wollte dir nicht deine Ferien verderben.«

Hatten wir uns wirklich so sehr entfremdet, dass er mich nicht wissen lassen konnte, dass er schwer krank war?

Ich erinnere mich an einen Abend während meiner Abiturprüfungen. Es war warm gewesen; eine sanfte Brise wehte vom Meer her.

»Klapp deine Bücher zu! Lass uns zum Strand gehen«, sagte Dad.

»Ray, du hast gesagt, du würdest dich heute Abend um diese Versicherungspapiere kümmern«, konterte Mum, doch ihr Einspruch war ignoriert worden.

»Ich muss noch weiterarbeiten«, entgegnete ich. Ich konnte nicht aufhören, an die bevorstehenden Prüfungen zu denken und an meine Furcht durchzusegeln.

»Ray!« Meine Mutter versuchte, ihn umzustimmen.

»Ich kümmere mich morgen darum, mach dir keine Sorgen. Du kannst dich doch gar nicht konzentrieren«, fuhr mein Dad fort und sah mich an. »Wir werden dafür sorgen, dass du dich ein wenig entspannst.«

»Mach doch, was du willst«, brüllte Mum, während sie die Hintertür zuschlug.

Als wir am Strand ankamen, genoss ich das Gefühl, den Sand zwischen meinen Zehen zu spüren, zog mich aus, watete im Badeanzug in das kühle Wasser und beobachtete, wie Dad souverän zu der Sandbank kraulte, die parallel zum Ufer verlief. Ich konnte nicht schwimmen – hatte es nie gelernt. Die Nordsee war normalerweise grau, doch in der Abendsonne sah sie fast blau aus, als die Wellen verebbten und am Ufer Schaumränder hinterließen, die einem Spitzenbesatz ähnelten. Ich hockte mich in die Wellen und ließ mich von deren kühler Salzigkeit erfrischen. Dad kam zurück und hielt meine Hände, als ich mich einen Moment lang auf dem Wasser treiben ließ. Doch plötzlich bekam ich Angst und versuchte verzweifelt, wieder den schlammigen Meeresboden unter den Füßen zu spüren, sodass das klare Wasser trüb vom Sand wurde.

»Vertrau mir, ich werde dich nicht loslassen.«

Aber ich konnte nicht. Ich konnte ihm nicht genug vertrauen, und ich spürte, wie enttäuscht er von mir war.

In meinem letzten Jahr in Edinburgh wurde mir schließlich eines Morgens klar, dass ich nie eine gute Ärztin sein würde. Ich stand in der Royal Infirmary neben einem Bett, um das die Vorhänge zugezogen waren, und hielt über einer völlig verängstigten Frau, die auf dem Rücken lag, eine Hohlnadel in die Luft.

Ein Assistenzarzt stand am Ende des Bettes und wies mich an: »Jetzt reinstechen!«

Der Gesichtsausdruck der Frau muss meinen fast exakt gespiegelt haben, als ich mich anschickte, ihrem Brustbein Knochenmark zu entnehmen. Ich spürte, wie sich auf meiner Stirn Schweiß sammelte, der meine Nase hinablief und auf ihren Hals tropfte.

»Das war's. Haben Sie gespürt, dass sie beim Reinstechen leicht nachgegeben hat?«, fragte mein Lehrer.

»Natürlich hab ich das gespürt«, erwiderte die Frau, die auf dem Bett lag. »Ich hab gedacht, Sie würden mich umbringen.« Ich hoffte, niemand würde ihr sagen, dass im vergangenen Jahr ein Medizinstudent, der lernen sollte, wie man eine Knochenmarkprobe entnimmt, tatsächlich einen Patienten umgebracht hatte, weil er direkt in die Brusthöhle eingedrungen war und ein großes Blutgefäß verletzt hatte.

Ich nickte, war mir aber nicht sicher, was ich gespürt hatte. Meine Hände waren vor lauter Angst so feucht, dass ich Schwierigkeiten hatte, die sterilen Handschuhe auszuziehen.

Ich verstehe jetzt, dass meine Heirat in meinem vierten Jahr als Medizinstudentin einen meiner Versuche darstellte, meine zunehmende Angst unter Kontrolle zu bringen. Irgendwie fühlte ich mich dadurch geborgener und sicherer im Hinblick auf die Zukunft. Ich hatte meinen Freund Jim, der gerade seine Doktorarbeit in Physik schrieb, in meinem ersten Jahr während der Rag Week (der Woche, in der Studenten mit karnevalistischen Veranstaltungen Geld für Wohltätigkeitszwecke sammeln) bei einem Computer-Dating-Spiel, zu dem Jane mich angemeldet hatte, kennengelernt. Wir heirateten gegen den Wunsch unserer Eltern, nachdem wir sie damit schockiert hatten, dass wir seit zwei Jahren in einer Wohngemeinschaft in einem Zimmer wohnten. Na ja, es waren die Siebzigerjahre und die Moralvorstellungen waren noch immer völlig anders, vor allem in Schottland.

Mein Leben begann um dieses Zimmer im ersten Stock eines Mietshauses in der New Town zu kreisen, das uns als Schlaf-, Wohn- und Arbeitszimmer diente. Hier ließ ich mich in den einzigen Sessel fallen, starrte auf den kleinen Gasofen im Marmorkamin, den ein vorheriger Bewohner sträflicherweise weiß gestrichen hatte, und hörte die Flammen durch die feuchte Dunkelheit eines Edinburgher Nachmittags zischen. Wir lebten weiterhin als Studenten, kamen so gerade über die Runden und tranken und feierten mit allen anderen. Gleichzeitig gewöhnten wir uns an unser Eheleben: Wir kauften samstags ein und schmiedeten Pläne, wo wir in Zukunft leben würden.

Ich erstellte einen genauen Zeitplan für die Vorbereitung auf meine Abschlussprüfungen. Ich hatte die Hälfte des fünften Jahrs hinter mich gebracht und meine Ausbildung war fast zu Ende, fürs Erste jedenfalls. In jenem Jahr versuchte ich mir noch eine Weile vorzumachen, dass alles ganz normal lief und ich mit dem Arbeitsdruck fertigwerden würde. Meine Angst, durch die Prüfungen zu fallen, war so groß wie zuvor, doch ich war auch stark beunruhigt darüber, was mit mir passierte, etwas, das ich nicht benennen konnte. Ich redete mir ein, dass die beste Methode, die Kontrolle über meine Welt zu behalten, die sei, eine Art Karte für meinen Kopf zu entwerfen, die alles enthalten würde, wenn die Prüfungen anstanden. Ich zog Linien auf Papier, um ein Diagramm zu erstellen, das für die nächsten Monate von früh bis spät jede Minute bestimmte. Die offensichtlichen Parallelen zu der Art und Weise, wie mein Bruder seine Angst durch seine Zwänge zu kontrollieren versuchte, wollte ich mir nicht eingestehen. Ich sagte mir, dass mein Verhalten vollkommen rational sei.

Die Wochen voll endloser Arbeit vergingen wie im Flug. An einem Frühlingsnachmittag Anfang 1979, wenige Monate vor den Abschlussprüfungen, kam Dave, der seine Facharztausbildung für Psychiatrie machte, in den Behandlungsraum, wo ich gerade in einer Ecke saß. In der Nacht zuvor hatte ich nicht geschlafen. Mein Herz pochte in meinen Ohren, und ich versuchte vergeblich, es langsamer schlagen zu lassen.

»Alles okay mit dir?«, fragte er.

Ich wendete den Blick ab, war nicht bereit, etwas zu verraten. »Ja, es geht mir gut. Ich bin nur ein bisschen müde und angespannt.«

»Stationsrunde mit dem Chef, eh? Anstrengend, oder?«

Professor L. war ein großartiger Psychiater, aber ein furchteinflößendes Gegenüber für eine Medizinstudentin, die darauf brannte, ihn zu beeindrucken. Er war in der

Lage, eine völlig ausdruckslose Miene beizubehalten, während seine leidenschaftslosen graublauen Augen den Raum überflogen, in dem das gesamte Team zur Stationsrunde im Kreis saß. Ich hatte gerade mit ihm über Jess geredet, die am Tag zuvor bei mir gewesen war.

»Und wie lautet Ihre bevorzugte Diagnose?«, hatte Professor L. gefragt.

»Anorexia nervosa«, antwortete ich, »aber ich glaube, dass Jess auch sehr depressiv ist; sie hat erzählt, dass sie zuweilen ein starkes Gefühl der Hoffnungslosigkeit hat.«

»Depressionen sind bei Anorexie nichts Ungewöhnliches«, bemerkte er und hielt dann einen Moment lang inne, bevor er fragte: »Was beunruhigt Sie bei ihr?«

Ich holte tief Luft und dachte an Jess' gequältes Gesicht. »Ich glaube, sie fühlt sich in etwas gefangen, was sie nicht versteht. Sie hat wirklich Angst zuzunehmen, wenn sie anfängt zu essen.« Als der Versuch, normal zu essen, zur Sprache gekommen war, hatte sie mir tatsächlich gesagt: »Ich kann es nicht riskieren, denn sobald ich anfange, werde ich nie wieder aufhören.«

»Also«, ich schaute von meinen Notizen auf, »sie sieht keinen Ausweg und betrachtet ihren Aufenthalt hier als etwas, was irgendwie ihre Kontrolle über die Situation gefährdet. Sie hat große Angst davor, diese Kontrolle zu verlieren.«

Ich hielt einen Moment lang inne und schaute zu Dave hinüber, der am anderen Ende des Raumes saß, um mich rückzuversichern, denn ich hatte ihm vor der Stationsrunde meine Ideen vorgestellt. Er nickte und lächelte.

»Ich glaube, im Moment hat Jess das Gefühl«, fuhr ich fort, »dass sie abgesehen von dem, was sie isst, nichts kontrollieren kann.« Sie wurde von tieferen Ängsten und Sorgen in Bezug auf sich selbst, ihre Familie und die Zukunft gequält, die sie sich bislang nicht eingestehen konnte.

Der Professor nickte. »Ich stimme Ihnen zu. Ich habe sie selbst gesehen. Sie haben Ihre Sache sehr gut gemacht.«

Er betonte fast unmerklich das »sehr«. Einen kurzen Moment lang empfand ich eine gewisse Befriedigung, doch sie hielt nicht an. Ich war fähig, mich ohne größere Schwierigkeiten in die mentale Welt der Menschen in der Psychiatrie einzudenken, die Welt der Ängstlichen, der Depressiven und sogar der Paranoiden. Ich hatte das Gefühl, endlich mein Ziel erreicht zu haben, nicht nur, weil ich eine Begabung für die Psychiatrie zu haben schien, sondern weil das Leben auf der Station etwas in mir ansprach. Es beunruhigte mich jedoch auch, weil ich einige der von den Patienten beschriebenen Erfahrungen nur allzu gut verstehen konnte – nicht als Beobachter von außen, sondern von innen.

Als Dave mich also nach der Stationsrunde im Behandlungszimmer vorfand, war ihm seine Besorgnis deutlich anzusehen. »Bist du sicher, dass du nicht reden willst?«, beharrte er und streckte die Hand aus, um mich zu berühren.

»Nein, ehrlich, es geht mir gut.« Ich wich zurück. »Nur ein bisschen Bammel wegen der Abschlussprüfungen … das ist alles.«

Aber ich wusste, dass das nicht die Wahrheit war. Mein Herz fühlte sich an, als würde es vor Erschöpfung aufhören zu schlagen – ein mir inzwischen vertrautes Gefühl.

Sandra war eine weitere Patientin, die ich in den Monaten vor meinen Abschlussprüfungen als Studentin in der Psychiatrie kennengelernt hatte. In ihrer Familie waren bereits bipolare Störungen aufgetreten, eine Erkrankung, bei der man nicht nur unter depressiven Episoden leidet, sondern auch unter Phasen, in denen man »high« und überaktiv ist. Sandra hatte mit einer Elektrokrampftherapie (EKT) begonnen, einer Behandlungsmethode, die heutzutage bei Depressionen in der Regel nur noch dann eingesetzt wird, wenn der Betroffene mit dem Essen und Trinken aufhört. Hierbei wird ein elektrischer Strom durch das Gehirn geschickt, um als lebensrettende Maßnahme einen epileptischen Anfall auszulösen. Das klingt barbarisch und war es in der Vergangenheit auch, wie z. B. der Film *Einer flog über das Kuckucksnest* zeigt. Heute wird die Behandlung jedoch unter Vollnarkose und mit muskellähmenden Medikamenten durchgeführt, sodass der Anfall kaum wahrnehmbar ist. Dennoch ist die EKT nach wie vor umstritten und manchmal problematisch.

Sandras Zustand verbesserte sich allmählich, doch ich wusste, dass sie unter den Gedächtnisproblemen litt, die eine EKT hervorrufen kann. Ich setzte mich in ihrem Zimmer neben sie, und nach wenigen Minuten drehte sie mir langsam, fast mechanisch, das Gesicht zu, um mich anzusehen. In ihrem Blick stand – jenseits der Tränen – eine unsagbare Angst. Ihr Schmerz war so tief, dass ich ihre Unfähigkeit, darüber zu sprechen, verstehen konnte. Es war eine Welt des trostlosen Schweigens, und so blieb ich bei ihr und sagte nichts. Von Zeit zu Zeit stellten wir Augenkontakt her, doch das war alles.

Einige Wochen später erzählte Sandra mir, dass sie, als sie völlig niedergeschlagen gewesen sei, nicht geglaubt habe, dass sie es verdiene zu existieren. Sie sagte mir: »Ich wollte nicht mit Ihnen reden. Ich wollte, dass Sie weggehen und mich in Ruhe lassen, konnte es aber auch nicht ertragen, von Ihnen allein gelassen zu werden. Ich hatte solche Angst vor dem, was passieren würde. Ich hatte eine Heidenangst vor einer erneuten EKT-Behandlung, aber es war nicht nur das. Ich wollte sterben ... Aber ich hatte gleichzeitig große Angst zu sterben. Verstehen Sie, was ich meine?«

Das war das fürchterliche Dilemma, der schreckliche Zwiespalt, den ich in Sandras Augen gesehen und erkannt hatte: Hilfe zu akzeptieren oder die Kontrolle über ihr Leben zu behalten, selbst wenn dies letztendlich bedeutete, dass es gar kein Leben war.

Die Wochen gingen dahin. Ich wachte morgens in aller Frühe auf, lauschte dem Milchwagen, der über Edinburghs Kopfsteinpflaster ratterte, und dem zunehmenden Berufsverkehr und fürchtete mich vor dem Beginn eines weiteren Tages. Mein Leben war in Zeitblöcke eingeteilt, innerhalb derer ich bestimmte Ziele erreichen musste. Wenn es mir misslang, das Tagesziel zu erreichen, verlor ich noch mehr Zeit, indem ich mich zwanghaft damit beschäftigte, wie ich den Zeitplan umschreiben sollte. Ich wurde zum Sklaven von weißen Papierbögen, die auf dem Boden ausgebreitet waren. Es dauerte länger und länger, bis ich morgens aus dem Bett kam. Manchmal vergaß ich, mich zu waschen oder anzuziehen, wenn ich das Haus nicht verlassen musste, was häufig der Fall war. Ich ging zu den Repetitorien, vermied es jedoch, mich mit irgendjemandem zu unterhalten. Aus der Ferne beobachtete ich das Kommen und Gehen meiner konspirative Kreise bildenden Kommilitonen. Ich war mir sicher, dass sie all das über mich wussten, was ich vor ihnen geheim halten wollte. Und ich war davon überzeugt, dass ihnen klar war, dass ich durch die Prüfungen fallen würde. Natürlich würde dies einigen von uns passieren. Abends lief ich in der Wohnung hin und her, voller Angst, dass die psychischen Probleme, die mein jüngerer Bruder während seiner Kindheit gehabt hatte, nun auch bei mir auftreten würden.

Im Gegensatz dazu lebte Jim in einer wissenschaftlichen Welt der Vernunft und Logik. Mein zunehmend unberechenbares Verhalten war für meinen Mann wohl genauso verwirrend wie ein nicht der Vorhersage entsprechender Ausgang eines seiner Experimente.

»Was machst du denn da?«, fragte er eines Abends, als ich in dem Sessel beim Feuer saß und hin- und herschaukelte.

»Ich versuche, den Schmerz loszuwerden«, murmelte ich. Wegen meines stark angespannten Bauchs hatte ich Schwierigkeiten zu essen, und nachts wachte ich von kolikartigen Schmerzen auf, die ich nur lindern konnte, indem ich hin- und herschaukelte, wie mein kleiner Bruder es als Kind getan hatte, wenn er aufgebracht gewesen war.

»Meinst du nicht, dass du zum Arzt gehen solltest?«, fragte er.

»Es ist alles in Ordnung mit mir, verdammt noch mal«, schrie ich. Doch er konnte sehen, dass ich Angst hatte. Heute weiß ich, was es war, doch damals hätte ich Schwierigkeiten gehabt, es zu benennen: Im Dunkeln lauerte die Furcht zu versagen.

Irgendwann gab es einen Punkt, an dem ich nicht weiterkonnte. Mein Kopf zerplatzte, und ich hatte Mühe, die Teile meines Gehirns zusammenzuhalten. Ich kann mich nicht genau erinnern, was geschah. Ich saß in der Wohnung und beschäftigte mich zwanghaft mit meinem Zeitplan und dem vergeblichen Bemühen, ihn einzuhalten, während ich gleichzeitig gespannt den Geräuschen draußen im Treppenhaus lauschte. Leute gingen hin und her und plauderten über das Wetter und darüber, wer mit dem Putzen der Treppe an der Reihe sei, so als wäre alles ganz normal. Ich hörte alles überdeutlich: das Zuschlagen der Haupteingangstür, den Verkehr unten auf der Straße, die Vögel vor dem Fenster und das alltägliche Treiben des Lebens, das an mir vorbeizog. Ich schlief nicht und arbeitete auch nicht – ich schluchzte nur.

Schließlich gab ich mich geschlagen und vereinbarte einen Arzttermin. Ich ging zu meinem Hausarzt, und er überwies mich an einen Psychiater (Dr. P., wie ich ihn nennen werde), der im Gesundheitszentrum der Universität praktizierte. Noch peinlicher war, dass Dr. P. mich sofort erkannte.

»Sie waren gerade …«

»Ja«, sagte ich. »Ich habe mein Psychiatriepraktikum in Ihrer Einrichtung gemacht.«

Er bat mich, ein paar Tage später einen Kollegen von ihm aufzusuchen. Professor M. trug einen eleganten grauen Anzug, aus dessen Brusttasche ein rosa Taschentuch lugte. Das lenkte mich sehr ab, denn ich versuchte unwillkürlich herauszufinden, wie oft es gefaltet worden war, und fragte mich, ob er es wohl jemals herausnehmen und einem Patienten, der zu weinen begann, anbieten würde. Ich kam zu dem Schluss, dass er das wahrscheinlich nicht tun würde.

»Was beunruhigt Sie? Wovor haben Sie Angst?«, fragte er auf eine Weise, die eine Antwort verlangte. Hier war jemand, der in meine Welt eindringen wollte, und ich hatte sofort das Bedürfnis, mich zu widersetzen und vor ihm zu schützen – und die Kontrolle zu behalten. Es fühlte sich so an, als versuche er, unterhalb der äußeren rissigen Schale meines Egos die letzte, dünne, fragile Membran zu durchstechen. Vielleicht war sein Wille stärker als meiner, denn ich erzählte ihm nicht nur von den Prüfungen, sondern auch von meinem Bruder und seiner psychischen Erkrankung, dem seltsamen Verhalten, das angefangen hatte, als er erst sieben gewesen war.

»Und Sie machen sich Sorgen, dass Ihnen das auch passiert?«, fragte er.

»Ja.« Ich wusste, dass dies meine tiefste, dunkelste Furcht war, eine, die ich bis heute habe: dass ich die Kontrolle über meinen Geist verliere.

»Ich möchte, dass Sie in die Klinik kommen.«

Ich starrte durch das Fenster hin zur Edinburgh Medical School aus dem 18. Jahrhundert, in der ich den größten Teil der letzten fünf Jahre verbracht hatte. Und ich wusste in diesem Augenblick, dass ich keine stationäre Patientin in der verführerisch sicheren Psychiatrie werden wollte, die sich über der Abteilung befand, in der ich vor Kurzem noch als Studentin tätig gewesen war. Dort wäre ich wie auf einem Präsentierteller für all meine Kommilitonen sichtbar. Ein paar aus unserem Jahrgang waren dort bereits stationäre Patienten gewesen.

»Ich möchte diese Prüfungen machen«, sagte ich. »Ich kann jetzt nicht in die Klinik gehen.«

Er kritzelte etwas in meine Akte, und ich spürte sofort seine Verärgerung darüber, dass ich keine gute, gefügige Patientin war. Ich wusste, dass ich einen gewissen Anschein von Normalität wahren musste, auch wenn das meinem Gefühl widersprach.

»Nehmen Sie diese.« Er reichte mir ein Rezept und brachte mich zur Tür.

»Soll ich noch einmal wiederkommen?«

»Nein, dazu besteht keine Notwendigkeit, aber Sie sollten einen Termin mit Dr. P. vereinbaren.«

»Was ist los mit mir?«

»Sie sind sehr unglücklich, sehr verzweifelt, aber Sie haben nicht die gleichen Probleme wie Ihr Bruder, und ich denke, dass Sie wieder gesund werden.«

Rückblickend glaube ich, dass ich mehr von Antidepressiva als von Beruhigungsmitteln profitiert hätte, aber sie waren das Einzige, was ich bekommen konnte. Im Unterschied zu heute hatte ich nicht die Möglichkeit, mich einer intensiven psychologischen Therapie zu unterziehen, es sei denn, ich wäre bereit gewesen, mich ins Krankenhaus einweisen zu lassen, wo ich an einer Gruppentherapie hätte teilnehmen können. Ich hatte es mit dem Beratungsdienst für Studenten versucht, ihn jedoch nicht als sonderlich hilfreich empfunden. Vielmehr war es seltsam frustrierend gewesen, jemanden zu haben, der einem zuhörte und dann die letzten paar Worte, die man sagte, wiederholte. Inzwischen glaube ich, dass Beratungen zweckmäßig sind, wenn einigermaßen klar ist, worin das Problem besteht, und es etwas gibt, woran man zusammen arbeiten kann. Damals vermochte ich jedoch nicht, meine Ängste zu artikulieren und meine Probleme in Worte zu fassen. Ich hatte einfach nur das Gefühl, ständig Bestätigung haben zu wollen, konnte aber nicht genau sagen, in welcher Hinsicht, außer der, dass ich nicht durch die Prüfungen fallen würde. Ich hatte inzwischen chronische Angst, die sich schließlich in eine Depression verwandelte. Das kann passieren, wenn einen die Angst fortwährend im Griff hat und man keinen Ausweg sieht. Doch ich hatte noch genügend Überlebenswillen, um über den Rand des Abgrunds zu schauen und umzukehren – ich war noch immer in der Lage, eine Wahl zu treffen. Mithilfe von Dr. P. gelang es mir, die Abschlussexamen zu bestehen.

Als ich Monate später meine erste Stelle als Ärztin im Praktikum in einer Abteilung der Infirmary antrat, lief ich eines Mittags in der Kantine Dave über den Weg, dem Assistenzarzt für Psychiatrie, den ich aus meiner Zeit in der psychiatrischen Abteilung kannte. Er arbeitete jetzt in der Abteilung für Patienten mit Selbstvergiftungen am Ende des Gangs.

»Was ist mit Jess passiert, dem jungen Mädchen, das magersüchtig war?«, fragte ich ihn.

»Sie hat ein bisschen zugenommen und ist nach Hause gegangen, hat aber eine Psychotherapie angefangen. Es ist noch ein weiter Weg. Sie hat sich noch nicht wirklich eingestanden, wie schlimm es eigentlich ist.«

»Und Sandra?«

Als ich mein Psychiatriepraktikum beendet hatte, war Sandra nicht mehr auf der Station gewesen, und ich hatte keine Gelegenheit gehabt, mich von ihr zu verabschieden.

»Es geht ihr gut. Ich mache mir nur ein bisschen Sorgen, dass es ihr *zu gut* gehen könnte. Als sie das letzte Mal in der Klinik war, schien ihre Stimmung zu steigen, aber sie beharrte darauf, dass alles in Ordnung mit ihr sei.«

Wie viele Menschen mit einer bipolaren Störung genoss Sandra die Phasen, in denen ihre Stimmung gehoben oder hypomanisch war (eine weniger schwere Form der Manie), weil sie dann viel produktiver sein konnte, mehr Energie hatte und weniger Schlaf brauchte. Kay Redfield Jamison, eine Expertin auf diesem Gebiet, die auch unter einer bipolaren Störung leidet, hat beschrieben, dass sie weitaus mehr Aufsätze schreiben konnte, wenn ihre Stimmung gehoben war. Doch sie schildert in ihren Schriften auch die entsetzlichen paranoiden Ängste, die sie hatte, wenn sie in eine Psychose verfiel, den Kontakt zur Realität verlor und unter angsteinflößenden Wahnvorstellungen und Halluzinationen litt. Wenn starke Angstgefühle die Depression verkomplizieren und Agitiertheit verursachen, lässt sie sich schwerer behandeln. Bei einer bipolaren Störung kann Angst auch das Suizidrisiko erhöhen.

»Nimmt sie ihr Lithium?«, fragte ich. Lithium stabilisiert die Stimmung, hat aber einige unangenehme Nebenwirkungen.

»Nein, sie hat damit aufgehört. Sie sagt, es hindert sie daran zu spüren, wer sie wirklich ist, daran, ihr eigentliches Selbst zu sein.«

Später verstand ich genau, was Sandra meinte. Wenn ich Lithium nahm, fühlte ich mich wie in Watte gepackt. Ich fühlte mich leer, emotionslos – aber wenigstens war ich nicht deprimiert.

Dave schaute von seinem Teller mit Bratfisch und Pommes auf. »Du siehst erschöpft aus.«

Ich hatte einen Großteil der Nacht mit dem Versuch verbracht, in den Fuß einer völlig dehydrierten jungen Frau, bei der eine diabetische Ketoazidose aufgetreten war – ein lebensbedrohlicher Zustand, der durch einen hohen Blutglukosespiegel ausgelöst wird –, eine Kanüle zu bekommen, um sie intravenös mit Flüssigkeit zu versorgen. Der Oberarzt war überzeugt, dass ihre Hormone schuld an der mangelnden Kontrolle über ihren Blutglukosespiegel seien, aber ich war mir da nicht so sicher. Ich begann, Dave von ihr zu erzählen. »Sie ist sehr gern auf der Station; sie kommt mit ihren Eltern nicht zurecht. Ich glaube einfach, dass es psychologische Faktoren sind, die sie die Kontrolle verlieren lassen. Ich meine, nimmt sie ihr Insulin richtig?« Dave sah mich an und lachte. Ich wurde verlegen, denn ich dachte, ich hätte etwas Falsches gesagt.

»Weißt du was? Du solltest wirklich Psychiaterin werden.«

Ich nahm meinen Mut zusammen und rief Dr. P. an. Ich wollte wissen, was er von der Idee hielt – ob er glaubte, dass ich mit dem Stress fertigwerden konnte, und ob ich geeignet sei, es zu versuchen.

»Wie geht es Ihnen?«, fragte er.

»Es geht mir gut, ja wirklich, viel besser.« Ich hielt einen Moment lang inne. »Ich wollte Ihnen danken und fragen, ob Sie glauben, dass es für mich nach dem, was mir in diesem Jahr passiert ist, überhaupt in Betracht kommt, eine Ausbildung als Psychiaterin zu machen.« Er zögerte kaum wahrnehmbar. »Ja«, sagte er dann. »Ich zweifle nicht daran, dass es in Betracht kommt.«

Ich war begeistert von der Möglichkeit, erkannte jedoch, dass dieses Gefühl durch Angst und die ganz reale Furcht davor gedämpft war, welchen Einfluss eine solche Entscheidung auf den Rest meines Lebens haben würde.

3

Verlust

Die Lebensereignisse, die eine depressive Episode auslösen, haben normalerweise eines gemeinsam: Sie haben mit einem Verlust zu tun. Bei Menschen, die – vielleicht wegen früher Lebenserfahrungen oder ihrer Familiengeschichte – für Depressionen anfällig sind, ist dies häufig zu beobachten. Wenn wir jemanden verlieren, der uns wichtig ist, oder etwas, das uns sehr viel bedeutet, trauern wir um diesen Verlust. Doch Trauern ist eine normale menschliche Erfahrung und nicht das Gleiche wie eine Depression. Wir betrauern den Verlust eines Menschen, den wir lieben, eines Jobs, der uns erfüllt hat, und unserer Gesundheit, wenn wir chronisch krank werden. Wir betrauern den Verlust unserer Träume für die Zukunft und die verpassten Gelegenheiten. Manchmal ist es zu schmerzlich, uns mit den Gedanken und Gefühlen zu beschäftigen, die damit verbunden sind, sodass wir einfach stecken bleiben. Wir grübeln über die Vergangenheit nach, drehen uns im Kreis, unfähig, loszulassen und weiterzumachen. Vielleicht haben wir das Gefühl, dass das Leben ohne das, was wir verloren haben, nicht mehr lebenswert ist, und sind nicht mehr in der Lage, über unsere Gefühle zu sprechen. Diese »komplexe Trauer« ist von einer Depression nicht zu unterscheiden.

Es war gegen halb zwei an einem kalten Januarnachmittag im Jahr 1980, als jemand vom Pflegepersonal auf die Station kam, um mir zu sagen, dass mich eine Dame in einer Privatangelegenheit am Telefon sprechen wolle. Ich machte damals ein Praktikum in einem kleinen Krankenhaus in einem der vornehmeren Vororte von Edinburgh, das auf die Rehabilitation von Menschen mit einer Herzerkrankung spezialisiert war. Ich hatte gerade die Hälfte des Jahres hinter mir, das ich absolvieren musste, bevor ich mein Spezialgebiet wählen und hoffentlich eine Psychiatrieausbildung beginnen konnte. Rückblickend ist es wie eine Ironie des Schicksals, dass ich damals ausgerechnet mit herzkranken Menschen arbeitete – und vorhatte, mich einem Berufsstand anzuschließen, für den mein Vater nur Verachtung empfand, was angesichts dessen Unfähigkeit, etwas gegen die psychische Erkrankung meines Bruders zu tun, nur verständlich war. Ich hatte Weihnachten angerufen, war aber nicht nach Hause gefahren. Ich hatte nicht mit Dad am Telefon gesprochen; tatsächlich konnte ich mich nicht erinnern, wann ich das letzte Mal mit ihm geredet hatte.

»Er hat Rückenschmerzen. Er denkt, dass er sich einen Muskel gezerrt hat, aber er kann sich nicht bewegen und die Schmerzen gehen nicht weg«, hatte meine Mutter im Dezember gesagt.

»Was, glauben sie, ist es?«

»Offenbar wissen sie es nicht. Er war beim Hausarzt, und der hat ihm nur gesagt, dass er im Bett bleiben soll. Er scheint überhaupt keine Kraft mehr zu haben. Das ist so untypisch für ihn.«

Es war fast so, als habe er den Kampf aufgegeben. Und als wisse er es.

Als Ärztin musste ich den Menschen oft Dinge sagen, die sie partout nicht hören wollten, doch das bereitet einen mitnichten auf die entsetzliche Erfahrung vor, von jemand anderem zu hören, dass das eigene Leben nie wieder so sein wird wie früher.

Der Himmel war grau, eine düstere Wolkendecke, die den größten Teil des Winters über Edinburgh hing. Auf der Station roch es wie immer stark nach einer Mischung aus Krankenhausessen und Desinfektionsmitteln. Das Klappern von Pillenfläschchen und das Schaben eines Schlüssels in einem Schloss verrieten mir, dass die Stationsschwester den Wagen für die Medikamentenrunde vorbereitete. Ich nahm den Anruf im Sprechzimmer entgegen, einem großen, kahlen Raum, in dem ich gewöhnlich auf dem Schreibtisch hockte, statt mich auf einen Stuhl zu setzen. Ich griff nach dem Telefonhörer.

»Hallo? Hier ist Dr. Gask.« Noch immer hatte es einen gewissen Reiz, den Titel zu benutzen.

Es gab keine Vorbereitung. Keine Warnung, kein »Ich muss dir etwas Schlimmes sagen«, um die schlechte Nachricht anzukündigen, etwas, das zu tun ich heute die Assistenzärzte lehre. Nur die harten grausamen Fakten: »Linda, hier ist dein Onkel John. Dein Vater ist tot.«

Eine kalte Taubheit erfasste mich. Mir wurde eng in der Brust und ich würgte. Ich wollte mich übergeben.

Natürlich fuhr ich zur Beerdigung nach Hause. Mein Mann Jim war inzwischen als Wissenschaftler in England tätig und beschloss, direkt dorthin zu fahren, sodass ich allein reiste. Am Morgen nach Dads Tod nahm ich den Schnellzug nach Grantham und stieg dann wie immer in den dunkelgrünen, rauchigen Dieselzug um, der durch die Lincolnshire Marsh tuckerte, vorbei an Kohlfeldern und Telegrafenmasten, eine pfeilgerade Strecke bis zum Fluchtpunkt an der Küste, irgendwo am Horizont. Niemand holte mich am Bahnhof ab – das tat nie jemand. Ich marschierte über das Kopfsteinpflaster, meinen Rucksack auf dem Rücken. Je näher ich unserem Zuhause kam, desto stärker flossen die Tränen meine Wangen hinab.

Um meine Approbation als Ärztin zu bekommen, musste ich ein zweites sechsmonatiges Pflichtpraktikum absolvieren, das ich drei Wochen nach der Beerdigung in der chirurgischen Abteilung der Falkirk and District Royal Infirmary antrat. Ich hatte bereits begonnen, die Trauer in mir zu verschließen, obwohl mir das damals nicht bewusst war. Ich erlaubte es mir nicht, sie zu fühlen. Meine Angst vor dem neuen Job und das Wissen darum, wie viele Stunden ich würde arbeiten müssen, halfen mir, die Trauer zu verdrängen, die ich hätte empfinden müssen. Stattdessen spürte ich nur eine zunehmende Taubheit und eine seltsame Art von Erleichterung, dass ich nicht mehr versuchen musste, die Meinungsverschiedenheiten mit meinem Vater beizulegen. Die Tränen versiegten. Ich machte weiter.

In einem Krankenhaus ist der Tod ein normales Ereignis. Was bedeutete im großen Plan der Dinge schon der Tod eines Mannes, der sich hartnäckig geweigert hatte, mit dem

Rauchen aufzuhören und damit sein Leben zu verlängern? Ein Krankenhaus ist ein Ort, an dem normale Menschen jeden Tag leidenschaftslose Entscheidungen treffen müssen: Wem kann geholfen werden und wem nicht? Es ist ein Ort, an dem ohne Grund schreckliche Dinge passieren und wo es einem zuweilen so vorkommt, als würden die Ereignisse von einem unbarmherzigen und unerbittlichen Schicksal gedankenlos gebilligt.

Mr. Evans war etwa im gleichen Alter, in dem mein Vater gewesen war, als er starb. Er war mit einem mutmaßlich schweren Darmverschluss ins Krankenhaus gekommen und hatte bereits Darmkrebs gehabt. An dem Tag, an dem er operiert wurde, assistierte ich im OP. Während die OP-Lampen wie tropisches Sonnenlicht auf uns herabbrannten, ich mit dem großen metallenen Wundsperrer die Darmwand zurückhielt und meine Arme sich nach einem Positionswechsel sehnten, prüften Steve, der Assistenzarzt, und Mr. Thomas, der Oberarzt (oder Tommy, wie wir ihn nannten), ob der Krebs zurückgekehrt war und wie weit er sich, falls dies der Fall war, ausgebreitet hatte.

»Schauen Sie hier«, sagte Tommy. Ich spähte über das Ende des Wundsperrers auf den Bereich, auf den er deutete. Dort wuchs so etwas wie ein fleischiger Pilz entlang der Außenseite der Darmwand. »Definitiv ein Lokalrezidiv, von der die Bauchhöhle und wahrscheinlich auch die Leber betroffen sind. Lasst uns für ihn tun, was wir können, und ihn dann wieder zunähen.«

Wenige Tage später ging ich durch den Flur, vorbei an der Tür von Mr. Evans' Zimmer. Seine Gesichtsfarbe war immer noch blassgelb, obwohl er aufgehört hatte, sich zu übergeben, und wieder Flüssigkeit zu sich nahm. Seine Haare klebten an seinem Schädel, was ihm ein seltsames, unheimliches Aussehen verlieh. Er rief mich herein. Wir hatten ein wenig miteinander geplaudert, als er ins Krankenhaus aufgenommen worden war. Sein Sohn ging zur Uni, und er wollte gern miterleben, wie er dort seinen Abschluss machte, doch ich wusste, dass er wahrscheinlich nicht mehr so lange leben würde. Ich setzte mich auf den Stuhl neben dem Bett und schaute aus dem Fenster hin zu dem rauchenden Schornstein des Kesselhauses auf der anderen Straßenseite. Dann wandte ich Mr. Evans den Kopf zu, wobei mir deutlich bewusst war, dass ich lieber weiter nach draußen schauen und zählen wollte, wie oft sich das dünnere äußere Rohr um das innere drehte, als hätte ich das nie zuvor gesehen.

»Ich weiß«, begann er, »dass Sie es wissen.« Er schaute mir geradewegs ins Gesicht.

»Was?«, erwiderte ich. Mein Mund wurde trocken.

»Ich weiß, dass ich sterben werde.« Er hielt einen Moment lang inne. »Und wissen Sie, warum?«

»Warum?«, krächzte ich.

»Wegen der Art, wie Sie jedes Mal nach mir sehen, wenn Sie an diesem Zimmer vorbeikommen. In Ihrem Blick spiegelt sich mein Tod.«

»Nein …«

»Oh doch«, sagte er. »Es steht alles in Ihrem Gesicht geschrieben, Mädchen. Sie verraten sich.«

Dann wandte er den Kopf ab und drehte sich zur Wand. Unsere Unterhaltung war beendet. Er sprach nie wieder mit mir.

Ich schämte mich sehr, denn ich wusste nicht, wie ich ihn dazu bringen konnte, es zu tun, und ob ich es überhaupt versuchen sollte. Wie konnte ich über den Sohn sprechen, dessen Erwachsenwerden und Universitätsabschluss er nie miterleben würde? Oder über den Enkel, den seine Tochter erwartete und der ihn nie kennenlernen würde?

Er begann, die Nahrungsaufnahme zu verweigern. Wenige Wochen später war er tot.

Wir wohnten zu dreizehnt im Ärztewohnheim in Falkirk: fünf Allgemeinmediziner und acht Chirurgen im Praktikum. Drei der Gruppe kannte ich bereits aus meinem Abschlussjahr. Der Rest kam von den anderen medizinischen Hochschulen Schottlands: Glasgow, Dundee und Aberdeen.

Wir mussten all die lästigen Aufgaben übernehmen, die anfielen und die formalrechtlich einen Arzt erforderten. Tatsächlich konnten die meisten jedoch von Pflegern erledigt werden, und sie waren es, die uns anlernten. Hier waren die Männer in der Gruppe im Vorteil, weil die Pfleger normalerweise weiblich waren und mit einem Arzt ausgehen wollten. Manche von ihnen taten alles für einen jungen, milchgesichtigen Assistenzarzt. Sie bereiteten ihm sogar das Frühstück zu, wenn er seine Bitte mit Charme vortrug und mit dem Angebot verband, mit ihnen einen Abend in der Stadt zu verbringen – soweit man in Falkirk »einen Abend verbringen« konnte.

Die wirklich heroischen Taten, die das Leben von Menschen retteten, blieben unseren Vorgesetzten überlassen. Sie verließen sich stillschweigend darauf, dass wir dafür sorgten, dass alle Blutergebnisse und Röntgenfilme für die Stationsrunde zur Verfügung standen, und dass wir Aufgaben übernahmen, vor denen sie zurückscheuten. Schon bald wurde mir klar, dass dazu auch Gespräche mit Patienten gehörten, etwas, das Chirurgen vermieden – zumindest meiner Erfahrung nach.

Mike, der Kollege, mit dem ich direkt zusammenarbeitete, war ein drahtiger Aberdeener mit einem Akzent, den ich anfangs kaum verstehen konnte. (An der medizinischen Hochschule hatte ich ein Semester lang geglaubt, ein Pathologiedozent sei Skandinavier, nur um später herauszufinden, dass seine Art, Englisch zu sprechen, typisch für den Nordwesten Schottlands war.) Mike und ich verstanden uns ziemlich gut und entwickelten eine unkomplizierte Arbeitsbeziehung. Er ging mit der Stationsschwester aus, eine Tatsache, die mich mit einem unwillkommenen Gefühl der Eifersucht erfüllte. Ich war eine verheiratete Frau, wenngleich ich Jim nur selten sah, seit er in England arbeitete. Die Ehe, die ich vor weniger als drei Jahren im Alter von 22 Jahren geschlossen hatte, fühlte sich bereits auf eine Weise einschränkend an, die ich noch nicht in Worte fassen konnte.

Als Mike und ich nach einem anstrengenden Tag im Stationszimmer saßen und uns über die unschöne Art unterhielten, in der auf unserer Station schmerzliche Themen wie Leben und Tod besprochen wurden, erzählte ich ihm von Mr. Evans und davon, wie tief mich das, was passiert war, getroffen hatte.

»Ich fühlte mich sehr schuldig und feige, weil ich nicht mit ihm geredet hatte. Aber niemand wusste, ob er darüber reden wollte.«

»Du meinst, niemand hat ihn gefragt. Chirurgen spielen Gott und entscheiden, wer es wissen will und wer nicht.« Er hatte die praktische, scheuklappenlose Herangehensweise von jemandem, der dazu berufen war, Allgemeinmediziner zu werden.

»Und vielleicht muss ein Mensch die Gelegenheit bekommen, sich auf seinen Tod vorzubereiten«, beharrte ich.

»Du brauchst keine Schuldgefühle zu haben.« Mike sah

mich mit einem beruhigenden Lächeln an, das in mir den Wunsch weckte, ihn zu umarmen. Doch ich tat es nicht. Damals wusste ich nicht, dass das Wissen, dass man sterben wird, auch eine Art Trauer um das Leben auslösen kann, das man nie haben wird. Tatsächlich werden die fünf Phasen der Trauer, die Elisabeth Kübler-Ross in ihrem Klassiker *Interviews mit Sterbenden* beschreibt – Leugnen, Zorn, Verhandeln, Depression und Akzeptanz –, nicht bei den Hinterbliebenen beobachtet, sondern bei den Sterbenden. Während meiner Zeit als Assistenzärztin im Krankenhaus habe ich viele Menschen gesehen, die versuchten, mit dem, was mit ihnen geschah, fertigzuwerden, wobei sie oft sehr wenig Hilfe von jenen erhielten, die sie pflegten. Manche von ihnen waren durch ihre Krankheit »demoralisiert«, wie es heute oft beschrieben wird. Andere hatten Angst vor dem, was ihnen bevorstand, oder waren wütend darüber. Und manche, wie es vermutlich bei Mr. Evans der Fall gewesen war, waren einfach deprimiert: unfähig zu kommunizieren und mit dem Tod alleingelassen, weil niemand die Hand ausgestreckt und ihr Schweigen durchdrungen hatte.

Heutzutage gibt es in Allgemeinkrankenhäusern in Situationen wie diesen eine psychosoziale Betreuung. Damals hingegen wurstelten wir alle einfach weiter. Doch es war nicht schwierig zu erkennen, welche Qualen – von Angst und Demoralisierung bis hin zu Verzweiflung – die Menschen um einen herum litten, und nicht nur die Patienten. Und es ist nach wie vor nicht schwierig, wenn man bereit ist, die Augen dafür zu öffnen.

Ich frage mich nun, ob mein Vater die Gelegenheit hatte, über seine Ängste und Sorgen zu sprechen, als er in jenen wenigen letzten Tagen seines Lebens im Bett lag. Wie ich ihn kenne, wollte er das vielleicht gar nicht. Ich werde es nie wissen. Damals habe ich nur gedacht (und tue es bis heute), dass er es gehasst hätte zu überleben und unfähig zu sein, sein normales aktives Leben zu führen. Ich konnte mir meinen Vater nicht mit einer so lähmenden Krankheit wie einer Angina pectoris vorstellen – das wäre für einen Mann wie ihn, der bei jedem Wetter die Achterbahn hochgeklettert und in der Nordsee geschwommen war, ein Verlust gewesen, mit dem er nicht hätte fertigwerden können.

Während dieses sechsmonatigen Praktikums arbeiteten wir nicht nur ganztägig von Montag bis Freitag, sondern hatten fast die Hälfte der Zeit auch an zwei von drei Nächten und an zwei von drei Wochenenden Bereitschaftsdienst. In einer der beiden Nächte war ich die Hauptverantwortliche, in der anderen unterstützte ich, wenn nötig, meinen Kollegen – ich arbeitete nicht, durfte das Krankenhaus jedoch nicht verlassen und vertrieb mir die Zeit mit Fernsehen oder dem Durchblättern des *Daily Record*.

An den Abenden, an denen wir freihatten, gingen wir oft einfach ins Pub nebenan, weil wir das Gefühl hatten, dass außer dem Krankenhaus nichts auf der Welt existierte. Auch auf Partys waren wir, denn meistens gab es etwas zu feiern: einen Geburtstag, eine bestandene Prüfung oder ein erfolgreiches Vorstellungsgespräch. Anfangs versuchte ich, diese Treffen zu meiden. Ich fühlte mich schuldig, denn es kam mir nicht richtig vor, dass ich mich so kurz nach dem Tod meines Vaters amüsierte. Gleichzeitig sagte ich mir jedoch, dass das Leben nun einfacher sein würde, weil er nicht länger aus der Ferne über mich richtete und ich mich nicht länger damit quälen musste, nicht zu wissen, was er wollte oder dachte.

Im Lauf der Wochen nahm mein Selbstvertrauen allmählich zu, und ich konnte wieder schlafen, etwas, was mir in der ersten Zeit nach Dads Tod nicht mehr gelungen war. Nach außen hin war ich bald wieder die kompetente und tüchtige Ärztin im Praktikum. Während meines ersten Praktikums war es mir viel leichter gefallen, mich an die Arbeitsroutine zu gewöhnen. Die Atmosphäre in der Allgemeinmedizin war weniger machohaft, und irgendwie hatte man mehr Zeit, um mit den Patienten zu sprechen. In der Chirurgie wurde gehandelt, nicht geredet. Die dortige Einstellung zu Leben und Tod war simpel: Entweder man konnte das Kranke herausschneiden oder nicht. Es war eine verführerisch klare Sicht von Krankheit und Leiden, die ihren Reiz hatte.

In der Notaufnahme lernte ich, wie man Nähmaschinennadeln aus den Fingern von Frauen entfernte, die in der Wrangler-Jeans-Fabrik am Ende der Straße arbeiteten, sowie Metallstücke aus entzündeten roten Augen und Glasperlen aus den Nasen von Kindern. Ich verabreichte auch das Gegengift bei Verletzungen, die sich die Arbeiter der petrochemischen Anlage beim Forth Estuary zugezogen hatten. Ich konnte Menschen heilen oder zumindest dafür sorgen, dass sie sich sofort viel besser fühlten – etwas, das ich, wie mir klar wurde, als Psychiaterin nie würde tun können.

Eines Sonntagmorgens wurde ich um 8.30 Uhr vom Notfall-Piepton geweckt. Ich war erst seit drei Stunden im Bett und es fühlte sich nach viel weniger an. Samstagabends war immer viel los im Krankenhaus, und ich musste zu meiner eigenen Sicherheit meinen britischen Akzent verbergen, wenn ich mal wieder mit dem durch Alkohol angeheizten schottischen Nationalismus eines vulgären Betrunkenen konfrontiert wurde, der umgekippt war und sich verletzt hatte. Da gleich ein Notfall eintreffen würde, rannte ich in meiner blauen OP-Kleidung, die mir auch als Schlafanzug diente, die wenigen hundert Meter zur Notaufnahme. Die Ambulanzschwester erklärte mir kurz, worum es ging, während wir in der kühlen Morgenluft vor der Eingangstür auf den Krankenwagen warteten.

»Wir wissen nur, dass eine Wand auf ein Kind gefallen ist. Es hat auf einer Baustelle gespielt. Die Notärzte sind unterwegs.«

»Wie alt?«, fragte ich.

»Neun.« Sie schürzte die Lippen.

Wir zappelten herum und schlugen mit den Armen gegen unseren Körper, um uns warm zu halten, während die Sirene näher kam. Mein Herz hämmerte. Das tut es immer noch, wenn ich dieses Geräusch höre.

Als der Krankenwagen anhielt, sprangen zwei Rettungssanitäter heraus und hievten die Trage auf das bereitgestellte Rollbett. Inzwischen waren die Notärzte eingetroffen. Sie schoben das Bett schnell in den Reanimationsraum, die Türen flogen zu, und ich wusste, dass ich jetzt nicht länger gebraucht wurde. Als Jüngste in der Truppe fühlte ich mich am nutzlosesten. Ich zog mich zurück, behielt das Ganze im Auge und wartete ab.

Dann griff die Schwester, während sie an mir vorbei in den Reanimationsraum eilte, nach meinem Arm.

»Da sind die Eltern. Gehen Sie und reden Sie mit ihnen.«

Ein Paar Anfang dreißig saß draußen im Warteraum. Als ich mich ihm näherte, stand der Mann hoffnungsvoll auf und kam auf mich zu.

Reden Sie mit ihnen ... Was sollte ich sagen?
»Was ist passiert?«, fragte ich.
»Gibt es etwas Neues?«, ignorierte er meine Frage.
»Noch nicht.«
Der Mann sackte in sich zusammen. Die Frau brach in Tränen aus. Sie gab einen entsetzlichen Klagelaut von sich, wie ein wildes Tier, das Schmerzen hat. Er legte ihr den Arm um die Schulter, verbarg mit seiner großen Hand ihr Gesicht vor mir und wandte sich dann an mich.

»Wir haben gedacht, sie läge noch im Bett. Wir wussten nicht, dass sie nach draußen zum Spielen gegangen waren. Es ist Sonntag, verdammt noch mal! Wir haben ausgeschlafen. Wir hatten ihnen gesagt, sie sollten sich von der Baustelle nebenan fernhalten, aber das haben sie nicht getan. Ich wusste, dass die alte Wand nicht sicher war ... ich hatte es ihnen gesagt.«

»Was machen die? Was passiert?«, fragte die Frau. »Ich will sie sehen.« Sie versuchte, sich loszureißen, doch der Mann, ihr Ehemann und, wie ich vermutete, Vater des Kindes, hielt sie fest.

»Du kannst nichts tun. Lass sie einfach weitermachen. Sie werden etwas tun: Ich weiß, dass sie das werden.« Das Zittern in seiner Stimme passte nicht zu seiner Hoffnungsbekundung.

Rund zwanzig Minuten vergingen. Ich holte uns allen einen Tee und setzte mich. Sie ließen ihren Tee auf dem Tisch stehen und kalt werden, während ich meinen trank, um meine Lebensgeister zu wecken. Bis auf die Reinigungskraft war ansonsten niemand auf der Notfallstation. Der süße Geruch von Bohnerwachs, der sich im Flur ausbreitete, drang zu uns herüber. Diejenigen, die sich am Samstagabend hatten vollaufen lassen und umgekippt waren, ihre Verletzungen jedoch wegen der betäubenden Wirkung des Alkohols nicht spürten, trudelten normalerweise gegen 11 Uhr ein, Menschen, die sich bei der Gartenarbeit verletzt hatten, sowie Kinder, die vom Fahrrad gefallen waren, hingegen am Nachmittag. Doch im Moment war es ruhig.

Schließlich kam der Facharzt für Orthopädie aus dem Reanimationsraum und steuerte auf uns zu.

»Mr. und Mrs. Banks …«, begann er.

Doch mit dem sechsten Sinn, den alle Mütter haben, wenn es um das Wohl ihrer Kinder geht, wusste die Frau, was er sagen wollte, ohne dass er ein weiteres Wort von sich zu geben brauchte.

»Sie ist tot, stimmt's?« Sie war seltsam ruhig; ihr Mann schien geschockter zu sein.

»Es tut mir sehr leid. Wir haben unser Bestes getan, um sie wiederzubeleben, aber sie hatte bereits aufgehört zu atmen, als sie hier ankam, und der Grad ihrer Verletzungen hat es uns unmöglich gemacht, sie zu retten.«

Er drückte mir ein Blatt mit Notizen in die Hand und zog mich zur Seite.

»Schreiben Sie, dass sie bei der Ankunft bereits tot war. Ich habe ein paar Notizen gemacht. Es gab zahlreiche Brust- und Kopfverletzungen, und es war nicht möglich, sie wiederzubeleben. Sie sollten morgen das Büro des Staatsanwalts anrufen, um ihn zu informieren.« In Schottland wurde ein plötzlicher, verdächtiger oder von einem Unfall herrührender Tod dem Staatsanwalt und nicht dem Untersuchungsrichter gemeldet.

»Aber was soll ich sagen … Was soll ich mit ihnen tun …« Ich deutete auf das Paar, das sprachlos neben der Tür stand.

»Kümmern Sie sich um sie. Finden Sie heraus, was genau passiert ist. Die Polizei wird sie verhören wollen. Ich muss jetzt mal frühstücken.«

Und damit schlenderte er den Flur hinab, die Hände in den Taschen, als sei er gerade von einem gemütlichen Morgenspaziergang zurück.

Später fragte ich mich, ob er überhaupt etwas empfunden hatte oder einfach völlig unempfindlich gegenüber menschlichem Leid geworden war. Vielleicht war er nie selbst der Empfänger schlechter Nachrichten gewesen. Ich wusste, dass ich keine Ärztin werden wollte, für die Schmerz und Verzweiflung alltäglich waren, doch dieses Wissen barg letztlich ein Risiko – das Risiko, sich zuweilen zu viele Gedanken zu machen.

Ich fand nie heraus, was mit den Eltern des toten Mädchens geschah. Ich hoffe, dass sie miteinander über ihre Tochter sprechen und Tränen vergießen konnten über das Kind, das sie verloren hatten, und über die erwachsene Frau, die sie nie kennenlernen würden. In meinem späteren Berufsleben begegnete ich vielen Menschen, die unfähig waren, mit ihren Verlusten fertigzuwerden, und als Folge in Verzweiflung und Depressionen verfielen. Ich lernte, dass Medikamente bei der Behandlung der körperlichen Symptome helfen können: bei Appetitlosigkeit, Gewichtsverlust und Energielosigkeit sowie zur Dämpfung von Suizidgedanken. Um den Schmerz über den Verlust überwinden zu können, muss man jedoch etwas tun, was mir nicht gelang, als ich meinen Vater verlor: darüber sprechen.

4

Wunden

Die meisten von uns brauchen Menschen, mit denen sie eine enge Vertrautheit verbindet. Aber genau in diesen Beziehungen werden wir zuweilen am meisten verletzt: emotional, physisch oder sexuell. Tatsächlich werden uns die schlimmsten emotionalen Wunden oft von jenen zugefügt, die uns am nächsten stehen und denen wir zu vertrauen gewagt haben. Früh im Leben ein derartiges Trauma zu erleiden, erhöht unsere Anfälligkeit für Depressionen, weil unsere emotionale Belastbarkeit im Erwachsenenalter geringer ist und es uns schwerer fällt, eine glückliche Beziehung zu führen und mit Stress fertigzuwerden. Die negativen Auswirkungen von emotionalen Traumata auf unser Selbstgefühl können sich später auch in Form von Selbstverletzungen zeigen.

Ende Juli 1980 verabschiedete ich mich von meinen Kollegen in der chirurgischen Abteilung in Falkirk und begann meine Ausbildung als Psychiaterin in Manchester. Ein Teil von mir wollte nicht weggehen. Meine Kollegen standen mir inzwischen nahe, allen voran Mike, den ich vermissen würde. Bei der Abschiedsparty landeten wir schließlich stark angetrunken in einer Ecke des verdunkelten Foyers unseres Wohnheims, wo wir uns inmitten eines Haufens von halb bewusstlosen Menschen und leeren Bierdosen umarmten, küssten und miteinander flüsterten.

»Du hast dich sehr verändert, seit du hier bist«, sagte er mir. »Du warst anfangs sehr abweisend.«

»Mein Vater war gerade gestorben« – mir wurde bewusst, dass ich ihm nie davon erzählt hatte – »und jetzt habe ich Angst. Ich weiß nicht, ob ich es schaffen werde.«

»Das wirst du. Du wirst eine gute Psychiaterin sein.« Er lachte und lehnte den Kopf an die Wand.

Wir blieben dort in der Dunkelheit und schwiegen einen Moment lang. Er verstand nicht ganz, was ich ihm zu sagen versucht hatte. Ich war mir nicht sicher, wie ich mit meinem neuen Leben zurechtkommen würde, mit allen Veränderungen – nicht nur in meinem Job. Ich fühlte mich sehr allein.

»Du wirst eine gute Psychiaterin sein, weil du der sensibelste Mensch bist, dem ich je begegnet bin.«

Sensibel oder zu dünnhäutig? Ich war in der Lage, mich nach außen hin stahlhart und eiskalt zu geben, doch das war und ist nur Show. Unter der Oberfläche war ich ganz weich. Ich war zu leicht gekränkt, und meine Interaktionen mit anderen, vor allem mit meiner Familie, hatten emotionale Narben hinterlassen. Ich wusste, dass ich seit jeher dazu neigte, mich viel zu viel mit der Bedeutung dessen zu befassen, was andere sagten oder taten. Ich grübelte über schwierige Unterhaltungen noch lange nach deren Ende nach, verletzt von Worten, die ohne böse Absicht gesagt worden waren. Ich nahm die Stimmungsschwankungen der Menschen, die mich umgaben, deutlich wahr, übersah jedoch manchmal offensichtliche äußerliche Veränderungen meiner Freunde, wie eine neue Brille oder Frisur, weil ich in meine Gedanken versunken war und meine Interaktionen mit der Welt genauestens analysierte. Ich verspürte oft den Wunsch, es anderen recht zu machen, um von ihnen gemocht zu werden, ärgerte mich dann jedoch darüber, dass es mich davon abhielt, das zu tun, was ich tun wollte. Ich war dann gereizt und sagte voreilig etwas, nur um es später zu bedauern – und dann ging das Grübeln wieder von vorne los. Sensible Menschen zerbrechen sich den Kopf darüber, was andere von ihnen halten, und müssen sich oft anhören, dass sie »alles zu ernst nehmen«. Wenn sie in eine schwere Depression verfallen, kann sich ihre Besorgnis in paranoide Gedanken verwandeln. Sie glauben dann, dass die Leute sie wirklich nicht mögen und *tatsächlich* hinter ihrem Rücken über sie reden, vor allem, wenn ihr Selbstwertgefühl bereits gering ist.

Ich wusste, dass mir der Verlust meiner Freunde in Falkirk, vor allem der von Mike, wehtun würde, und ich wollte keinen Schmerz mehr spüren. Ich musste mein Leben weiterführen; vor mir lagen ein neuer Berufsweg und die Rückkehr in das Eheleben. Also nahm ich den Zug in den Nordwesten Englands und zog in unsere vorübergehende Unterkunft ein: eine Wohnung in Runcorn, Cheshire, in der Nähe des Labors, in dem Jim bereits arbeitete. Da ich keinen Führerschein hatte, setzte er mich jeden Morgen am Bahnhof von Warrington ab. Von dort nahm ich den Zug in die Stadt. Jetzt stand ich wieder am Anfang einer medizinischen Ausbildung in einem Lehrkrankenhaus.

Im September 1980 fiel eines Abends in Manchester ein feiner Nieselregen. Winzige Regentropfen glänzten in meinem Haar und auf meiner Wolljacke, während ich durch die Upper Brook Street, eine verstopfte Verkehrsader, zur fünf Minuten entfernt gelegenen Royal Infirmary ging. Es wurde dunkel, und die Autoscheinwerfer blendeten mich, als ich auf die andere Straßenseite wechselte, wobei ich versuchte, den Pfützen und den Bussen auszuweichen, um nicht von oben bis unten vollgespritzt zu werden. Ich bog in die Nelson Street ein und schlängelte mich zwischen den Krankenwagen hindurch, die bei der Notaufnahme ankamen und wegfuhren.

Der Arzt in der Notfallstation der Manchester Royal Infirmary bat mich, mit Janice zu sprechen, der das Gegenmittel zu Paracetamol verabreicht worden war, das sie am Abend zuvor genommen hatte. Sie hatte sich mit einem Teppichmesser tief in jedes Handgelenk geschnitten und sich auf ihr Bett gelegt, um zu sterben. Als sie in der Notaufnahme ankam, hatten ihre Wunden schon länger aufgehört zu bluten, weil sie Eis darumgewickelt hatte, um die Schwellung zu verringern, bevor sie sich von einem Taxi ins Krankenhaus bringen ließ. Ich war die diensthabende Psychiaterin – mit nur zwei Monaten Erfahrung.

Es handelte sich um eine junge Frau im Alter von etwa 25 Jahren, die in einer schäbigen Station auf einer alten Patientenliege lag. Von Privatsphäre konnte keine Rede sein. Gleich neben uns wurde hinter einem verschlissenen Vorhang ein atemloser Mann von einem Arzt wegen seiner Herzschmerzen befragt und um uns herum waren die unaufhörlichen, für eine Notaufnahme typischen Geräusche zu hören: das Klacken eiliger Schritte, das Geklapper von Metallschalen und das unmelodische, monotone Geräusch der unbarmherzigen Piepser, die die Assistenzärzte zur nächsten Herausforderung herbeiriefen. Janice lag ganz still da. Sie nahm den Lärm gar nicht wahr und starrte wortlos an die Decke. Ihr Gesicht war blass und wächsern. Blond gefärbte, fedrig ausgedünnte Haare standen in alle Richtungen ab und enthüllten dunkelbraune Ansätze. Sie roch widerlich nach Alkohol, ein Geruch, der mir bald als die übliche Begleiterscheinung bei Selbstvergiftungen vertraut werden sollte. Doch hier ging es nicht nur um eine Überdosis Tabletten. Dies war ein ernsthafter, schonungsloser Versuch gewesen, sich das Leben zu nehmen. Janice hatte Glück, am Leben zu sein, weil sie weder verblutet war noch so lange geschlafen hatte, dass das Paracetamol ihre Leber irreparabel hatte schädigen können.

»Ich nehme an, Sie wollen wissen, warum?« Sie drehte mir den Kopf zu.

Unsere Blicke trafen sich, und für einen Moment verschlug es mir die Sprache – so fasziniert war ich von der unerwartet blassblauen Iris und den tintenschwarzen Pupillen, die sich direkt in meine Seele zu bohren schienen.

»Warum ich es getan habe?«, wiederholte sie und fuhr dann fort: »Ich wollte nicht mehr leben. Ich sah keinen Sinn mehr darin. Ich habe schon ziemlich lange darüber nachgedacht. Alles in meinem Leben ist schiefgelaufen.«

Janices Stimme war überraschend kräftig. Sie hatte keinen echten Cockney-Akzent, stammte aber eindeutig aus dem Süden Englands, was hieß, dass sie weit weg von zu Hause war. Wenn sie sprach, klang es fast wie ein Knurren, ohne jede Spur von Selbstmitleid.

Ich griff nach der Akte, die auf dem metallenen Nachtschrank lag, blätterte sie durch und gab mir Mühe, vor Janice zu verbergen, wie sehr sie mich einschüchterte. Von Menschen, die einen Suizidversuch unternommen hatten, erwartete man keine derartige Selbstbeherrschung. Ich holte tief Luft und versuchte zu rekonstruieren, was passiert war: wann, wie, warum und in welcher Reihenfolge.

Ein wenig später legte ich meine Notizen beiseite und fragte: »Ich würde wirklich gern wissen, warum Sie Ihre

Meinung geändert haben. Warum haben Sie ein Taxi gerufen und sind hierhergekommen?« Ein Lächeln huschte über ihr Gesicht, als genieße sie die Herausforderung, sich verbal mit mir zu rangeln. Ich fragte mich, ob sie schon einmal bei einem Psychiater gewesen war – sie hatte es zwar geleugnet, schien aber zu wissen, was ich fragen würde.

»Na ja, es hat nicht funktioniert, oder? Ich bin aufgewacht. Also will ich es vermutlich nicht noch einmal versuchen.« Sie schaute mir fest in die Augen, bevor sie hinzufügte: »Zumindest nicht im Moment.«

»Was, wenn ich Ihnen vorschlage, für eine Weile ins Krankenhaus zu kommen?«

Es erforderte einige Überzeugungsarbeit, doch schließlich erklärte sie sich einverstanden. Sie verzog das Gesicht und mimte angestrengtes Nachdenken, bevor sie dann zum ersten Mal lachte. Dabei änderte sich ihr Aussehen von dem eines kranken, verwahrlosten Kindes in das eines Kobolds.

»Okay, ich mag Sie.« Sie grinste mich an. »Wissen Sie was? ... Ich tue Ihnen den Gefallen und bleibe bis morgen. Dann gehe ich wieder nach Hause.«

Es gab viele Unterschiede zwischen meinem neuen Job und dem vorherigen als Ärztin im Praktikum in einer chirurgischen Abteilung. Erstens trug ich keinen weißen Kittel und auch die Krankenschwestern hatten keine Tracht, was es manchmal schwierig machte, sie von den Patienten zu unterscheiden. Zweitens kamen meine Patienten die meiste Zeit zu mir in mein Sprechzimmer, statt dass ich zu ihnen auf die Station ging. Gelegentlich verzog sich jemand ins

Bett, weil er, wie einst mein Vater, das Gefühl hatte, dass es nichts gab, wofür es sich aufzustehen lohnte. Doch die meisten Patienten in der kleinen Station waren den ganzen Tag auf den Beinen. Und drittens verlief die Stationsrunde völlig anders als in einem Allgemeinkrankenhaus. Wir versammelten uns alle mittwochs um 14 Uhr in dem Besprechungsraum am Ende des Gangs über der Ambulanz, um uns mit Dr. James, dem Chefarzt, zu treffen. Er kam immer auf die Minute genau und ließ sich in dem Ohrensessel am Ende des Raums nieder, während der Rest von uns ihm gegenüber im Halbkreis auf Stühlen mit hoher Rückenlehne hockte.

Als ich Dr. James zu seiner Befragung von Janice begleitete – ihre Unterhaltung wurde dem Rest des Teams per Überwachungskamera übermittelt –, beobachtete ich voller Bewunderung, wie sie verbal mit ihm focht und geschickt seine Versuche parierte, ihre starke Abwehr zu durchbrechen. Janice war Kunststudentin. Wir erfuhren, dass sie hatte sterben wollen, weil sie die Form ihrer Nase so sehr hasste. Sie hatte enorme Probleme mit ihrem Aussehen, ja, es widerte sie an. In meinen Augen sah sie jedoch völlig normal aus, wenn auch nicht wirklich attraktiv, aber sie war so depressiv geworden, dass sie einen Suizid als die einzige Lösung betrachtete. So, wie sie es erklärte, kam ihr alles vollkommen logisch vor. Es war eine Art des Denkens und Seins, die ich nur schwer nachvollziehen konnte, doch ich gab mir die größte Mühe. Das Aussehen sollte nie eine so große Rolle spielen, dass es den Wunsch zu leben beeinträchtigt, doch ich begann zu verstehen, dass Janices wirkliche Wunden unter der Oberfläche lagen.

Wenn überzogene Sorgen um das Äußere die Funktionstüchtigkeit eines Menschen beeinträchtigen, sprechen wir von Dysmorphophobie. In Janices Fall schien sich diese Störung als Ergebnis ihrer Beziehung zu ihren Eltern entwickelt zu haben. Ihre Mutter war ihr gegenüber äußerst kritisch gewesen, und Janice hatte – auch wenn sie nach außen hin tough wirkte – eine sehr schlechte Meinung von sich, was sich in der Unzufriedenheit über ihr Aussehen niederschlug. Ihre Beziehung zu ihrer Mutter in der Vergangenheit hatte nicht nur ihr Selbstbild geschädigt, sondern auch ihre Fähigkeit, erfolgreiche Beziehungen in der Gegenwart aufzubauen. Es gab schmerzliche Erinnerungen, tiefe psychische Wunden, die noch nicht geheilt waren.

»Einmal hat sie mir gesagt ... ich könne mich sehr glücklich schätzen, wenn ich jemanden fände, der mich lieben würde ... ich sei innerlich und äußerlich hässlich«, verriet sie mir.

»Das muss sehr wehgetan haben.«

Sie schaute mich an und lächelte fast entschuldigend.

»Das tut es immer noch.«

Wenige Tage nach dieser Unterhaltung mit Janice war ich in Dr. James' Büro. Die Sekretärinnen waren schon weg und die Straßenlaternen beleuchteten die Umzäunung des Parks auf der anderen Straßenseite. Es war nach 18 Uhr und verdächtig aussehende Schatten lauerten auf dem Spielplatz in der Mitte. Dr. James' ruhige Stimme und die Art, wie er den Kopf neigte, weckten plötzlich in mir den Wunsch, mich ihm anzuvertrauen.

»Es ist ein schwieriges Jahr«, begann ich. »Mein Vater

ist im Januar gestorben und dann ist auch mein Schwiegervater gestorben … Manchmal habe ich das Gefühl, als würde ich es nicht durchstehen.«

Es sprudelte einfach aus mir heraus, was mir dann sehr peinlich war, weil er sicher nichts über meine Probleme hören wollte. Der Moment der Verbindung war so schnell vorüber, wie er gekommen war. Ich murmelte ein hastiges »Auf Wiedersehen«, eilte aus dem Büro und machte mich auf den Weg zum Bahnhof, wobei ich darauf achtete, im sicheren Schein der Straßenlaternen zu bleiben. Wieder einmal fühlte ich mich entsetzlich allein mit meinen Gedanken. Während der sechs Monate, die ich für Dr. James arbeitete, hatte ich nie wieder das Gefühl, mich ihm mitteilen zu können. Ich verbarg weiterhin meine Gefühle, Sorgen und Ängste hinter meinem Deckmantel der Kompetenz.

Wenige Wochen später lernte ich bei meiner nächsten Stelle auf einer Station der psychiatrischen Abteilung im Withington Hospital Frances kennen. Der Facharzt sagte, Frances sei niedergeschlagen, *fühle* sich jedoch nicht niedergeschlagen. Sie hasse einfach nur die Welt und alle, die sie bewohnen. Sie war wütend, feindselig, hatte Angst vor den Intentionen anderer und war nach Ansicht des größten Teils der Belegschaft zutiefst undankbar. Rückblickend war sie nicht gerade die ideale erste Psychotherapiepatientin von jemandem, der in der Ausbildung steckte, denn ihre Probleme waren ziemlich vielschichtig. Doch sie hatte etwas, was ich mochte. Sie passte einfach nicht an einen Ort voller depressiver, wohlerzogener Frauen mittleren Alters, die den Ärzten viel zu viel Ehrerbietung entgegenbrachten, und Patienten, die schon so oft hier gewesen waren, dass sie sämtliche Pflegehelfer wie alte Freunde behandelten.

»Persönlichkeitsstörung«, murmelten die Schwestern jedes Mal, wenn Frances sich mit einer von ihnen stritt.

Sigmund Freud hätte es Identifizierung genannt: eine unbewusste Art, seine Lebensangst zu verringern, indem man die eigene Psyche mit der von jemand anderem vereinigt. Es war eine Strategie, die meine Supervisionsgruppe, mit der ich mich jede Woche traf, um meinen Fortschritt zu besprechen, später herausarbeitete und behutsam einer kritischen Untersuchung unterzog. Ich hatte jedoch nicht so sehr das Gefühl, eine Psychotherapiepatientin gefunden zu haben, sondern vielmehr, dass Frances mich gefunden hatte. Ich konnte manchmal erahnen, was sie mir zu sagen versuchte, als hätte ich einen sechsten Sinn.

Die frühen Ereignisse im Leben eines Menschen formen seine Persönlichkeit: die spezielle Kombination von emotionalen, einstellungs- und verhaltensbestimmten Reaktionen, die ein Individuum in Beziehungen zeigt. Die Entwicklung unserer Persönlichkeit hat einen entscheidenden Einfluss darauf, wie erfolgreich wir Beziehungen zu anderen herstellen, und spielt eine wichtige Rolle dabei, ob wir depressiv werden oder nicht. Aufgrund ihrer Erfahrungen fühlen sich manche Menschen von einem frühen Alter an ständig niedergeschlagen. Ich stelle oft die Frage: »Wann haben Sie sich das letzte Mal wie Ihr altes Selbst gefühlt?«, und erhalte dann die Antwort: »Mit etwa zwölf.« Diese anhaltende depressive Verstimmung wird auch »Dysthymie« genannt, in älteren Texten ist jedoch zuweilen auch von einer »depressiven Persönlichkeit« die Rede. Ich mag diesen Begriff nicht, weil er normalerweise abwertend gebraucht wird. Menschen mit einer depressiven Persönlichkeit können in hohem Maß depressiv werden. Ihre Unfähigkeit, erfolgreiche Beziehungen aufzubauen, bringt es oft mit sich, dass es ihnen an der Unterstützung fehlt, die nötig ist, um sich in der Welt geschätzt zu fühlen und wieder gesund zu werden.

Frances saß auf dem Stuhl mir gegenüber.

»Wie ist es so zu Hause?«, fragte ich.

»Schwierig ... Nein, vergessen Sie, dass ich das gesagt habe«, erwiderte sie.

»Was ist so schwierig?«

Sie zupfte schweigend an dem Schorf an ihrem linken Arm herum. Ich sah, dass Blut unter der harten Kruste durchzusickern begann, während sie mit ihren völlig abgekauten Fingernägeln daran herumpulte. Auf beiden Unterarmen waren Male von den Schnitten, die sie sich wiederholt mit einer Rasierklinge zugefügt hatte. Die neueren Verletzungen waren noch immer hochrot. Die älteren sahen aus wie die silbrigen Spuren, die Schnecken auf Pflastersteinen hinterlassen. Sie hatte mir erzählt, dass sie eine seltsame Erleichterung verspüre, wenn sie sich ritze. Sie wollte sich nicht umbringen, doch es gab Zeiten, in denen sie sich Linderung ihres inneren Schmerzes verschaffen musste, und das Ritzen war etwas, was zu helfen schien, wenn auch nur vorübergehend. Andere Menschen wiederum haben mir erzählt, dass sie sich ritzen, um wieder Schmerz zu spüren und um sich für etwas, dessentwegen sie sich schuldig fühlen, zu bestrafen.

»Können Sie mir ein wenig über Ihr Zuhause erzählen?«, versuchte ich es erneut.

»Ich kann nicht sagen, dass ich es hasse, oder? Ich meine, vermutlich sorgen sie sich um mich. Aber ich kann nicht so sein, wie sie mich haben wollen«, schluchzte sie.

»Müssen Sie denn so sein?«

»Ich will nicht ... anders sein.«

»Vielleicht sind Sie es?«
Schweigen, aber ein Achselzucken. Eine Reaktion.
»Vielleicht ist es okay ... anders zu sein?«
»Warum? Warum sollte es okay sein?«
»Vielleicht ist es ein Anfang. Ein Ausgangspunkt.«
Sie schaute auf. Ich entdeckte einen unsicheren, verschwörerischen Blick und die Spur eines Lächelns.

Einige Tage nach diesem Durchbruch mit Frances traf meine verwitwete Mutter in unserem neu erworbenen Reihenhaus zu einem Besuch ein. Sie hatte schon wenige Monate nach dem Tod meines Vaters begonnen, mit Männern auszugehen, aber keine dieser Beziehungen hatte den Anschein erweckt, besonders ernst zu sein. Dieses Mal besuchte sie uns jedoch mit einem neuen Freund, mit dem sie seit rund sechs Monaten zusammen war. Joe, von Beruf Frachtführer, hatte schütteres Haar und nahm kein Blatt vor den Mund. Wir saßen alle zusammen im Wohnzimmer – Mum, Jim, Joe und ich –, tranken Tee und gaben vor, entspannt zu sein, als er mich plötzlich fragte: »Du bist also Seelenklempnerin, richtig?«

»Ich bin Psychiaterin, ja«, lautete meine knappe Antwort.

»Und was hältst du von dieser EKT-Geschichte?«

»Wie meinst du das?«

Seine Antwort überraschte mich. »Na ja, die haben sie mit mir im Krankenhaus durchgeführt, aber es war Zeitverschwendung ...«

Ich wusste nicht, dass er im Krankenhaus gewesen war. Ich schaute zu Mum hoch, doch sie wich meinem Blick aus und schien sich nicht an der Unterhaltung beteiligen zu wollen. Sie blätterte vielmehr eine Zeitschrift durch, die sie mitgebracht hatte.

»Die Elektrokrampftherapie wird immer noch eingesetzt, ja. Manchmal ist das nötig, um jemandem das Leben zu retten, der depressiv ist.« Das stimmte. Ich hatte miterlebt, dass die EKT bei Menschen wie Sandra funktionierte, doch sie wurde oft auch in Fällen angewandt, in denen ich mir nicht so sicher war, dass man sie brauchte: bei weniger schweren Depressionen oder wenn jemandes Heilung durch Gefühle und Gedanken behindert wurde, die er nicht überwinden konnte. In diesen Fällen wären andere Behandlungsmethoden wie eine Psychotherapie und/oder eine medizinische Behandlung vielleicht nicht nur akzeptabler, sondern auch sicherer und effektiver gewesen. Ich fragte mich, ob dies auf Joe zutraf, sagte es aber nicht.

»Ich kann keinen Sinn erkennen – in der Psychiatrie«, fuhr er fort.

Ich unternahm keinen Versuch, ihm zu antworten. Stattdessen wechselte ich das Thema und fragte die beiden, was sie während ihres Besuchs unternehmen wollten. »Wir tun, was immer du möchtest«, erwiderte Mum. »Uns ist alles recht, oder, Joe?«

Ich glaubte ihr nicht ganz, weil ihre Antwort gezwungen klang. Wir gingen mit ihnen einkaufen, ins Pub und essen. Es war eine Erleichterung, als sie zwei Tage später wieder nach Hause fuhren. Wir hatten unser Bestes getan, um herauszufinden, was ihnen Spaß machen könnte, doch es war eher so, als würde man bei einem Kartenspiel das Blatt eines Mitspielers erraten wollen.

Später am Abend rief Mum an und sagte: »Du hättest dir Mühe geben können ... versuchen können, uns heute zu unterhalten.«

»Was meinst du damit?«

»Etwas mit uns unternehmen. Uns ausführen.«

Wir hatten den Sonntagmorgen mit Frühstücken und Zeitunglesen verbracht. Ich dachte, das wäre entspannend, doch es schien nicht das gewesen zu sein, was meine Mutter gewollt hatte.

»Warum hast du nichts gesagt?«, fragte ich sie.

»Ich habe gedacht, du würdest es merken. Manchmal glaube ich einfach nicht ...«

»Aber ich habe gedacht, wir hätten getan, war du tun wolltest! Du hast gesagt ...«

Ich spürte die Tränen kommen. Meine Mutter gab mir das Gefühl, als würden die Torpfosten ständig weiter weggerückt, außer Reichweite. Ich konnte nie etwas richtig machen – oder lag normalerweise ziemlich daneben. Egal wie sehr ich es versuchte, ich würde sie nie zufriedenstellen können.

»Ich dachte, du wolltest das Haus sehen ... Es tut mir leid, ich habe Notdienst. Ich muss jetzt auflegen«, sagte ich ihr, obwohl es nicht stimmte.

»Das ist typisch für dich! Immer arbeiten und den Job wichtiger nehmen als deine Familie. Dafür hast du nicht gerade viel vorzuweisen, für dieses ganze Unistudium, oder?«

»Wie meinst du das?«

»Na ja, nur einen Haufen alter Bücher und einen Gebrauchtwagen.«

Und einen Mann, den du nie mochtest, hätte ich beinahe laut gesagt. »Was wolltest du eben sagen? Was glaubst du manchmal nicht?« Ich forderte sie auf, dort weiterzumachen, wo ich sie unterbrochen hatte. Es war ein Drang, ähnlich dem, an altem Schorf zu zupfen, damit die Wunde wieder blutet. Ich wusste, dass es mir wehtun würde, was sie mir zu sagen hatte, wollte aber, dass sie es dennoch tat, damit die Wunden der Vergangenheit wieder geöffnet wurden und ich den Schmerz, den sie verursachten, noch einmal spüren konnte.

»Manchmal kann ich kaum glauben, dass wir miteinander verwandt sind«, sagte Mum.

Wir hatten wirklich sehr wenig gemeinsam. Vielleicht war ich ein untergeschobenes Kind, eines, das aus Versehen bei der Geburt vertauscht worden war, doch der Spiegel verriet mir jeden Morgen, dass das nicht stimmen konnte. Ich sah darin deutlich die dichten welligen Haare und die lange Nase meines Vaters sowie die blasse Haut meiner Mutter mit den schottischen Sommersprossen, ihren langen Hals und das störrische Kinn. Mein biologisches Erbe ließ sich nicht leugnen.

Kurz nach dem Besuch von Mum und Joe rief mein Bruder Alan an.

»Darf ich kommen und bei dir bleiben? Ich halte es zu Hause nicht aus.«

»Warum nicht?«, fragte ich.

»Mums neuer Freund sagt, dass ich mal richtig arbeiten solle, dann würde mir auch nichts fehlen.«

Joe glaubte nicht, dass Alan eine psychische Erkrankung haben könnte.

»Und es ist noch etwas passiert ... Er hat die Geduld mit mir verloren ... Ich war ...«

»Was ist passiert? Erzähl es mir.«

»Er hat mich die Treppe runtergezwungen und gesagt, dass ich ausziehen, Mum in Ruhe lassen und aufhören soll, sie aufzuregen.«

Als ich Alan am Telefon zuhörte, wurde mir klar, wie sehr ich Dad vermisste. Warum hatte er so früh und so jung sterben müssen? Er war der Einzige gewesen, der, zumindest anfangs, ein gewisses Verständnis für meinen Wunsch gezeigt hatte, mein Schicksal unter Kontrolle zu haben, und der gewollt hatte, dass ich das schaffe. Er war auch der Einzige, der je die Geduld gehabt hatte, mit Alans Problemen fertigzuwerden. Gegen Ende seines Lebens war es schwierig, ja manchmal unmöglich gewesen, mit Dad zusammen zu sein, doch wann immer ich versuchte, über ihn nachzudenken, war da einfach nur ein tiefes, entsetzliches Gefühl der Leere.

Eine Bekannte fragte mich einmal, warum ich meine Mutter nicht öfter sehe. Es fiel mir sehr schwer, ihr zu sagen, dass Mum und ich die Gesellschaft des jeweils anderen nicht ertragen konnten. Die landläufige Meinung ist zwar die, dass »alle Mütter ihre Kinder lieben«, aber ich frage mich, wie man zu dieser Annahme kommt, wo es in der Welt doch so viele gegenteilige Beweise gibt. So viele misshandelte, ungewollte Kinder, so viele unglückliche Seelen, so viel im Namen elterlicher Liebe angerichteten Schaden. In wohlwollenden Momenten glaubte ich manchmal, dass meine Mutter jemanden, der genauso aussah und klang wie ich, vielleicht doch liebte. Das Problem war, dass ich nie dieser »jemand« sein und gleichzeitig geistig gesund bleiben konnte. Und so führten meine Mutter und ich einen anhaltenden Krieg miteinander; keine von uns bekam von der anderen, was sie wirklich wollte, und erlegte ihr im Gegenzug noch mehr Strafen auf.

Ich gehörte nicht mehr zu meiner Familie; es fühlte sich an, als sei dort kein Platz für mich. Heute ist mir klar, dass es nie das warme, sichere, liebevolle Zuhause war, das offenbar viele meiner Freunde hatten. Es kam mir vor, als gäbe es für mich nirgendwo einen richtigen Platz, außer bei der Arbeit, auf der Station.

Dort hatte ich eine Identität, ein Ziel, und meine Geschichte war unbekannt. Niemand wusste, dass ich das »undankbare Kind« meiner Mutter war. Ich konnte damit fortfahren, mir die neue Persona zuzulegen, mit deren Erschaffung ich während der Zeit an der medizinischen Hochschule begonnen hatte. Ich war tüchtig, fürsorglich und, zumindest nach außen hin, ziemlich tough. Ich kam auf meinem neuen Berufsweg voran und hatte eine wichtige Gemeinsamkeit mit meinen Patienten: Wir waren alle vom Leben verletzt worden. Im Unterschied zu Frances ritzte ich mich nicht und ich blutete nicht körperlich, doch ich verstand ihren Drang, regelmäßig an den Wunden zu kratzen, um den vertrauten Schmerz wieder zu erleben und sich mit ihm zu trösten. Wenn man sich schon allein dafür schuldig fühlt, am Leben zu sein, kann es sich auf seltsame Art und Weise beruhigend anfühlen, an den Schmerz erinnert zu werden, den man so gut kennt. Das bewies ausnahmslos jedes Telefonat mit meiner Mutter. Zupft man jedoch immer weiter am Schorf, werden die Wunden niemals heilen.

Manchmal fühlte es sich an, als würde ich wie einige meiner Patienten die reale Welt wie durch ein Fenster betrachten, unsicher, ob ich außerhalb der Mauern des Krankenhauses sein wollte. Ich versuchte, meinen Patienten so gut ich konnte zu helfen, indem ich eine Verbindung zu ihnen herstellte. Es schien, als habe ich etwas gefunden – einen Beruf, eine Berufung –, das mich in die Lage versetzte, mein Leben als durchaus lebenswert zu empfinden. Es war leichter, sich mit den Problemen anderer Menschen zu beschäftigen als mit meinen eigenen Zweifeln, meinen Unsicherheiten und dem wachsenden Schmerz, von meiner Familie entfremdet zu sein. Ich erkannte nicht, dass es von größter Bedeutung war, dass ich zuerst meine eigenen Probleme anging.

Frances und ich begannen zusammenzuarbeiten. Wir trafen uns jede Woche, um dem Ursprung ihrer Wunden nachzugehen, der in dem mentalen, körperlichen und sexuellen Missbrauch lag, den sie in ihrer Kindheit durch ihre Eltern erlitten hatte. Sie erkannte nach und nach ihre innere Stärke und die Macht ihrer Entschlossenheit zu überleben. Es fiel ihr jedoch immer noch schwer, sich in Stressphasen nicht zu ritzen. Es war ihre Art geworden, mit dem Leben fertigzuwerden, und es stand mir nicht zu, darauf zu bestehen, dass sie damit aufhörte.

Hätte sie es tun wollen, dann wäre, wie ich inzwischen weiß, eine kognitive Verhaltenstherapie – die ihr dabei geholfen hätte, ihre Gedanken und Gefühle in den Momenten vor der Entscheidung, sich zu ritzen, mental zu erfassen und in einem Tagebuch festzuhalten – vielleicht die beste Methode gewesen, sie darin anzuleiten, innezuhalten und sich andere Möglichkeiten zu überlegen, mit ihrer Verzweiflung fertigzuwerden. Diese Therapieform gab es damals jedoch noch nicht. Wichtig ist, sich immer wieder klarzumachen, dass ein Mensch, der sich selbst verletzt, zwar nicht unbedingt Gefahr läuft zu sterben, aber ein hundertfach höheres Suizidrisiko hat. Bei Selbstverletzungen geht es nie allein um ein »Bedürfnis nach Aufmerksamkeit«. Im letzten Jahrzehnt haben sich in England die Selbstverletzungen von jungen Menschen verdreifacht, was ziemlich sicher mit dem größeren Druck zusammenhängt, unter dem Teenager in unserer Gesellschaft heute stehen.

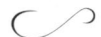

Mehrere Jahre, nachdem ich Janice, die junge Frau, die ich kurz nach Beginn meiner Psychiatrieausbildung kennenlernte und die versucht hatte, sich das Leben zu nehmen, das letzte Mal gesehen hatte, erkannte ich ihren Namen auf dem Poster für eine Ausstellung. Ich besuchte die Galerie, um mir einige ihrer Werke anzusehen. Die Bilder waren lebhafte abstrakte Kunstwerke mit schwarzen und scharlachroten Flächen. Sie ließen mich an Blut denken, das scheinbar von hinten durch die Leinwände sickerte. Doch sie waren wunderschön. Ich fragte mich, ob Janice das Malen als eine Möglichkeit entdeckt hatte, dem Schmerz, den sie immer noch spürte, auf metaphorische Weise Ausdruck zu verleihen. Was auch immer ihr Motiv gewesen sein mochte, ich freute mich, dass die Künstlerin noch sehr lebendig war und solch machtvolle Bilder schuf. Eines habe ich gelernt: Wie düster die Welt uns auch erscheinen mag, wir sind in der Lage, Gründe zu finden, weiterhin in ihr zu leben.

5

Orientierungslosigkeit

Zu den toxischsten Lebensereignissen, die zum Ausbruch einer Depression führen können, gehören jene, die einen bestimmten Aspekt der Verletzlichkeit des Betroffenen berühren. Es scheint fast, als würde das Leben sich verschwören, um das Ereignis auf den Menschen zuzuschneiden, wie ein Schlüssel, der das Schloss findet, für das er ursprünglich geschliffen wurde.

Ende 1983 saß ich eines Tages in einem Zimmer im Rubery Hill Hospital, einer ehemaligen psychiatrischen Klinik in Birmingham, nur ein Stück weit entfernt vom alten Automobilwerk der British Leyland Corporation. Ich legte die Prüfung für die Mitgliedschaft im Royal College of Psychiatrists ab. Der Mann, der mir gegenübersaß, hatte mir gerade erzählt, dass er festgenommen worden sei, weil er »Außenhäute gestohlen« habe. Natürlich wusste ich nicht, was eine Außenhaut war, und ich brauchte eine Weile, bis mir klar war, dass es etwas mit dem Automobilbau zu tun hatte und nicht mit Science-Fiction.

»Mit mehr kann ich Ihnen nicht helfen, Doktor«, sagte er in breitem Birminghamer Dialekt durch die Nase.

Irgendwie war ich geneigt, ihm zu sagen, dass er mir kein

bisschen geholfen habe, auch wenn er es versucht hatte, doch ich wollte nicht unhöflich erscheinen. Er hatte sich angeboten, an der klinischen Prüfung teilzunehmen, und vielleicht hatte er wirklich keine Ahnung, warum er an diesen trostlosen und düsteren Ort hatte kommen dürfen. Dann klopfte es an die Tür und jemand rief: »Die Zeit ist um.«

Ich folgte dem jungen Mann durch den Gang zu einem staubigen Raum, der von einem hohen Fenster indirekt erhellt wurde und nur mit einem Tisch und zwei Stühlen mit harter Lehne ausgestattet war, wie die Räume für Gefängnisbesuche, die man in Filmen sieht. Draußen kämpfte die Sonne darum, hinter den Wolken hervorzubrechen. Das Licht fiel auf Staubpartikel, die in der Luft tanzten. Ich versuchte mir einzureden, dass der Gesichtsausdruck meines Begleiters mitfühlend sei, doch ich entdeckte nur Mitleid in seinen Augen, als er mein leuchtend rotes Wollkreppkostüm auf sich wirken ließ. Ich hatte es zwei Jahre zuvor in einem jener seltenen Augenblicke, in denen Rot eine gute Idee zu sein schien, spontan im Ausverkauf bei Kendals, einem Kaufhaus in Manchester, erstanden. Es war das einzige Kostüm, das ich besaß, und es fühlte sich völlig falsch an. Ich wusste, dass ich Schwarz hätte tragen sollen. In Schwarz fühlte ich mich immer wohler; außerdem hätte diese Farbe besser zu meiner düsteren Stimmung gepasst.

»Sie haben fünfzehn Minuten, um sich vorzubereiten. Dann rufen wir Sie herein.« Er ging hinaus, steckte dann aber noch einmal den Kopf zur Tür hinein. »Sie *sind* im Zeitplan.«

Nur fünfzehn Minuten, um meine Notizen zusammenzufassen und eine Fallformulierung vorzunehmen: eine Differentialdiagnose (eine Diskussion all der möglichen Leiden, um die es sich handeln könnte), Gedanken zur »Ätiologie« (den Ursachen des Leidens), Untersuchungen, die ich für nötig hielt, ein umfassender Managementplan (unmittelbar, kurzfristig und langfristig; psychologische, physische und soziale Aspekte der Behandlung) und, nicht zu vergessen, die vermutliche Prognose.

Nur kurze Zeit später betrat ich das Zimmer der Prüfer. Zwei breitschultrige Anzugträger im mittleren Alter saßen hinter einem Tisch und plauderten miteinander, verstummten jedoch, als ich auf den Stuhl ihnen gegenüber sank. Ich erkannte keinen von beiden und sie stellten sich nicht vor. Sie trugen die Einheitskleidung der Oberärzte britischer Krankenhäuser: Nadelstreifenanzüge und dezente Krawatten. Keine Spur von Rot. Ich präsentierte ihnen den Fall, und der skeptische Gesichtsausdruck, mit dem sie mich anschauten, ließ darauf schließen, dass sie annahmen, ich würde mir die ganze Sache ausdenken. Das war seltsam, da ich ihnen erklärte, dass der Patient, den ich befragt hatte, mir möglicherweise eine Lügengeschichte aufgetischt habe. Ich murmelte etwas vom Ganser-Syndrom, das dadurch gekennzeichnet ist, dass die Betroffenen »ungefähre« oder unsinnige Antworten auf Fragen geben, um als geisteskrank betrachtet zu werden.

Ganser, ein deutscher Psychiater, beschrieb dieses Syndrom erstmals, während er in einem Gefängnis arbeitete, wo er auf drei Männer traf, die offenbar vorgaben, psychotisch zu sein, wahrscheinlich um nicht die Verantwortung für ihre Verbrechen übernehmen zu müssen. Typischerweise gibt der Patient Antworten, die erkennen lassen, dass er die Frage in Wirklichkeit sehr wohl verstanden hat. Ein Beispiel:

Frage: »Wie viele Beine hat ein Schaf?«
Antwort: »Drei, Doktor.«

Derweil bot ich meine eigene Version ungefährer Antworten.

»Sind Sie sich ganz sicher, dass dies tatsächlich Ihre bevorzugte Diagnose ist?«, fragten die Prüfer.

»Ja«, erwiderte ich.

Sie tauschten wissende Blicke.

Was immer ich sagte, war eindeutig nicht das, was sie hören wollten. Es folgte eine bedeutungsvolle Pause. Dann wandten sich mir beide zu, und einer von ihnen öffnete den Mund, um zu sprechen – und mir blieb das Herz stehen.

»Nun, vielen Dank, Doktor. Sie können jetzt gehen.«

Und dann war es vorbei. Ich wusste ohne jeden Zweifel, dass ich die Prüfung für die Mitgliedschaft im Royal College of Psychiatrists nicht bestanden hatte, so wie es bei einer schriftlichen Prüfung nach Abgabe eines leeren Blattes Papier der Fall gewesen wäre.

Wir fuhren im schwindenden Tageslicht über die M6 zurück nach Manchester. Es war gerade Rushhour und der Verkehr staute sich an der Spaghetti Junction wie rote Blutkörperchen in einer verhärteten Arterie. Catherine, meine Kollegin, die ebenfalls die Prüfung gemacht hatte, plapperte drauflos, während sie fuhr, als würde sie glauben, dass ich ihr zuhörte. In gewisser Weise tat ich das auch, doch die negativen Stimmen in meinem Kopf waren viel aufdringlicher als sonst.

Das ist es. Du hast es jetzt getan.

Was? Was habe ich getan?

Du hast dich bewiesen.

Wieso habe ich mich bewiesen, wo ich doch weiß, dass ich durchgefallen bin?

Wer hat gesagt, du müsstest die Prüfung bestehen? Nein, du hast bewiesen, dass du nicht das Zeug dazu hast, es zu tun. Man hat dich erwischt. Es ist jetzt nur noch eine Frage der Zeit.

Vielleicht war dies wirklich das Ende meiner Laufbahn in der Psychiatrie. Das bisher Erreichte hatte ich nur unter Vorspiegelung falscher Tatsachen zustande gebracht – indem ich vorgegeben hatte, kompetent zu sein.

Ich war seit einiger Zeit immer unruhiger geworden. Drei Monate vor der Prüfung in Birmingham im Herbst 1983 hatte man mich zur Oberärztin der Professorial Unit des Withington Hospital befördert. Man gab mir nach drei Jahren als Assistenzärztin einen neuen Job, ohne dass ich die dafür erforderliche Prüfung abgelegt hatte, wobei man jedoch erwartete, dass ich dies bald nachholen würde. Die Psychiatrie ist kein Fach, das sich mit der Einfachheit moderner Prüfungsmethoden erfassen lässt. Ich konnte einen gelehrsamen Essay schreiben, in dem ich die möglichen Ursachen der Depression erörterte und die widersprüchlichen Beweise aus unterschiedlichen Quellen aufführte, fand es jedoch viel schwerer, mit Multiple-Choice-Fragen fertigzuwerden, die verlangten, dass ich mit unpräzisen Begriffen wie »gewöhnlich«, »oft« und »selten« arbeitete.

Von meinen Prüfungsängsten konnte ich ein Lied singen. Meine Kollegen und Vorgesetzten wussten nichts davon. Sie wussten nicht, dass meine Hände vor meinen Klavierprüfungen als Kind geschwitzt und gezittert hatten. Dass mich die Angst vor dem Scheitern so lähmte, dass es mir leichter erschien, einfach mein Versagen zu akzeptieren, eine schludrige Leistung zu zeigen und den Raum so schnell wie möglich wieder zu verlassen.

Der neue Job war hart. Ich sollte die stationäre Behand-

lung einer bunt gemischten Gruppe von Menschen über-
wachen, einschließlich einiger »prominenter« Patienten und
Angehörigen von wichtigen Ärzten, bei denen sich die psychische Erkrankung während ihrer Zeit an der Universität
in Manchester entwickelt hatte.

Daniel, dessen Vater Medizinprofessor an einer Universität
im Süden Englands war, hatte auch Medizin studiert, jedoch erkannt, dass dies nicht der Berufsweg war, den er
einschlagen wollte. Kurz vor den Abschlussprüfungen hatte
er die Uni geschmissen und wie schon seit Beginn seines
Studiums große Mengen Alkohol getrunken. Er war jetzt
Ende zwanzig, und ich vermutete, dass er jung sterben
würde. Wir hatten ihn nach einem weiteren schweren Suizidversuch als stationären Patienten aufgenommen.

»Es ist nicht das, was ich will. Es ist das, was mein verdammter Vater will … Es ist immer das, was er will.« Er
sprach ein wenig undeutlich.

»Daniel, haben Sie getrunken?«, fragte ich.

»Und wenn, was spielt das für eine Rolle, verdammt
noch mal? Es ist doch sowieso alles sinnlos, oder? Ich hab
die verdammte Orientierung verloren …«

»Was meinen Sie mit ›die Orientierung verloren‹?«

»Das sagt mir mein Vater immer: ›Du hast die Orientierung verloren, Daniel.‹« Er lachte, als er den arroganten
Tonfall seines Vaters nachäffte. Ich kannte ihn von den
Anrufen auf der Station, bei denen er Informationen über
seinen Sohn verlangte, die zu geben ich nicht bereit war.
Daniel war erwachsen und Einzelheiten über seine Behandlung waren vertraulich. Ich kann verstehen, dass Familienmitglieder und Betreuer deshalb oft verärgert sind, doch

solange kein unmittelbares Risiko bestand, dass Daniel das Krankenhaus wieder verließ, gab es keinen Grund, irgendwelche Informationen an seinen Vater weiterzugeben. Dieser hatte sich auch geweigert, mit unserem Sozialarbeiter über seine Sorgen zu sprechen, und darauf bestanden, dass ich seine Fragen beantwortete. Angehörige des medizinischen Berufsstands, die es besser wissen sollten, sind manchmal schlecht darin, Grenzen zu respektieren, wenn es um ihre eigene Familie geht.

Daniel begann zu weinen, ließ sich gegen die Wand fallen und glitt zu Boden. Sein Atem roch nach hochprozentigem Alkohol. Seine Haut war bleich und das Weiß seiner Augen noch gelblicher als sonst. Ich wusste, dass unsere Stationsschwester ihn gerne entlassen hätte, weil er entgegen den Vorschriften unter dem Einfluss von Alkohol auf die Station zurückgekehrt war, doch ich vermutete auch, dass da noch mehr los war, dass es noch etwas Wichtiges gab, was ich herausfinden musste. Schließlich erzählte er es mir.

»Ich war heute bei dem Facharzt in der Klinik für Lebererkrankungen. Er sagt, dass ich eine fortgeschrittene Zirrhose habe. Das war's dann wohl. Ich hab die Nase voll. Mein Leben ist total beschissen. Mein Vater hatte recht, das Arschloch.«

Ich rief eine der Schwestern herbei und wir verfrachteten ihn aufs Bett. Er war, falls überhaupt, im Moment nicht in der Lage, irgendwohin zu gehen. Das Problem war, dass er das Gefühl hatte, er habe nie darüber entscheiden dürfen, was er mit seinem Leben anfangen wollte, weil seine Eltern den Weg für ihn vorgezeichnet hatten. Dennoch hatte er versucht, es ihnen recht zu machen – und war gescheitert. Jetzt musste ich ihm dabei helfen herauszufinden, wie er die Zeit, die ihm noch blieb, verbringen wollte. Ich befürchtete, dass er das nicht versuchen, sondern sich weiterhin mit Alkohol vergiften würde, um das Ende zu beschleunigen.

Wenige Minuten später traf Sandy, die Stationsschwester, ein. »Wenn er getrunken hat, wird er … Mein Gott! Was hat er genommen?«

»Ich weiß es nicht«, erwiderte ich. »Wahrscheinlich Alkohol, aber möglicherweise auch noch etwas anderes. Ich glaube, es ist besser, wenn wir ihn nach unten auf die Notfallstation bringen.«

Später am Abend wurde Daniel auf eine medizinische Station aufgenommen. Ich rief seinen Vater an, um es ihn wissen zu lassen, und hatte den Eindruck, dass er eher enttäuscht als um die Gesundheit seines Sohnes besorgt war.

Es waren jedoch nicht nur die Patienten, um die ich mir Sorgen machen musste. In diesem neuen Job führte ich auch erstmals die Aufsicht über Assistenzärzte: junge Ärzte, die darauf erpicht waren, ihre Vorgesetzten zufriedenzustellen, und die zögerten, um Hilfe zu bitten, wenn sie sich mit etwas beschäftigt hatten, das ihre Fähigkeiten überstieg.

»Du musst mit ihr reden. Sie darf mit meinen Leuten nicht so sprechen«, sagte Jennifer. Sie war eine Krankenschwester, vor der ich großen Respekt hatte, und sie hatte eine Abneigung gegen Judith, unsere neue Assistenzärztin, entwickelt.

»Was ist los?«

»Für wen hält die sich eigentlich? Kommt hier rein und erzählt mir, was ich tun soll?«

Judith wirkte nach außen hin selbstbewusst, doch wenn

ich donnerstags morgens um Punkt 8.30 Uhr neben ihr im Aufnahme- und Entlassungs-Meeting saß, konnte ich ihre Versagensangst fast riechen. Professor Davies spielte gern komplizierte Psychospielchen mit den jungen Ärztinnen, die er für seine Abteilung auswählte. Ich war früher einmal eine von ihnen gewesen und kannte all die Sackgassen, in die seine Fragen einen führen konnten. Die Aufgabe bestand darin, Wort für Wort die kurzen Zusammenfassungen zu verteidigen, die man allwöchentlich für alle aufgenommenen und entlassenen Patienten geschrieben hatte.

»Sagen Sie mir, Doktor, was soll das heißen … der Patient war ›einsichtig‹? Wie haben Sie das bewertet? Vielleicht können Sie mich aufklären? Wenn ich also bereit bin, die Behandlung zu akzeptieren, folgt dann daraus, dass ich ›einsichtig‹ bin? Könnte es dennoch möglich sein, dass ich nicht glaube, dass ich krank bin? Was sagen Sie? Wäre ich dann immer noch ›einsichtig‹? Kommen Sie, sagen Sie es mir? Wenn ich ›einsichtig‹ war, warum bin ich dann ins Krankenhaus gekommen und habe Hilfe gesucht, wo ich doch geglaubt habe, ich werde vom KGB verfolgt? Warum bin ich nicht zur Polizei gegangen und habe um Schutz gebeten? Warum in aller Welt bin ich zu Ihnen gekommen? Erklären Sie mir, was Sie geschrieben haben.«

Wie in allen anderen Zweigen der Medizin war auch die Arbeitswoche der Assistenzärzte in der Psychiatrie bestimmt von Angst, Koffein, Alkohol und gelegentlichen Tränen.

Wenn Angst die sichtbar gewordene Furcht davor ist, dass etwas passieren wird, dann tritt die Depression auf, wenn die Furcht Realität wird.

»Was ist los?«, fragte meine Kollegin Lee bei der wöchentlichen Psychotherapie-Supervisionsgruppe, die zu besuchen ich inzwischen Mühe hatte. Lee war älter als die meisten von uns. Die Psychiatrie war nach der Geburtshilfe und der Gynäkologie ihre zweite medizinische Laufbahn. Sie hatte etwas sehr Erwachsenes und Weises.

»Was soll man tun, wenn man glaubt, dass man sich wahrscheinlich schlechter fühlt als einige seiner Patienten?«

»Sich Hilfe holen.«

»Wo?«

»Überlass das mir«, sagte sie. »Ich werde etwas organisieren.«

Der Brief vom College traf Mitte Dezember, zwei Monate nach der Prüfung, ein. Ich hörte früh mit meiner Arbeit auf der Station auf, weil das Weihnachtsessen des Personals bevorstand. Normalerweise kam ich erst nach 19 Uhr dort weg, aber ich wusste, dass der Umschlag auf mich wartete. Die anderen, die zusammen mit mir die Prüfung abgelegt hatten, kannten ihre Ergebnisse bereits.

Catherine hatte mich angerufen und verkündet: »Ich habe bestanden! Ich kann es nicht glauben! Du weißt, dass ich wirklich gedacht habe, ich wäre durchgefallen.«

»Das ist super.« Es fühlte sich nicht super an, aber was soll man sagen, wenn man weiß, *wirklich weiß*, dass man selbst nicht feiern wird?

»Ich freue mich wirklich für dich.« Ich versuchte es voller Überzeugung zu sagen, doch es fiel mir sehr schwer. Als ich schnell das Blatt Papier überflog und die Informationen aufnahm, schien mein Herz stehen zu bleiben. *Es tut uns leid, Ihnen mitteilen zu müssen, dass Sie es nicht geschafft haben, dem erforderlichen Standard zu genügen – die Prüfer zufriedenzustellen … die Multiple-Choice-Fragen und die klinische Prüfung nicht geschafft haben.*

Professor Davies holte mich zu Hause ab, um mich mit zu dem Restaurant zu nehmen, in dem wir uns an diesem Abend mit dem Rest des Klinikteams zu unserer Weihnachtsfeier treffen wollten. Während wir dorthin fuhren, kam mir immer wieder ein schmerzlicher und erschreckender Gedanke. Ich hörte im Kopf eine Stimme sprechen. Sie klang wie meine eigene.

Öffne die Autotür und spring hinaus. Warte, bis es auf der Autobahn schneller wird, und tu es dann. Mach schon … Es wird leicht sein. Mach schon … jetzt!

Doch ich tat es nicht. Ich widerstand. Ich versuchte mich abzulenken, indem ich die Scheinwerfer der Autos beobachtete, die an uns vorbeirauschten, und so tat, als würde dieser Moment, in dem ich durch die Rhythmen der Stadt in eine seltsam tröstliche Trance gelullt wurde, ewig dauern und als würden wir nie ankommen.

Doch der Wunsch, meinem Leben zu entfliehen – es vielleicht sogar zu beenden, wenn ich es mir erlaubte, auf diese innere Stimme zu hören –, war stärker als je zuvor. Ich hatte niemandem erzählt, wie schlecht ich mich fühlte, schon gar nicht Professor Davies. Ich hatte das Gefühl, dass er Menschen ablehnte, die sich für Suizid entschieden. Das hatte ich mitbekommen, als Catherine und ich eines Tages mit ihm im Aufenthaltsraum des Personals gewesen waren, wo er zur Mittagszeit regelmäßig Hof hielt. Er verlieh seinem Ärger Ausdruck, dass die Dichterin Sylvia Plath sich das Leben genommen und ihre Kinder ohne Mutter zurückgelassen hatte. Er kannte Plaths Hausarzt in London, der vor ihrem Tod vergeblich versucht hatte, ihre Depression zu behandeln.

»Es ist sehr egoistisch«, sagte er.

»Aber wenn es der einzige Ausweg zu sein scheint …«, warf ich ein. Ich konnte es niemandem vorwerfen, so zu empfinden. Wenn man so depressiv ist, kann man über die Folgen für andere nicht nachdenken. Man denkt nur an sich selbst und kann nicht glauben, dass es je möglich ist, sich anders zu fühlen. »Vielleicht hat sie gedacht, den Kindern ginge es besser ohne sie.«

»Aber könnten Sie jemandem vergeben, dass er sich umgebracht hat? Das ist die Frage.«

»Könnten *Sie* es?«, konterte ich.

Er antwortete nicht, sondern lächelte rätselhaft. Er brauchte uns keine Antworten zu geben.

Der Wagen hielt vor dem Restaurant, und ich merkte, dass der Professor mit mir redete.

»Wie können wir Ihnen das Leben erleichtern?«

»Ich brauche Zeit zum Studieren.«

Er sah mich mit wissenden Augen an. Mehr musste ich nicht sagen. »Sie schämen sich, dass Sie durchgefallen sind?«

Ich nickte.

»Das brauchen Sie wirklich nicht. Es gibt viel wichtigere und schrecklichere Dinge, für die ein Mensch sich schämen kann, als durch eine Prüfung gefallen zu sein.«

Er hatte natürlich recht. Nicht damit – wie es mir in diesem Moment erschien –, dass es viel schlimmere Dinge gab, als zu versagen, sondern dass es angesichts dieses entsetzlichen Gefühls der Scham und Demütigung qualvoll für mich sein würde, mit meinen Kollegen, die davon wussten, aber nicht darüber sprechen würden, zusammenzusitzen und zu essen.

»Erhalten Sie irgendwelche Hilfe?«, fragte er.

Ich ging inzwischen zu einem Psychotherapeuten, den ich einfach E. nennen werde. Das hatte Lee für mich arrangiert.

»Ja, tue ich.« Ich lächelte durch die Tränen.

»Wir bleiben nicht lange und ich werde auf Sie aufpassen.«

In einem Zustand der Unwirklichkeit kämpfte ich mich durch die nächsten Wochen. Ich arbeitete noch und leitete nach wie vor die Station, empfing jedoch nicht meine Psychotherapiepatienten. Ich hatte nichts mehr, was ich ihnen hätte geben können, und ich konnte nicht mit ihnen arbeiten, ohne ihnen etwas von mir zu geben. Die Energie, von der ich in jenen intensiven Momenten einer Therapie zehrte, in denen es sich anfühlte, als könne ich eine Verbindung zu einem anderen Menschen herstellen, um ihm zu helfen, sich zu verändern oder zu wachsen, schien völlig verschwunden zu sein.

Dann zog ich mir eine Salmonelleninfektion zu. Ich musste erst körperlich krank werden, um der Arbeit fernzubleiben, weil ein Teil von mir nicht akzeptierte, dass meine psychische Krankheit Grund genug war, dies zu tun. Inzwischen waren die Arbeit und meine Beziehung zur Psychiatrie zum Wichtigsten in meinem Leben geworden, weit wichtiger als meine Ehe oder meine Freundschaften. Deswegen wurde mein Identitätsgefühl so stark erschüttert, als ich durch die Prüfung fiel, wie mir heute klar ist. Dieses Versagen hatte etwas infrage gestellt: meine Art, mit den Belastungen und Anforderungen der Welt durch das Eintauchen in meine Arbeit fertigzuwerden, etwas, was ich in meiner Kindheit gelernt hatte. Ich kann nicht sagen, ob all dies Jim beunruhigte, denn er äußerte sich nicht dazu, aber ich wusste, dass er mich gernhatte und meine Launen tolerierte. Ich war aber eigentlich nur körperlich in unserer Beziehung anwesend, und auch das kaum.

Schon bald nachdem ich um mehr als neun Kilo leichter zur Arbeit zurückkehrte, erzählte mir eine meiner Patientinnen, bei der Schizophrenie diagnostiziert worden war (für die nicht nur Halluzinationen und Wahnvorstellungen, sondern auch Denkschwierigkeiten und Verhaltensänderungen kennzeichnend sind), dass sie kürzlich eine alte Freundin von mir kennengelernt habe, die sie zu dem Versuch ermutigt hätte, ohne ihre Medikamente zurechtzukommen. Ich war neugierig und bat sie, dieser Person zu sagen, wie sie Kontakt mit mir aufnehmen könne.

Wie sich herausstellte, handelte es sich um Jane, meine beste Freundin während der Zeit an der medizinischen Hochschule. Sie war in Manchester und wohnte in einer Souterrainwohnung in Didsbury, unweit des Krankenhauses, in dem ich arbeitete. Jane und ich hatten oft darüber gesprochen, unser Medizinstudium hinzuschmeißen. In mancher Hinsicht schien sie sich als Studentin weniger wohlzufühlen als ich. Es war, als sei sie mit ihrem hervorragenden Notendurchschnitt einfach in die Medizin hineingerutscht, während ich den erforderlichen Notendurchschnitt nicht ganz geschafft hatte, aber dennoch angenommen worden war. Erst als wir mit unserem Psychiatriepraktikum anfingen, zeigte sie echten Enthusiasmus für eine medizinische Laufbahn, oder genauer, eine psychiatrische. Deswegen waren wir alle erstaunt, als Jane in unserem vierten Jahr plötzlich verkündete, dass sie das Medizinstudium aufgeben würde.

»Ich kann euch nicht sagen, was los ist. Es ist zu schwierig, es zu erklären«, war alles gewesen, womit sie den Wechsel zur Philosophie begründet hatte, nur um dann wenige Monate später ihr Studium ganz abzubrechen.

»Es ist einfach … Na ja, alles hat sich geändert. Ich sehe die Dinge einfach ganz *anders*.«

Ihre bodenständige Zimmergenossin hatte eine ziemlich klare Vorstellung, was los war: »Sie hat mir gesagt, dass sie Stimmen hört.«

Ich verstand, dass Jane hierüber nicht mit mir reden wollte, denn wir kannten beide die potenzielle Bedeutung eines solchen Geständnisses. Wenn man einem Arzt, und vor allem einem Psychiater, erzählt, dass man Stimmen hört, wird er aller Wahrscheinlichkeit nach vermuten, dass man an einer Art Psychose leidet und Halluzinationen hat, obwohl auch viele illegale Drogen dies bewirken können. Heutzutage wissen wir auch, dass viele Menschen irgendwann in ihrem Leben einmal »Stimmen« hören, insbesondere wenn sie unter Stress stehen, und dass dies nicht unbedingt heißt, dass sie »verrückt werden«. Manchmal hören die Menschen, so wie ich es getan hatte, ihre eigenen Gedanken, die offensichtlich laut in ihrem Kopf ausgesprochen werden. Zu anderen Zeiten hören sie Leute von außerhalb ihres Kopfes mit ihnen sprechen – und sie nehmen diese Stimmen so klar wahr, wie sie andere Menschen reden hören. All dies kann bei schweren Depressionen auftreten, doch Jane hatte keinen depressiven Eindruck gemacht – im Gegenteil, sie war manchmal fast euphorisch gewesen.

Jane arbeitete in einem Buchladen, und als wir uns trafen, erzählte sie mir, dass sie in Indien gewesen und nun eine Anhängerin des Raja Yoga sei, das nicht nur eine strikte Meditationspraxis, sondern auch die Einhaltung von Diätvorschriften erfordere.

»Wie geht es dir?«, fragte ich sie.

»Oh, es geht mir gut. Du musst mir glauben. Es geht mir *wirklich, wirklich* gut!« Sie lachte angesichts meiner offensichtlichen Fassungslosigkeit, dass sie mit ihrem Schicksal zufrieden sein konnte, ihr typisches raues Lachen. Sie wirkte körperlich gesund, doch ich bemerkte das gleiche beunruhigende Versunkensein in ihre innere Welt und die gleiche unerklärliche leise Euphorie, die augenfällig gewesen waren, als sie ihr Medizinstudium abgebrochen hatte. Es war, als habe sie den Sinn des Lebens gefunden und brenne darauf, mir davon zu erzählen, könne es jedoch nicht, weil ich ihr nicht glauben würde. Und doch: Erstaunlicherweise beneidete ich sie. Sie lebte das Leben, das sie für sich gewählt hatte. Vielleicht hatte sie ein Geheimnis entdeckt, das zu haben sich lohnte? Oder handelte es sich hier, wie der professionelle Teil meiner Psyche mir zuflüsterte, ganz einfach um eine schreckliche Tragödie und ein vergeudetes Leben, aus dem man sehr viel mehr hätte machen können? War sie, als sie jede Hoffnung für ihr Leben verloren hatte, auf etwas Bedeutungsvolleres gestoßen, das ihr Halt gab?

Doch sie wirkte merkwürdig, fast übernatürlich losgelöst von der Welt; sie war mir vertraut, aber nicht mehr dieselbe. Ich vermisste ihre Angewohnheiten und Eigenarten sehr, konnte jedoch den Teil von ihr, der sie zu meiner Freundin gemacht hatte, nicht mehr finden. Es gab keine

Verbindung zwischen uns, und ich empfand noch einmal ein tiefes Verlustgefühl, weil ich den Menschen verloren hatte, der während jener seltsamen, erlebnisreichen Zeit, die wir gemeinsam als Studentinnen in Edinburgh verbracht hatten, meine engste Freundin und Vertraute gewesen war.

Daniel starb wenige Wochen, nachdem er in ein anderes Krankenhaus verlegt worden war. Seine Leberwerte hatten sich verschlechtert, und damals war es im Unterschied zu heute nicht üblich, Menschen mit einer alkoholbedingten Lebererkrankung eine Lebertransplantation anzubieten. Ich wünschte, man hätte ihm noch eine Überlebenschance gegeben, wobei wir dann noch sehr viel gemeinsame Arbeit hätten leisten müssen, um den Zusammenhang zwischen seiner Alkoholabhängigkeit und seiner depressiven Stimmung zu klären. Manche Menschen trinken, weil sie deprimiert sind; manchmal kann das Trinken den Menschen depressiv machen. Es ist zuweilen schwierig herauszufinden, was zuerst da war, und es ist mühsam, eine Depression mit Medikamenten oder mittels einer Therapie zu behandeln, wenn der Betroffene immer noch trinkt.

Die Nachricht, die Daniel über seine Leber erhalten hatte, war der Tropfen, der das Fass zum Überlaufen brachte, die Bestätigung, dass sein Vater die ganze Zeit recht gehabt hatte. Wenn man bedachte, wie viel Alkohol er konsumiert hatte, war diese Entwicklung jedoch leider unausweichlich gewesen.

»Ich habe angefangen zu trinken, weil ich das Leben nicht ertragen konnte«, hatte Daniel mir gesagt, als ich ihn das letzte Mal im Allgemeinkrankenhaus besuchte, »und eine Weile lang wurde es dadurch erträglicher. Ich konnte den Schmerz aushalten. Ich konnte schlafen und ich konnte alles ausblenden.«

»Was ist dann passiert?«, fragte ich.

»Es hat nicht mehr funktioniert. Ich fühlte mich schlechter. Die Morgen waren tödlich. Aber wenn ich versucht habe aufzuhören, war ich selbstmordgefährdet. Also hab ich einfach weitergemacht. Es gab keinen Ausweg, oder?«

Er schaute mich an und lächelte. Er erwartete keine Antwort.

»Danke für Ihren Besuch. Es tut mir leid, dass ich Sie nicht besser bewirten kann, Doc, aber hier drinnen ist kein Alkohol erlaubt, wissen Sie.«

Nachdem ich ein paar Wochen lang zu E. zur Therapie gegangen war, hatte sich meine Stimmung nach und nach verbessert. Ich gewann wieder genug Selbstvertrauen, um die Prüfung noch einmal zu machen, auch wenn ich immer noch große Angst davor hatte. Ich legte sie im Northwick Park Hospital in Harrow, nördlich von London, ab, sechs Monate nach meinem ersten Versuch. Das rote Kostüm trug ich nicht. Mein Patient lieferte mir eine klare, präzise Krankengeschichte. Dieses Mal bestand ich die Prüfung. Ich war erleichtert, dass ich wieder in die Spur gekommen zu sein schien und zu der offenkundigen Sicherheit der Geschichte zurückfand, die ich vor ein paar Jahren für mein Leben entworfen hatte: Ehe, Medizin, Chefärztin.

Ich bin in meinem beruflichen Werdegang auf viele Menschen gestoßen, die es für möglich halten, den Lauf des Lebens zu planen, und die auch versuchen, das Leben ihrer Kinder zu planen. Manchmal scheint es, als könnten sie dies tatsächlich, weil in ihrem bisherigen Leben nichts Schreckliches passiert ist; alles ist gelaufen wie erwartet. Dann erleiden sie einen Verlust, und je enger dieser Verlust mit ihrem Identitätsgefühl und ihrer Zukunftsvision zusammenhängt, desto schwieriger wird es für sie, damit fertigzuwerden. Als ich durch die Prüfung gefallen war, war vorübergehend der Handlungsverlauf gestört worden, den ich für mein restliches Leben vorgezeichnet und für so sicher gehalten hatte. Niemand sonst erstellte diesen Plan. Ich hatte nicht den geringsten Zweifel, dass er allein mein Machwerk war. Ich ignorierte jeden Gedanken daran, dass auch ich, wie Daniel, immer noch irgendwie versuchen könnte, meinen Vater zufriedenzustellen, obwohl er tot war. Heute weiß ich, dass ich effektiv die Risse übertünchte, die nach dem Tod meines Vaters aufzutauchen drohten. Damals war es mir so vorgekommen, als hätte ich nur vorübergehend die Orientierung verloren und dann wiedergefunden, doch ich verstand nicht, dass das Verlassen des mir vorbestimmten Wegs vielleicht genau das war, was ich brauchte. Ich habe gelernt, dass diese Momente des Chaos, in denen das Leben aus der Spur gerät, manchmal wichtige Botschaften über etwas enthalten, das wir ändern müssen – auch über die starren Erwartungen, die wir selbst und andere an uns haben und die wir infrage stellen müssen –, bevor es zu spät ist. Wenn wir dies tun, können wir wieder beginnen vorwärtszugehen, und versuchen, unsere Ziele zu erreichen. Wählen wir die Ziele selbst, haben wir eine bessere Aussicht auf Erfolg.

6

Liebe

Sich geliebt zu fühlen ist ein elementares menschliches Bedürfnis, doch »Liebe« lässt sich nur schwer definieren. Es gibt viele unterschiedliche Arten von Liebe: die starke, bedingungslose Liebe von Eltern zu ihrem Kind, die erotisch aufgeladene Liebe eines Paares im ersten leidenschaftlichen Rausch der Gefühle und die reife Hingabe von Partnern, die viele Jahre zusammen verbracht haben. Liebe kann erwidert werden oder unerwidert bleiben, sie kann abusiv oder heilend sein. Eine liebevolle Familie kann uns vor späteren Depressionen schützen, so wie eine unterstützende, liebevolle Beziehung im Erwachsenenalter den schädlichen Folgen von in der Kindheit erfahrener emotionaler Not entgegenwirken kann. Enttäuschungen in der Liebe oder das Ende einer wichtigen Beziehung sind jedoch Ereignisse, die häufig eine Depression auslösen und den Schmerz früherer Verluste in unserem Leben neu entfachen können.

Meine Patientin Theresa war sich vollkommen sicher, dass ein Mann, der in ihrer Straße wohnte, in sie verliebt sei.

»Woher wissen Sie das?«, fragte ich. Sie war einverstanden gewesen, im Krankenhaus zu bleiben, nachdem man sie in die Notaufnahme gebracht hatte.

»Na ja, da gibt es viele Zeichen …«

»Okay, aber können Sie das ein bisschen genauer erklären? Was für Zeichen?« Ich musste versuchen zu verstehen, worauf diese Überzeugung gründete. Nach Ansicht meiner Chefärztin war Theresas Argumentation weit davon entfernt, einleuchtend zu sein.

»Na ja, ich weiß, dass er an mich denkt, wenn ich an seinem Haus vorbeigehe.«

Theresa, eine Spanierin Ende vierzig, war nach England gekommen, um einen Engländer zu heiraten. Nach wenigen Jahren hatte das Paar sich jedoch scheiden lassen und sie lebte jetzt allein und arbeitete als Reinigungskraft. Sie untermalte ihre Worte mit leidenschaftlichen Gesten. In den letzten sechs Monaten hatte sie fast täglich, wenn sie nicht bei der Arbeit gewesen war, auf dem Bürgersteig vor dem Haus ihres Nachbarn herumgehangen, sich gegen einen Laternenpfahl gelehnt und darauf gewartet, Blicke auf ihn zu erhaschen, wenn er sich in seiner Wohnung an den Fenstern vorbeibewegte. Dass er sich schon mehrmals bei der Polizei über ihr Verhalten beschwert hatte, schreckte sie nicht ab.

»Und woher wissen Sie, dass er an Sie denkt?«

»Also … also, wissen Sie …« Sie schaute auf und bildete mit Fingern und Daumen die Form eines Fensters. Dann offenbarte sie mir mit einem breiten Lächeln, dass alles ganz einfach und eindeutig sei. »Wenn die Jalousien hochgezogen sind, bedeutet das, dass er daran denkt, wie sehr er mich liebt, und dass er es nicht erwarten kann, mich zu sehen.«

»Und wenn sie herabgelassen sind?«

»Dann tut er etwas anderes, etwas, was er erledigen muss.« Sie zuckte die Schultern. »Aber sie werden immer wieder hochgezogen, und dann weiß ich, dass er mich will. Mich wirklich will, es aber einfach nicht sagen kann.«

»Sind Sie sicher? Ich meine, er hat gerade bei Gericht eine Unterlassungsverfügung beantragt, stimmt's?«

»Das ist nicht das, was er wirklich will. Ich meine, seine Frau ... Sie hat ihn dazu gezwungen. Ich weiß ...«, flüsterte sie. Dann schlug sie mit der Faust auf den Schreibtisch. »Ich weiß, dass das nicht seine wahren Gefühle mir gegenüber sind. Ich weiß es hier.« Sie tippte sich mit dem Mittelfinger der linken Hand an die Stirn. »Und hier. Ich weiß es hier.« Mit wilder Gewissheit schlug sie sich mit der Faust gegen die Brust. »Ich liebe ihn auch sehr, wirklich sehr!«

Es gibt merkwürdige Parallelen zwischen »verliebt« und »einer Wahnvorstellung erlegen« sein. Die akzeptierte medizinische Definition einer Wahnvorstellung ist eine falsche, unerschütterliche Überzeugung, die dem sozialen, kulturellen oder religiösen Hintergrund eines Menschen zuwiderläuft. Das mag unkompliziert klingen, doch in der Praxis ist es nicht leicht zu beurteilen, was »im Einklang« mit jemandes Hintergrund steht, wenn man die Sitten einer bestimmten Kultur, Religion oder Gesellschaft nicht kennt. Sowohl die Verliebten als auch die Wahnkranken bewohnen Welten, in denen Missverständnisse und ein offensichtlich irrationales Verhalten an der Tagesordnung sind. Doch Verliebtsein wird von Psychiatern nur im Fall einer »Erotomanie« als Wahnvorstellung definiert, d. h. wenn der Betroffene fest daran glaubt, dass jemand – normalerweise ein Fremder wie im Fall von Theresas Nachbar, manchmal auch eine berühmte Persönlichkeit – in ihn verliebt ist.

Aber woher wissen wir, ob jemand uns wirklich liebt? Ist es nicht wie bei Wahnvorstellungen eine Sache des Glaubens, die Zeichen zu deuten und sie so zu interpretieren, wie wir es uns wünschen? Keine Zeichen, die so klar sind wie das Hochziehen und Herunterlassen von Jalousien – viel subtilere Zeichen. Wir lernen, die gesellschaftlich sanktionierten Hinweise zu deuten, die im Allgemeinen nicht das Jalousiensignal miteinschließen, doch es ist selbst unter idealen Bedingungen ein mit falschen Wahrnehmungen behafteter Prozess.

⌒

Ich verliebte mich erst sehr spät in meinem Leben. Es traf mich völlig unerwartet und stellte mein Leben so auf den Kopf, dass es nie wieder so war wie zuvor.

Anfang 1985 arbeitete ich am Stadtrand von Manchester in einem der ersten kommunalen psychiatrischen Zentren Englands. Es war ein normal aussehendes Backsteingebäude am Ende einer Häuserreihe, wo Menschen, die Hilfe brauchten, vorbeischauen und um ein Gespräch mit einem psychologisch geschulten Betreuer bitten konnten. Es gab draußen kein Schild, auf dem »psychiatrischer Dienst« stand, nur ein einfacher Hausname. Die Atmosphäre unterschied sich stark von der in der Psychiatrie, in der ich zuvor tätig war. Wir arbeiteten in der Gemeinde als multidisziplinäres Team, und Dr. Lyle, mein neuer Chefarzt, hatte funkelnde blaue Augen und sprach Geordie, einen in der Gegend von Newcastle gesprochenen Dialekt. Er trug Hemd und Pullover statt eines Nadelstreifenanzugs, und ich fand, dass er überhaupt nicht wie ein Facharzt für Psychiatrie aussah.

Ich war endlich auf dem Weg dorthin, wo ich im Leben

sein wollte – zumindest glaubte ich das. Ich kleidete mich konservativ – trug Tweedröcke und zugeknöpfte Blusen – und wollte in Kürze in eine Doppelhaushälfte in einem der besseren Viertel im Süden von Manchester ziehen. Auch ich würde bald Chefärztin sein. Das Drehbuch für mein Leben war geschrieben. Jim kam in seinem Job als Forschungswissenschaftler voran und schien eine Vision zu haben, wie er sich unser Leben vorstellte, nämlich ähnlich dem seines Vorgesetzten, dessen Frau Geburtshelferin war.

»Julia ist gerade Chefärztin geworden und sie sind in ein viel größeres Haus gezogen. Denkst du nicht, dass es an der Zeit ist, in eine bessere Gegend zu ziehen?«, meinte er.

James und Julia aßen regelmäßig in Restaurants, die vom *Good Food Guide* empfohlen wurden. Manchmal sandten sie sogar ihre eigenen Bewertungen ein, die dann in einer der nächsten Ausgaben veröffentlicht wurden. Ich suchte immer hinten im Buch, wo alle Leserbriefschreiber aufgelistet waren, nach ihren Namen. Auch wir probierten nach und nach sämtliche Restaurants aus, die im Teil für North Cheshire aufgeführt waren. James und Julia hatten keine Kinder. Jim und ich hatten über dieses Thema noch nicht gesprochen, doch ich war mir sicher, dass es früher oder später aufs Tapet kommen würde. Es war etwas, worin Jim sich meiner Meinung nach von seinen Vorbildern unterscheiden wollte. Doch ich konnte mich nicht in der Mutterrolle sehen.

Ich sagte mir, ich sei glücklich in meiner Ehe, doch irgendwo tief in meinem Inneren kämpfte ich noch immer mit meinen persönlichen Dämonen und versuchte ein Gefühl der Zufriedenheit mit einem Leben zu erreichen, in dem ich in erster Linie die Rolle der Gastgeberin von

Abendgesellschaften innehatte und erst in zweiter Linie die einer berufstätigen Frau. Das Problem war, dass ich bei Abendgesellschaften normalerweise zu viel trank – zum einen, um die Angst wegen meiner Kochkünste zu dämpfen, zum anderen, um mit der Langeweile fertigzuwerden, wenn Unterhaltungen über Kindergärten und Raumtextilien kein Ende nehmen wollten. Gelegentlich rutschte ich vor »Müdigkeit« seitlich von meinem Stuhl.

All dies änderte sich, als ich meine große Leidenschaft kennenlernte.

Ich erinnere mich an das erste Lächeln, das er mir schenkte. Ich fragte mich, was er gerade dachte, doch er blieb zunächst so etwas wie ein Rätsel. Er war Fachpfleger für Gemeindepsychiatrie, und ich kannte ihn noch nicht lange, sodass ich nicht sicher war, was ich von ihm halten sollte. Er fuhr einen alten Sportwagen, der immer liegenblieb, was auf Verletzlichkeit hindeutete. Ich dachte, es wäre eine gute Erfahrung, eine seiner Patientinnen zu sein. Nein, nicht Patientinnen – er hatte, wie jeder andere in unserem multidisziplinären Team, Klienten. Ich wehrte mich immer noch gegen die politische Korrektheit. Für mich bedeutete der Begriff Patient nicht so sehr, dass ich Macht über einen Menschen hatte, sondern eine Verpflichtung ihm gegenüber, die größer war, als wenn er nur mein Klient gewesen wäre.

»Wie geht es Ihnen?«, fragte E. nach einem langen Schweigen in der Therapiestunde. Ich suchte ihn jede Woche in einer schäbigen Ambulanz in einem alten ehemaligen Armenhaus auf, eine Autostunde nördlich von Manchester.

»Ich bin einsam.« Ich spürte die Tränen kommen, weinte aber nicht.

»Was wollen Sie?«

»Ich weiß es nicht.«

Dich hätte ich gewollt, dachte ich bei mir, konnte es aber nicht sagen. Mein Therapeut war tabu. Und meine Kollegen? Nun, die hätten auch tabu sein sollen, aber ...

»Ich denke, dass Sie es doch vielleicht wissen ...«, beharrte er behutsam.

»Ich will von jemandem geliebt werden«, gab ich schließlich zu.

Er sagte nichts, wartete nur, dass ich weitersprach.

»Sie wissen, was ich meine«, fügte ich gereizt hinzu.

»Nein, sagen Sie es mir.«

Er schaute mich direkt an, und mir fiel auf, dass seine Augen blutunterlaufen waren. Er sah sehr müde und traurig aus. Diese Beobachtung erfüllte mich mit Angst statt einfacher Besorgnis. Ich wusste, dass ich ihn nicht verlieren wollte. Ich hatte eine enge Beziehung zu ihm entwickelt. Er hatte mir geholfen zu lernen, wie ich mich entspannen und sogar selbstsicher genug fühlen konnte, um die Prüfung zu bestehen. Doch diese Hürde war nun genommen, und ich hatte keine Ahnung, woran ich sonst noch arbeiten musste.

Damals wusste ich nicht, was ich heute weiß. Um es einfach zu formulieren: Die menschliche Psyche ist, zumindest in einer Hinsicht, wie eine Zwiebel. Man kann eine Schicht von Problemen wegschälen, deckt dabei vielleicht jedoch eine weitere Schicht auf, die dann früher oder später ebenfalls Aufmerksamkeit verlangt.

Nehmen wir, um zu verdeutlichen, was ich meine, einmal an, dass eine Person – in unserem Fall eine Frau – wegen einer bestimmten Sache, die sie für das Problem ihres

Lebens hält, sehr deprimiert und unruhig wird. Sie weiß nicht, ob sie einen extrem anstrengenden Job aufgeben soll, in dem sie, zumindest oberflächlich betrachtet, sehr unglücklich und gestresst ist. Aus irgendeinem Grund kann sie den Schritt nicht tun, was zu weiteren Schwierigkeiten mit ihrem Chef führt, den ihr »Engagement« beunruhigt. Als ihr Therapeut versucht, Lösungen mit ihr zu entwickeln – sie dazu bringt, in einem Brainstorming unterschiedliche Möglichkeiten durchzuspielen und die Gründe für und gegen jede dieser Optionen zu erwägen –, wird ihr klar, dass der Job nicht das größte Problem ist. Es ist etwas anderes: ihr Mann, der Druck auf sie ausübt, ein Kind zu bekommen, und ihre Angst vor dem Verlust ihrer Unabhängigkeit und ihrer beruflichen Rolle außerhalb des Hauses. Der Job stresst sie tatsächlich, aber nicht, weil er grundsätzlich falsch für sie ist, sondern weil es eine große Diskrepanz zwischen den Rollen gibt, die sie in ihrem Berufsleben und zu Hause spielt. Sie beginnt zu begreifen, dass sie die Spannungen zu Hause lösen muss, bevor sie sinnvolle Entscheidungen hinsichtlich ihres Jobs treffen kann. Die Situation zu Hause, in ihrer Ehe, hat sich als das eigentliche Problem herausgestellt. Die ganze Sache wird noch komplizierter, wenn sie dann eine Liebesbeziehung mit einem ihrer Kollegen eingeht, statt die Schwierigkeiten zu Hause *oder* bei der Arbeit in den Griff zu bekommen.

Aber es ist nicht immer leicht, sich Probleme in Beziehungen einzugestehen, in die man so viel investiert hat; sie in Ordnung zu bringen braucht Zeit und die Bereitschaft beider Parteien, es zu versuchen.

Wenige Monate nachdem wir begonnen hatten, zusammen zu arbeiten, führten der Fachpfleger für Gemeindepsychiatrie und ich gemeinsam mit Mr. und Mrs. Brown eine Ehetherapie durch. Mr. Brown war wegen Depressionen an uns überwiesen worden, und es hatte sich herausgestellt, dass es tiefer liegende Probleme in seiner Beziehung mit seiner Frau gab. Die beiden hatten zunehmend Schwierigkeiten, miteinander über die Themen zu sprechen, über die in ihrem Familienleben Uneinigkeit herrschte. Mein Kollege und ich versuchten, ihnen durch unsere Art der Interaktion zu demonstrieren, dass eine gute Kommunikation zwischen den Geschlechtern möglich war. Wir sahen einander beim Sprechen an und überprüften gegenseitig unsere Vorstellungen.

»Wir sehen, dass Sie noch immer eine tiefe Zuneigung füreinander empfinden und sich umeinander sorgen«, begann mein Kollege. Ich fing seinen Blick ein, versuchte, meine Zweifel zu verbergen.

»Das Problem ist die Art, wie Sie einander diese Gefühle zeigen. Es ist für keinen von Ihnen leicht zu erkennen, wie sehr der andere Sie noch mag. Ich sehe, dass Sie, Anne«, er schaute Mrs. Brown an und deutete mit nach oben gerichteter Handfläche auf sie, wobei das Sonnenlicht sich in seinem Ehering spiegelte, »Ihren Ärger darüber, dass Steve so lange fortbleibt, durch Wut zum Ausdruck bringen. Steve wird mit der Zurückweisung und seinem Verletztsein fertig, indem er sich weigert zu reden, ein Bier trinken geht und noch länger wegbleibt, weil Sie ihm immer noch so wichtig sind.« Er klang so vernünftig. »Positive Konnotation« wird diese Methode, Negatives positiv klingen zu lassen, genannt: Sie verletzten einander, weil ihre Beziehung ihnen noch wichtig war, und schafften es nicht, einander diese wichtigen Signale der Zuneigung und Liebe zu zeigen. Die Browns wechselten vorsichtige Blicke. Mein Kollege lächelte mich an. Ich erwiderte sein Lächeln.

Am Ende der Sitzung fraßen die Browns ihm nicht nur aus der Hand, auch ihre Hände berührten einander, zumindest für eine Sekunde oder zwei. Sie gaben beide zu, dass sie tatsächlich noch immer starke Gefühle füreinander hatten. Ich beobachtete meinen Kollegen, während er sprach. Mir fiel sein Mund auf, die Fülle seiner Lippen, die leicht gebogene Nase. Ich kann immer noch den Duft des Aftershaves riechen, das er benutzte. Ein oder zwei Mal bemerkte ich, als er in meine Richtung schaute, wie blau seine Augen waren.

Nachdem die Browns den Raum verlassen hatten, saßen wir schweigend im Dämmerlicht da. Dann nahm er meine Hand, hob sie an seine Lippen und küsste sie. Ich wurde von einem Gefühl überwältigt, das ich noch nie so unmittelbar und intensiv gespürt hatte. Es war aufregend, aber auch sehr beängstigend. Ich war dabei, mich zu verlieben.

»Ich glaube, wir kommunizieren sehr gut miteinander, findest du nicht?«, fragte er.

Ich kam nur selten dahinter, was E. dachte. Er legte die Fingerspitzen zusammen und sah mich an. Ich betrachtete die Fische in seinem Aquarium; es waren fünf.

»Sind Sie schon mit ihm im Bett gewesen?«, fragte er.

Inzwischen war ich an seine Direktheit gewöhnt.

»Noch nicht.«

»Aber Sie werden es?«

»Ja, ich glaube, es ist jetzt unumgänglich. Vorher habe ich das nicht gedacht.«

»Was würden Sie sagen, wenn ich Ihnen erzählen würde, dass ich gedacht habe, Sie wollten versuchen, mich eifersüchtig zu machen?«

Ich antwortete nicht.

»Sie wissen, dass Sie sich ausagieren, oder?«, sagte E. »Vielleicht hat diese neue Beziehung etwas mit dem zu tun, was hier in diesen Sitzungen geschieht, etwas, womit Sie sich nicht befassen oder dem Sie sich nicht stellen wollen.«

»Sie meinen, es ist nicht real?«

»Das habe ich nicht gesagt.«

»Aber Sie haben es unterstellt. Hören Sie, Sie haben mir wirklich geholfen. Ich glaube nicht, dass ich diesen Beruf noch weiter hätte ausüben können – verdammt, ich wäre überhaupt nicht hier! –, wenn ich nicht zu Ihnen gekommen wäre, aber ich brauche, ich will mehr als das.« Ich deutete auf das staubige Büro mit den Stapeln an Büchern und eselsohrigen Fallaufzeichnungen.

»Ich weiß, dass Sie das wollen.«

»Ich will ein Risiko eingehen, mich wirklich verlieben.«

Und geliebt werden.

»Das hier ist auch Wirklichkeit, wissen Sie.«

Und ich glaubte ihm. Ich schaute ihn an und lächelte, während mir die Tränen kamen. Ich sah mein Spiegelbild in der Fensterscheibe vor dem Hintergrund des Abendhimmels. Eine andere Lampe, ein anderes Ich, jenseits des Glases, gerade in Reichweite.

»Vielleicht meint er es ja auch ernst«, sagte E. »Ich hoffe um Ihretwillen, dass er nicht einfach nur auf Ärztinnen steht.«

Manchmal konnte E. sehr grausam sein – wir hatten denselben verdrehten Humor –, doch wie sich herausstellte, hatte er recht gehabt, mich zu warnen.

Und er erkannte, dass ich es nicht nur versäumte, die Probleme zu Hause zu lösen, sondern mich auch den mächtigen Gefühlen zu stellen, die die Therapie bei mir auslöste.

Ein paar Wochen vergingen. Innerhalb kurzer Zeit änderte sich fast alles in meinem Leben. Im Hochsommer 1985 saß ich schließlich allein in meiner neu gemieteten Wohnung in Manchester. Die Sonne verblasste und das Abendlicht spiegelte sich in der Fensterscheibe. Aus der neuen Stereoanlage – abgesehen vom Fernseher dem einzigen Möbelstück, das mir gehörte – ertönte Saxofonmusik, eine Improvisation in Moll. Die Musik berührte etwas tief in mir, und ich dachte darüber nach, wie es dazu hatte kommen können, dass ich hier allein saß. Manchmal ließ ich das Geschehene im Kopf Revue passieren und versuchte herauszufinden, was mir in all den Unterhaltungen und Kontakten nicht aufgefallen war, was ich übersehen hatte. Wie hätte alles anders laufen können? So hatte ich das nicht geplant. Als ich diese Wohnung das erste Mal gesehen hatte, war sie mir perfekt erschienen. Auch ihm hatte sie gefallen, meinem Kollegen – dem Mann, für den ich schließlich meine siebenjährige Ehe beendet hatte. Doch er zog nie ein. An dem Samstag, an dem ich die Schlüssel abgeholt hatte, gingen wir abends aus, um zu feiern. Als wir zurück in die Wohnung kamen, weinten wir Tränen des Glücks, während wir ins Bett sanken.

Am nächsten Morgen änderte sich jedoch die Stimmung. Er setzte sich auf, schwang die Beine aus dem Bett, rieb sich die Augen und blickte hinab auf den lackierten Kiefernboden, weil er mich, wie ich irgendwie ahnte, nicht ansehen konnte.

»Es geht nicht. Ich muss zurück. Ich kann mein Kind nicht verlassen.«

Ich konnte einfach nicht glauben, was er sagte. Es dauerte ein paar Augenblicke, bevor ich sprechen konnte. »Aber du wolltest mit mir zusammen sein … Du hast es gesagt!«

»Ich weiß, aber ich habe nicht gedacht, dass es so weh-tun würde.« Er drehte sich um und schaute mich, wie mir schien, zum ersten Mal aufrichtig an. »Es tut mir unend-lich leid.«

»Aber ich habe dir geglaubt. Ich bin jetzt hier. Ich habe dir so sehr geglaubt.« Ich begann zu weinen und griff nach seiner Hand. Er drückte meine Hand fest, doch schon wenige Minuten später hatte er sich angezogen und war verschwunden. Die Tür fiel ins Schloss. Ich war allein.

Ich war mir so sicher gewesen, als er gesagt hatte, er liebe mich.

Die ersten Tage und Nächte, nachdem er gegangen war, waren die schlimmsten.

Mein Bruder Alan rief an. »Hast du mit Mum gespro-chen?«

»Nein.« Ich hatte es nicht getan. Ich wusste nicht genau, warum.

»Also, sie weiß es.« Ich hörte die Vorsicht in seiner Stimme. Er war sich nicht sicher, ob er es mir sagen sollte.

»Was hat sie gesagt?«, fragte ich ihn.

»Sie sagt, dass sie nicht weiß, wie du je allein zurecht-kommen wirst.«

Ich rief sie nicht an. Ich fühlte mich schon elend genug.

Jim schrieb mir und fragte, ob wir noch einmal von vorn anfangen könnten, doch ich wusste trotz meiner Sehnsucht nach meiner vertrauten Umgebung, dass es für uns beide falsch wäre, wenn ich dem nachgeben würde. Ich musste nicht nur mit dem Ende meiner Ehe und mit den mit dieser Entscheidung verbundenen Schuldgefühlen fertigwerden, sondern auch mit dem Wissen, dass ich den Mann, der drei Monate lang mein Geliebter gewesen war, mehr vermisste, als ich den Verlust meines Ehemanns bedauerte. Aber ich rief E. in jenen Momenten an, in denen ich das Gefühl hatte, nicht weitermachen zu können. Er war für mich da, wenn ich ihn brauchte.

Einige meiner Freunde waren überrascht von dem, was passiert war, und fragten: »Wie konntest du einen Mann verlassen, der so gut kochen kann?«

Andere verwunderte mein Handeln nicht im Geringsten. »Es kam mir immer so vor, dass ihr eher eine Geschäftsbeziehung hattet als eine Ehe«, sagte Catherine.

»Wie meinst du das?«

»Na ja, da war keine *Leidenschaft*.«

Und jetzt verstand ich endlich, was Leidenschaft war: gestohlene Küsse während eines heimlichen mittäglichen Rendezvous; der erlesene Schmerz, sich um Mitternacht auf einer leeren Straße in Manchester zu verabschieden und »das muss aufhören« zu sagen; die Ankündigung »Ich werde ihn verlassen!« an einem Sonntagnachmittag auf einem windgepeitschten Hügel; der letzte Vollzug der Affäre während eines fröhlichen Wochenendes am Meer. Und schließlich das schmerzliche Gefühl vollkommener Verzweiflung und Ablehnung, als er mich verließ – was hatte ich falsch gemacht?

Ich fuhr Richtung Norden nach Schottland. Ich musste an einen Ort zurückkehren, an dem ich gewesen war, *bevor* – bevor ich diese schicksalhaften Entscheidungen über die Ehe und die Liebe getroffen hatte, bevor mein Vater krank geworden war, ja noch bevor ich zur Uni gegangen war. Irgendwo auf meinem Weg war ich falsch abgebogen, und ich dachte, dass ich, wenn ich ihn einfach zurückging, vielleicht einen Weg zurück durch die Jahre finden könnte.

Die Therapie mit E. erlaubte es mir in gewisser Hinsicht, neu anzufangen, mich von einem Orientierungspunkt aus in der Zeit vorwärtszubewegen. Ich habe dies bei meinen eigenen Patienten erlebt: Es gibt vielleicht Probleme aus der Vergangenheit, denen sie sich stellen müssen, um fähig zu werden, in ihrem Leben voranzukommen. Das kann bedeuten, dass sie ihr Leben bis zu dem Punkt zurückverfolgen müssen, an dem wichtige Entscheidungen gefallen sind. Wir können unser Leben nicht noch einmal leben, doch wenn wir Einsichten aus der Vergangenheit gewinnen, können wir emotional befriedigendere und wahrhaftigere Entscheidungen für die Zukunft treffen.

Ich wusste, welcher mein Orientierungspunkt sein würde. Mit achtzehn, im Sommer, bevor ich nach Edinburgh ging, reiste ich zwei Wochen lang allein durch Schottland. Im Bus unterwegs zur Jugendherberge auf der Ostseite der Isle of Harris gab es einen magischen Moment, den ich nie vergessen habe. Es war ein Tag mit fast weißem Sonnenlicht gewesen, und als der Bus über die felsige Mondlandschaft – die nur von der Straße unterbrochen wurde – den Hügel zur Westseite der Insel hinabfuhr, schimmerten am Horizont ineinander verwobene silberne und himmelblaue Bänder. Als wir näher kamen, erkannte ich, dass es sich um einen Strand handelte – einen riesigen weißen Sandstrand, gesäumt von violettfarbenen Bergen.

»Lasst uns alle für fünf Minuten aussteigen und spazieren gehen«, hatte der Fahrer gesagt und seinen roten Bus neben dem Strand geparkt.

Was mich betraf, reichten fünf Minuten nicht; selbst die Unendlichkeit wäre zu kurz gewesen. Dies war ein Ort, dem ich mich sofort verbunden fühlte.

Als ich mehr als ein Jahrzehnt später zwar älter, aber nicht weiser als mit achtzehn, zum weißen Sandstrand von Harris zurückkehrte, hatte sich dort außer dem Wetter wenig geändert. In den ersten paar Tagen hüllte heftiger Regen das weiß getünchte Hotel in einen grauen, undurchdringlichen Nebel. Ich saß in meinem Zimmer und starrte mich im Spiegel an: Ich war wieder mal ein bisschen dünner und blasser und hatte große, traurige grüne Augen, die das Spiegelbild kritisch betrachteten.

Am dritten Tag stand dann die Sonne klar und hell am Himmel. Als ich über die von Wildblumen übersäten Wiesen und durch das verwitterte Tor zum Strand spazierte, huschten vor mir Kaninchen, die unbedingt ihren Bau erreichen wollten, in alle Richtungen, bevor ich einen Blick auf sie erhaschen konnte. Ich zog meine Schuhe aus, genoss es, den kalten, nassen Sand zwischen den Zehen zu spüren, und ging auf Zehenspitzen an der Brandung entlang. Das Wasser war eiskalt und klar und glitzerte wie tausend facettenreiche Diamanten. Ich wusste, dass ich diesen Ort immer lieben würde, egal was in meinen Beziehungen zu Menschen passierte. Dies war ein Platz, zu dem ich immer zurückkehren konnte, eine Verbindung zu der Person, die ich vor den Erfahrungen Ehe, Tod und Enttäuschung in der Liebe gewesen war.

Ich begreife jetzt, dass dies der Moment war, in dem ich zu spüren begann, wie wichtig es war, mich so zu akzeptieren, wie ich war, mit all meinen Schwächen und Mängeln, bevor ich wieder im Leben voranschreiten konnte. Psychotherapeuten sprechen von Selbstliebe und manche Menschen missdeuten dies als Egoismus, doch das ist es nicht. Wie klischeehaft es auch klingen mag: Um andere wirklich mögen zu können, müssen wir uns zuerst selbst lieben: unsere eigenen Stärken anerkennen, uns unsere Schwächen eingestehen, sie akzeptieren und anfangen, Frieden mit ihnen zu schließen. Ich erkannte die Notwendigkeit, Verantwortung für die Lebensentscheidungen zu übernehmen, die ich bislang getroffen hatte, um nicht wieder dieselben Fehler zu machen. Mir dessen bewusst zu sein, bedeutete natürlich nicht, dass ich vor falschen Entscheidungen gefeit war und mich nicht mehr Hals über Kopf in Beziehungen stürzte, aber es war ein Anfang.

Manchmal erkennt ein Mensch, der von einer Wahnvorstellung überzeugt war, im Lauf der Zeit, dass das, was er für wahr gehalten hat, in Wirklichkeit nie der Fall gewesen ist. Er akzeptiert, dass er das, was ihm geschehen ist, falsch interpretiert oder missverstanden hat. In anderen Fällen hält der Betroffene jedoch so wie Theresa an der Wahnvorstellung fest.

»Er hat mich wirklich geliebt«, sagte sie mir. »Ich weiß, dass es so war. Er hat jetzt nur seine Meinung geändert. Ich wette, seine Frau hat ihn dazu gezwungen. Ich glaube, sie kontrolliert alles: Er hatte keine andere Wahl. Er wollte sein Heim und seine Kinder nicht verlieren – sonst wäre er zu mir gekommen.«

»Sie werden also nicht mehr zu dem Haus gehen?«, fragte ich.

»Nein, im Moment hat das keinen Zweck. Ich glaube

wirklich, dass er seine Meinung geändert hat, aber ...«
Theresa hielt inne.

»Und dieses Mal würde die Polizei gerufen und Sie würden angeklagt werden.«

»Na ja, man weiß nie. Er könnte seine Meinung wieder ändern.« Theresa schaute mich an und lachte. »Ja, ich weiß, ich muss meine Medikamente nehmen.«

Ich glaubte ihr nicht.

Ich weiß, warum es so wichtig ist, an seinen Überzeugungen festzuhalten, selbst wenn viele Beweise dagegen sprechen: Es ist eine – manchmal für unser Leben notwendige – Art, mit Enttäuschungen und Verlusten fertigzuwerden. Ich musste mich selbst davon überzeugen, dass die Liebe, die ich erlebt hatte, real, wenn auch nicht zukunftsfähig gewesen war. Wie alles andere in meinem Leben war auch sie letztlich vergänglich. Am Ende ihrer Behandlung verabschiedeten sich meine Patienten von mir, und ich selbst würde auch irgendwann in der Zukunft damit aufhören müssen, zu E. zu gehen. Ich konnte den Gedanken, meine Therapie bei ihm zu beenden, nicht ertragen. Ich wusste, dass die schwierigen Unterhaltungen, die ich mit ihm geführt hatte, mir halfen, im Leben vorwärtszukommen, und in vielerlei Hinsicht hatte er in Bezug auf mein Handeln recht gehabt.

Als ich dann nach meiner Rückkehr aus Schottland bei Sonnenuntergang in der neuen Wohnung saß, mit Musik im Hintergrund, dachte ich darüber nach, was ich verloren hatte. Ich fing an zu weinen, doch nach kurzer Zeit erkannte ich, dass ich nicht wegen meines Geliebten oder meines Ehemanns weinte, obwohl beide verschwunden waren. Dies waren andere Tränen als jene, die ich seit dem Ende der Affäre vergossen hatte. Ich weinte um jemand anderen, den ich geliebt hatte und den ich mehr vermisste als alle anderen. Ein neuer Verlust hatte eine nicht verheilte Wunde geöffnet, und nach fünf langen Jahren begann ich endlich, um meinen Vater zu trauern.

Jemanden zu verlieren, den wir lieben, verursacht Schmerz, doch aus diesem Schmerz erwachsen vielleicht Möglichkeiten, vergangene Entscheidungen zu überdenken und die zukünftige Richtung unseres Lebens zu ändern.

7

Einsamkeit

Mit dreißig begann ich zu verstehen, dass ich lernen musste, mit meiner Angst vor der Einsamkeit umzugehen und meine eigene Gesellschaft zu ertragen, wenn ich ein paar meiner Probleme lösen und in meinen Beziehungen erfolgreicher sein wollte.

Wenn ich einen Abend allein zu Hause war, fühlte ich mich sehr einsam, wünschte mir, ich wäre mit Freunden zusammen, und fragte mich, was alle anderen wohl taten. Ich stellte mir vor, dass ihr Leben viel aufregender sei als meins. Doch wenn ich dann Zeit mit ihnen verbrachte, war ich gereizt, weil ich nicht mit dem weiterkam, was ich zu Hause erledigen wollte. Manchmal fühlte es sich an, als gäbe es so vieles im Leben, was ich lernen, tun oder erreichen könnte, wenn ich nur genug Zeit hätte, es auch tatsächlich zu tun. Doch allein zu sein, bedeutete für mich auch, all die alten Unsicherheiten und Ängste ertragen zu müssen, die unweigerlich meine Gedanken beherrschten.

Ich erkannte, dass ich Folgendes tun musste, wenn ich lernen wollte, mit dem Alleinsein fertigzuwerden: Ich musste mich an einen Ort begeben, an dem ich, weit genug entfernt von irgendwelchen Ablenkungen, gezwungen wäre, Zeit darauf zu verwenden, mich ein bisschen besser kennenzulernen.

Und so fand ich mich an einem Herbstabend erneut in

Schottland wieder, das zu meinem Rückzugsort von der Welt geworden war und es immer noch ist. Vom Mansardenschlafzimmer einer alten, zum Cottage umgebauten Mühle auf einer Insel vor der Westküste von Kintyre aus beobachtete ich, wie der blasse Septembermond hinter den Wolken verschwand. In der Bucht schwankte die Lampe auf dem Mast des Fischerbootes, das an jenem Abend mein nächster Nachbar war, in der spätabendlichen Brise. Abgesehen von dem leisen Geräusch der Wellen, die gegen die nur wenige Meter von meinem Fenster entfernten Felsen plätscherten, war es vollkommen still. Dies war im Umkreis von einer halben Meile das einzige bewohnte Haus. Unten am Ufer hatte ich die Ruinen einer einst prosperierenden Gemeinschaft von Black-House-Bewohnern gefunden, Menschen, die in einfachen Steinhäusern gelebt und in Hügelbeeten, gedüngt mit Seetang von der Küste, Kartoffeln angebaut hatten. Obwohl sie schon lange von diesem Ort verschwunden waren, an dem sie sich mühsam durchgeschlagen hatten, gab es überall um mich herum in den zerfurchten Berghängen Spuren ihrer Arbeit. Und ich hatte das deutliche, nicht unangenehme Gefühl, dass sie mir Gesellschaft leisteten.

»Es ist sehr einfach, sodass wir es normalerweise nicht vermieten«, hatte mir der Besitzer gesagt. »Meine Mutter wohnte dort und wir sind alle in dem Haus aufgewachsen. Zur Dusche und Toilette müssen Sie nach draußen gehen. Die haben wir im Kuhstall eingebaut.«

Als ich in der Nachmittagssonne den Gipfel des Pfads erreichte und am Ufer die verfallene Wassermühle sah, wusste ich, dass dies genau der Ort war, an dem ich sein musste.

In diesem abgelegenen, anheimelnd möblierten Cottage spürte ich den nagenden Schmerz der Einsamkeit in meinem Herzen nicht so intensiv. Ich legte mir eine karierte Decke um die Schultern, um mich warm zu halten, setzte mich im Bett auf, öffnete mein Notebook und begann zu schreiben, um die Ereignisse der vergangenen Monate und meine Gedanken und Gefühle dazu, an diesem Ort zu sein, auf Papier festzuhalten.

Nach der Trennung von Jim hatte ich mir in Manchester, fünf Minuten Fußweg entfernt von meinem Dienstzimmer im Krankenhaus, ein eigenes Haus gekauft – ein Reihenhaus aus rotem Backstein mit drei Schlafzimmern und einer schwindelerregenden Treppe. Wenn ich nachts mein Schlafzimmerfenster geöffnet ließ, hörte ich das Quietschen der Ausfahrtsschranke, die hochging, um die Krankenwagen, die von der Notaufnahme kamen, vom Krankenhausgelände zu lassen. Hinter dem Haus gab es einen kleinen, von Mauern umgebenen Garten mit einem großen Geißblattbusch in der Ecke, dessen intensiver Duft in der Abendluft hing. In diesem Haus war ich zum ersten Mal in meinen Leben ganz ohne menschliche Gesellschaft, etwas, das auszuhalten ich nie zuvor für längere Zeit geschafft hatte.

Damals forschte ich und schrieb an meiner Dissertation. Mein Ziel war es herauszufinden, ob es einen Einfluss auf das Leben von Patienten mit psychischen Problemen hatte, wenn man ihren Ärzten beibrachte, besser zu kommunizieren.

Eine der Frauen, die ich im Lauf des Sommers für mein Projekt interviewt hatte, war mir im Gedächtnis haften geblieben. Ich musste an sie denken, während ich über die morastigen Wiesen an der schottischen Küste wanderte. Ihr Gesicht verfolgte mich noch immer. Auch Jennifer lebte in einer Gegend von ursprünglicher Schönheit, war jedoch zutiefst unglücklich. Sie war nicht allein und fühlte sich dennoch unsagbar einsam.

Ihr Zuhause befand sich in einem abgelegenen Dorf in Derbyshire, und als ich von Manchester aus dorthin fuhr, malte ich mir aus, wie es wohl wäre, sich in einer so wunderbar beschaulichen, abgeschiedenen, von allem so weit entfernten Gegend niederzulassen. Ich steuerte meinen Mini durch alte Steindörfer, in denen die Häuser durch Koppelfenster Ausschau nach städtischen Eindringlingen zu halten schienen, und erreichte schließlich ein friedliches Dorf mit einem großen Bauernhaus am Fluss.

Ich sah mich einer schlanken jungen Frau gegenüber, die mit den Tränen kämpfte, als sie die Tür öffnete, während im Zimmer nebenan ein Baby schrie.

Während Jennifer meine Fragen beantwortete, rieb sie sich mit den Fingerknöcheln so fest die Brust, dass ich mir sicher war, dass sie die Haut unter dem blassrosa Pullover verletzen würde, auf dem oben an der Schulter ein kleiner Brocken von getrocknetem Erbrochenem klebte. Diese kleine Unvollkommenheit faszinierte mich, denn sie stand in völligem Widerspruch zu Jennifers übriger Erscheinung. Sie sah überhaupt nicht wie eine Bäuerin aus, sondern trug eine enge schwarze Hose und große Creolen. Allerdings fehlte das Make-up. Zu einem solchen Outfit hätte sie Grundierung, Lippenstift, Lidschatten, Wimperntusche und Rouge auftragen müssen, doch ihr Gesicht war blass, fast grau. Ihr Haar wurde mit einem rosa Haarreifen aus dem Gesicht gehalten, und die Krönung des Ensembles, das eher in eine schicke städtische Umgebung gepasst hätte, war eine mit Rüschen besetzte Schürze, an der mit einer Hand ein Kleinkind zerrte. Das Mädchen, dem Spucke am Kinn herunterlief, hatte einen Daumen fest in den Mund gesteckt und betrachtete mich mit ihren großen braunen Augen. Ich lächelte sie an. Fast augenblicklich entzog ihre Mutter ihr die Schürze, und sie brach in Tränen aus, wobei sie vier neue Vorderzähne enthüllte.

Jennifer versuchte nicht, ihre Tochter zu trösten, sondern schob sie weg. Sie sah müde aus, als sie das Geschirr auf dem Abtropfbrett betrachtete, das darauf wartete, weggeräumt zu werden. Es wirkte wie ein Fremdkörper; alle Arbeitsflächen waren sauber und glänzten, als seien sie poliert worden. Es war eine Küche, wie meine Mutter sie sich gewünscht hätte, direkt aus den Seiten von *Homes and Gardens*.

»Es ist nicht so, dass ich meinen Mann nicht liebe. Das tue ich, wirklich. Er ist ein wunderbarer Mann. Ich kann es hier nur nicht aushalten.« Sie schien mit den Wänden zu sprechen, wie eine ländliche Version von Shirley Valentine, der Hausfrau aus Liverpool, die sich dabei ertappte, mit der Wand zu sprechen, während sie für ihren Mann das Essen zubereitete.

»Würden Sie mich einen Moment entschuldigen? Ich muss mal eben nach dem anderen sehen«, sagte sie, womit sie ihr zweites Kind meinte.

»Sollen wir eine kurze Pause machen?«, fragte ich.

»Möchten Sie eine Tasse Tee?«, erwiderte sie.

»Ja, das wäre schön. Wie lange wohnen Sie schon hier?«

»Vier Jahre und drei Monate – seit unserer Hochzeit. Ich weiß, dass ich nicht wie eine Bäuerin aussehe.« Sie hielt inne, während sie den Wasserkessel füllte. Als sie dann weitersprach, starrte sie aus dem Fenster und drehte den Kopf zur Seite, als könne sie so etwas anderes sehen, als ich es tat – eine Scheune, einen alten Traktor und einen Heuhaufen. »Ich habe früher PR-Arbeit gemacht.« Sie wandte sich mir zu und lächelte, doch ihr Lächeln erreichte nicht ihre Augen.

»Das war sicher sehr abwechslungsreich«, bemerkte ich.

»Ja, ich habe den Job wirklich geliebt. Ich vermisse ihn.«

»Wie haben Sie Ihren Mann kennengelernt?«

Ihr Blick wurde weicher. »Bei einer Landwirtschaftsmesse. Er hat sie organisiert und ich arbeitete für einen Sponsor. Er hat mir als Dank für meine Hilfe Blumen gekauft. Es waren weiße Rosen … meine Lieblingsblumen.«

Als sie wegging, um nach dem Baby zu sehen, dachte ich über die Launen des Schicksals nach. Zwei Menschen treffen sich zufällig, da sich ihre Lebenswege kreuzen. Sie gehen das Risiko ein, einander besser kennenzulernen, und beschließen zusammenzubleiben, ja sogar zu heiraten. Aber glauben sie wirklich, dass sie es schaffen werden, gut genug miteinander zu kommunizieren, um alle Probleme lösen zu können, die das Leben in den nächsten drei oder vier Jahrzehnten für sie bereithält?

»Es ist so ruhig hier«, fuhr sie fort, als sie wiederkam. »Mark versteht das nicht, weil er nichts anderes kennt. Seine Familie lebt seit vier Generationen hier, aber …«

Sie stand auf, um den Tee zu kochen, und stellte dann zwei Porzellantassen auf den Tisch. Wir machten mit den Fragen weiter, die sich vor allem um ihre Gemütslage drehten: ob sie unter Symptomen der Depression oder Angst litt, wie es um ihre Energie bestellt war, wie sie schlief und ob sie in der Lage war, das Leben zu genießen.

»Da gibt es noch etwas, was ich fragen muss. Etwas, was

ich jeden frage«, sagte ich, was tatsächlich stimmte. »Kommt Ihnen je der Gedanke, dass das Leben nicht lebenswert ist?«

Die Küchenuhr tickte laut in der Stille.

»Müssen Sie das aufschreiben?«, fragte sie schließlich.

»Nein, muss ich nicht.«

Wir wechselten einen Blick.

»Doch wie ich Ihnen anfangs erklärt habe, muss ich es Ihrem Arzt sagen, wenn es irgendetwas gibt, was Anlass zur Sorge um Ihre Sicherheit bietet.« *Und,* dachte ich, *die Sicherheit dieser Kinder, die dich zur Verzweiflung treiben.* Zumindest vermutete ich das.

»Was, wenn ich Ihnen erzähle, dass ich den Wunsch verspüre, mich umzubringen?«

»Tun Sie das?«

»Ich weiß es nicht. Vielleicht.«

»Wie oft haben Sie diesen Gedanken in den letzten Wochen gehabt?«

»Ähm ... Fast jeden Tag.«

»Und haben Sie es Ihrem Arzt gesagt?«

»Nein, ich kann nicht wirklich mit ihm reden.«

»Haben Sie es überhaupt jemandem gesagt?«

»Nein.«

»Wie nah sind Sie daran gewesen, es zu tun?«

»Ich weiß nicht. Ich denke ... nicht sehr nah.«

»Haben Sie irgendwelche Pläne geschmiedet?«

»Nein, nicht wirklich.«

»Was hat Sie davon abgehalten, es zu tun?«

Das ist eine wichtige Frage. Die Antwort darauf verrät, ob man tief durchatmen und zumindest für den Moment davon ausgehen kann, dass der Betreffende nicht gefährdet ist.

Sie neigte den Kopf in Richtung des Schlafzimmers mit

dem weinenden Kind und wandte sich von mir ab, sodass ich ihren Gesichtsausdruck nicht sehen konnte. Ihre nächsten Worte waren von einem Schluchzen begleitet.

»Ich möchte … Gott, ich möchte sie wirklich lieben, aber ich kann einfach nichts für sie empfinden. Verstehen Sie, was ich meine?« Sie umklammerte so fest ihre Schürze, dass ich glaubte, sie würde sie in Stücke reißen.

Ich nickte.

»Es wäre mir völlig egal, wenn sie nicht mehr da wäre. Verstehen Sie mich nicht falsch. Ich würde ihr nie etwas antun, aber alle sagen mir ständig, was für ein Glück ich habe. Ich habe einen guten Ehemann und ein wunderschönes Baby, und sie hier«, sie deutete auf das kleine Mädchen, das vom Teppich zu uns aufschaute, »sie zahnt gerade und hält uns die ganze Zeit wach. Ich empfinde das gar nicht als Glück. All das hat für mich keine Bedeutung. Ich fühle mich innerlich einfach taub, aber … Ich würde nichts tun, nein.«

Ich wollte ihr sagen, dass ich verstand, wie es sich anfühlte, dass ich wusste, wie es war, sich innerlich taub und tot zu fühlen. So war es mir nach dem Tod meines Vaters ergangen. Ich glaubte zu verstehen, was sie mir beschrieb, sagte aber nichts. Wir sahen einander einfach nur schweigend an, was etwas zum Ausdruck zu bringen schien, das keine von uns in Worte fassen konnte.

Plötzlich sprang die Tür auf und herein kam ein hochgewachsener, blonder Mann, der den Geruch des Bauernhofs mit sich brachte. Und während ich die beiden beobachtete, begann ich, Jennifers Geschichte zu verstehen.

Er ging zu ihr hinüber und legte ihr seinen riesigen Arm um die Schulter.

»Und wer ist das da?« Er deutete auf mich.

Seine Augen leuchteten tiefbraun in seinem langen, frisch

rasierten Gesicht – die Augen seiner Tochter. Er war wirklich attraktiv, und ich sah, dass er seine Frau liebte.

»Das ist die Ärztin. Ich habe dir erzählt, dass sie kommt, weißt du nicht mehr? Sie arbeitet im Krankenhaus an einer Studie.« Als sie ihn wegschob, huschte ein Schatten über sein Gesicht.

»Ich hab dir doch gesagt, du sollst nicht mit diesen Stiefeln hier reinkommen! Ich kann nicht ständig den Boden wischen und die Kleine könnte alles Mögliche aufheben«, schalt sie ihn.

»Tut mir leid, Schatz.«

Er sah mich beschämt an und lächelte. »Und können Sie ihr helfen, bessere Laune zu kriegen? Sie ist in letzter Zeit eine echte Nervensäge, stimmt's, Schatz?«

»Halt den Mund und geh und zieh dir andere Schuhe an, *bitte!*«

»Okay, okay.« Er setzte sich auf einen Stuhl neben dem Küchenherd und zog seine Stiefel aus.

»Ich bin hier, um …«, begann ich.

»Es geht um das Baby. Ich bin mit dem Baby in der Praxis gewesen …« Sie sah mich an, und ihre Gesten sowie ihr schriller Tonfall verrieten mir, dass sie nicht wollte, dass ich ihrem Mann irgendetwas von unserer Unterhaltung erzählte, etwas, was ich ohnehin nicht vorgehabt hatte. Er sah mich an und runzelte die Stirn. Ich glaubte, dass er verstand, worum es ging, dass er eine Vermutung hatte, aber ich war mir nicht sicher.

»Hast du der Ärztin gesagt, wie du dich fühlst?«, fragte er.

»Nein, dazu war keine Zeit.«

Er wirkte ratlos.

Sie setzte sich an den Tisch, und es schien, als würde sie gleich noch einmal in Tränen ausbrechen. Mein Instinkt sagte mir, dass es Zeit war, diese Menschen allein zu lassen.

»Ich sollte besser gehen. Ich werde Ihnen also in drei Monaten schreiben und zum Abschluss noch ein Formular zum Ausfüllen schicken. Ist das okay?«

Sie winkte ab. »In Ordnung.« Sie wollte eindeutig, dass ich ging.

Die Stimmung im Raum hatte sich bereits geändert. Ich spürte die wachsende Spannung zwischen ihnen. Sein jungenhafter Charme und seine Zuneigung gefroren angesichts ihrer stummen Feindseligkeit.

Jennifers Depression hatte nach der Geburt ihres ersten Kindes eingesetzt. Eine postnatale Depression kann hormonelle Ursachen haben, vor allem, wenn sie in den ersten Stunden oder Tagen nach der Geburt auftritt, doch in den meisten Fällen hängt sie mit sozialen Faktoren zusammen: einer anstrengenden Entbindung, der fehlenden Unterstützung von Ehemann und Familie, der Enttäuschung über das Muttersein und den enormen Veränderungen, die die Mutterrolle mit sich bringt. Die Menschen knüpfen hohe Erwartungen an das Kinderkriegen, von denen einige nie erfüllt werden können. Ein Kind wird die Probleme in einer Ehe nicht lösen und schiebt vielleicht nur den Punkt hinaus, an dem man sich ihnen stellen muss. Ein Kind zu bekommen, ist ein wichtiges Ereignis im Leben. Jennifer hatte sich noch nicht ganz von ihrer Depression erholt, als sie zum zweiten Mal schwanger wurde, was die Sache noch verschlimmerte. Doch das eigentliche Problem, der Faktor, der ihre Gesundung verhinderte, war ihr Gefühl, völlig abgeschnitten von der Welt zu sein, in der sie vorher gelebt hatte. Als sie den Fragebogen ausfüllte, den ich ihr drei Monate später zusandte, war ihre Gemütslage nicht besser. Das lag vermutlich daran, dass sich für sie nichts geändert hatte, doch mit Sicherheit werde ich es nie wissen. Wie viele Frauen mit kleinen Kindern unter fünf Jahren, die keine Arbeit außerhalb des Hauses und keine Vertrauensperson haben, mit der sie über ihre Gefühle sprechen können, hatte Jennifer ein erhöhtes Risiko, depressiv zu werden (wie der Soziologe George Brown in umfangreichen Forschungen gezeigt hat). Sie musste reden, schien jedoch unfähig zu sein, über ihren Kummer zu sprechen.

Das letzte Bild, das ich von dem Bauern und seiner Frau vor Augen habe, ist, dass sie an der Spüle stand und er, während er neben dem Herd saß, seine sauberen Hausschuhe anzog. Ich fragte mich damals, was aus ihnen geworden war. War es ihnen je gelungen, den Funken einer Verbindung wiederzugewinnen, der sie zusammengebracht hatte, oder führten sie beide ihr Leben so weiter, zusammen und doch getrennt?

So viele Menschen haben keine vertrauensvolle Beziehung zu der Person, mit der sie ihr Bett teilen. Sie fürchten sich davor, einsam zu sein, doch so nahe mit jemandem zusammen zu sein, mit dem man nicht über seine alltäglichen Hoffnungen und Ängste sprechen kann, führt zwangsläufig zu einem akuten Gefühl der Einsamkeit. Zu oft können sie sich nicht trennen, gewöhnlich aus finanziellen Gründen, oder sind unfähig, ihren Partner davon zu überzeugen, sich gemeinsam Hilfe für ihre Beziehung zu suchen. Stattdessen leben sie in einer Art Schwebezustand – eine emotionale Sackgasse.

Vielleicht war mir die Unterhaltung mit Jennifer im Gedächtnis geblieben, weil die Bauernküche Erinnerungen an die unterschwellige Unzufriedenheit und die unerfüllten Erwartungen wachgerufen hatte, die, wie mir langsam bewusst wurde, während des größten Teils meiner Kindheit die Ehe meiner Eltern gekennzeichnet hatten. Mir war auch klar geworden, dass mich die Angst vor Einsamkeit nach dem Tod meines Vaters an einer Auseinandersetzung mit den Unzulänglichkeiten meiner eigenen Ehe gehindert hatte. Auch mein Leben hatte emotional »auf Eis gelegen« – eine aufgeschobene Zukunft.

Ich dachte an Jennifer, während ich mich auf einen großen Stein beim Mühlencottage setzte und die Aussicht betrachtete: die Wellen, die vom Wind aufgepeitscht wurden, die purpurfarbenen Hügel, die sich scheinbar aus dem Meer erhoben, und die geradezu überwältigende Schönheit dieses Ortes. Ich verstand den Schmerz der Einsamkeit – die schreckliche Angst, dass ich für den Rest meines Lebens allein sein würde, dass eine Zeit kommen würde, in der ich morgens nie wieder die körperliche Wärme eines neben mir schlafenden Geliebten spüren würde. Die Angst, dass niemand da sein würde, dem ich auf die Nerven gehen könnte, indem ich beim gemeinsamen Abendessen über den Einfluss der Politiker auf den National Health Service klagte, keiner, der mich umarmte und mir sagte, ich solle aufhören, über meine Arbeit zu reden, und meine Mahlzeit essen, bevor sie kalt wurde. Ich hatte Angst davor, zu jenen alten Frauen zu gehören, die alleine sterben und in ihrer Küche gefunden werden, nachdem man sie mehrere Wochen lang nicht gesehen hat, Frauen, die offensichtlich eines »natürlichen« Todes gestorben sind, aber von ihren hungrigen Katzen zernagt wurden, sodass die tatsächliche Todesursache nicht festgestellt werden kann.

Wie viele meiner Patienten hatte ich Angst, mich einsam und vom Rest der Welt abgeschnitten zu fühlen. Isolation, Einsamkeit und Depressionen sind eng miteinander verbunden. Von anderen getrennt zu sein, kann dazu beitragen, dass wir depressiv werden, und auch unsere Gesundung hinauszögern. Das Problem ist, dass wir, wenn wir depressiv werden, oft anfangen, uns aktiv von anderen zu isolieren, weil es in diesem Zustand schwierig ist zu reden, die Gesellschaft anderer zu genießen oder jemandem zu vertrauen. Dadurch geraten wir in einen Teufelskreis, der zu noch größerer Isolation und damit zu einer noch niedergeschlageneren Stimmung führt. Die Lösung ist nicht einfach immer nur die, sich wieder mit Menschen zu umgeben. Diejenigen, die von Natur aus gesellig sind, vermissen die Gesellschaft anderer mehr als die Introvertierten, die vielleicht Zeit für sich brauchen, um sich von dem Stress von zu viel Interaktion zu erholen – etwas, womit ich mich sehr gut identifizieren kann. Wenn wir deprimiert sind, haben wir vielleicht ein besonders zwiespältiges Gefühl dabei, draußen in der Welt mit anderen Menschen zu sein.

Als ich dort vor dem Cottage saß und die Aussicht betrachtete, wusste ich, dass ich dabei war, Wege zu finden, mich meiner Angst vor dem Alleinsein zu stellen. Ich lernte, diese Angst anzunehmen, sie zu ertragen und einzuschätzen. Viele von uns brauchen Zeit für sich, um Dinge zu tun, die sie ansonsten einfach nicht tun könnten: lesen, schreiben, kreativ sein. In seinem Buch *Solitude* schreibt Anthony Storr, dass die Fähigkeit, allein zu sein, selbst bei jenen, die nicht kreativ sind, ein Zeichen persönlicher Reife ist und dass wir nicht alle erfolgreiche Beziehungen führen müssen, um eine gewisse Zufriedenheit im Leben zu erlangen.

Die buddhistische Philosophie und Praxis hat zum Konzept der »Achtsamkeit« beigetragen. Dabei geht es darum, dass wir uns öffnen und unser inneres Selbst kennenlernen – dass wir schmerzliche Gedanken wahrnehmen, statt sie zu unterdrücken, und der Gegenwart unsere volle Aufmerksamkeit schenken. Damals wusste ich noch nichts davon, doch während ich mich darauf konzentrierte, den Alltag im Cottage zu bewältigen – mein Essen vorzubereiten und zu kochen, die zwei Meilen zum Laden und zurück zu gehen, zu lesen, am Tisch beim Fenster zu schreiben und den Ausblick aufs Wasser zu zeichnen –, begann ich, einige Techniken der Achtsamkeit zu praktizieren, und entdeckte dabei, dass es gar kein so schrecklicher Zustand war, allein zu sein.

Viele von uns haben Angst vor der Einsamkeit. Wir alle brauchen – in größerem oder geringerem Maße – die Gesellschaft anderer, um mit ihnen über unsere Gefühle, Ängste und Sorgen zu sprechen. Ich glaube jedoch auch, dass wir unsere Einsamkeit willkommen heißen und sogar genießen können, indem wir lernen, mit uns selbst zu »sein«. Wenn wir das tun, können wir ein größeres Gefühl dafür entwickeln, wer wir sind, und besser verstehen, was wir anderen geben können. Jeder von uns muss die ideale Balance zwischen Intimität und Alleinsein finden.

8

Vertrauen

Egal ob man für eine Therapie bezahlt oder nicht, wichtig ist, dass man zu einem gewissen Grad darauf vertraut, dass das Gespräch wirklich therapeutischen Charakter hat und eine Änderung ermöglicht. Um das zu erreichen, muss der Therapeut vielleicht die Ängste ansprechen, die der Patient vor der Therapie haben könnte. Einige Menschen – vor allem diejenigen, die depressiv sind, weil sie traumatische Verluste erlitten haben – müssen lernen, anderen wieder zu vertrauen. Sie werden Angst haben, ein Risiko einzugehen, weil sie nicht noch einmal den Schmerz des Verlustes erleben möchten. Andere, die aufgrund der Unzuverlässigkeit oder des Verlusts ihrer Eltern eine schwierige Kindheit hatten, haben vielleicht nie in ihrem Leben eine vertrauensvolle Beziehung erlebt. Bei ihnen wird der Prozess viel langsamer vonstattengehen und mit Unsicherheit und der Angst behaftet sein, jemanden nahe an sich heranzulassen.

Anne wartete auf mich an der Rezeption der psychotherapeutischen Abteilung, in die ich nach wie vor jede Woche kam, um meine Therapieausbildung fortzusetzen. Sie war eine Unistudentin Anfang zwanzig. Ich wusste, dass sie bereits bei meinem Supervisor gewesen war und sich einverstanden erklärt hatte, zu mir zu kommen. Doch sie schien der Sache ziemlich gleichgültig gegenüberzustehen, zumindest nach außen hin. Ich stellte mich vor und wir nahmen in einem kleinen Raum auf der Hinterseite des Gebäudes mit Blick auf den Garten Platz. Unsere Stühle standen nicht einander gegenüber, sondern im rechten Winkel zueinander.

Ich eröffnete das Gespräch, um Anne zum Sprechen zu bringen. »Ich weiß ein bisschen darüber, warum Sie hierherkommen wollten, aber es wäre gut, wenn Sie mir ein wenig mehr darüber erzählen könnten …«

»Okay. Meinetwegen …« Eine so unmittelbare Abfuhr hatte ich nicht erwartet. Es schien, als habe unser erstes Treffen keine große Bedeutung für sie, doch ich ließ mich nicht abschrecken.

»Also …«

Ich machte keine Anstalten, das Schweigen zu beenden, und nach und nach begann sie zu erzählen. Sie berichtete eine Weile mit monotoner Stimme von ihrem Alltagsleben – Problemen mit ihrer Unterkunft und mit Geld –, doch das, was sie sagte, fühlte sich losgelöst von ihren inneren Gefühlen an, als kämen wir an die eigentlichen Probleme noch nicht richtig heran. Die meiste Zeit starrte sie auf den Gurt der Handtasche, die auf ihrem Schoß lag. Sie wickelte ihn um ihre Finger, als sei sie bereit, die Tasche zu schnappen und hinauszulaufen.

Dann sagte sie plötzlich: »Doch zuerst muss *ich* etwas wissen. Wem werden Sie von all dem erzählen? Was davon wird in die Akten meines Hausarztes eingehen? Wer muss davon wissen?«

Sie schaute mich direkt an. Es war nur verständlich, dass sie mich nach der Vertraulichkeit der Informationen fragte und nicht wollte, dass wirklich Persönliches – das, wie man mir gesagt hatte, mit ihrer schwierigen und manchmal schmerzlichen Beziehung zu ihrem Vater zu tun hatte – unnötig detailliert in Briefen an ihren Arzt dargelegt wurde. Doch ich vermutete, dass es noch etwas anderes gab.

»Nun, Sie haben recht, mich danach zu fragen. Ich werde Ihrem Hausarzt schreiben, ihm jedoch nur die Informationen geben, die er wirklich braucht. Aber ...« Ich schluckte und stellte eine Vermutung an, die auf meinem Instinkt für das, was genau in diesem Augenblick zwischen uns geschah, basierte: »Ich frage mich, ob ... Wollen Sie vielleicht sagen, dass Sie sich nicht sicher sind, ob ich jemand bin, dem man wirklich vertrauen kann?«

Ich ging noch immer zu E. zur Therapie und vertraute ihm inzwischen vollkommen.

»Und«, fragte E., »werden Sie das Risiko eingehen? Sich darauf einlassen?« Wir sprachen über die Möglichkeit einer neuen Beziehung.

»Nein, ich will all das nicht noch einmal durchmachen, noch nicht. Ich habe ihm gesagt, wir sollten es nehmen, wie es kommt.«

E. lächelte und schaute hinab auf seine Hände. Er schien sich über mich lustig machen zu wollen und das gefiel mir nicht.

»Sind Sie sicher?«, fragte er.

»Ich glaube, ich bin noch nicht wirklich bereit, wieder ein Risiko einzugehen.«

Nicht lange nachdem ich aus Schottland zurückgekehrt war, hatte mir ein Mann auf der Straße seine Hilfe angeboten, als ich mich abmühte, die Scheinwerfer von meinem Mini abzuschrauben. Ich kannte ihn schon vom Sehen, denn er wohnte nur ein paar Türen weiter. Dort war er vor Kurzem mit einer attraktiven Frau eingezogen, die, wie ich angenommen hatte, seine Freundin oder vielleicht sogar seine Frau sein musste.

»Sind das Ihre Katzen?«, hatte er mich lächelnd gefragt. Mein großer schwarz-weißer Kater Samuel hatte auf der Motorhaube seines Autos gesessen und die Wärme des Motors aufgesaugt, während Sams Schwester Suzy ganz in der Nähe in der Einfahrt herumstreifte. Ich merkte, dass Sam versuchte, sich bei unserem neuen Nachbarn einzuschmeicheln.

»Ja, das sind meine. Mögen Sie Katzen?« Ich brauchte die Frage nicht zu stellen, so wie er mich nicht fragen musste, ob die Katzen mir gehörten, denn das wusste er bereits. Es sollte nur das Gespräch in Gang bringen.

Nach mehreren Monaten, in denen wir uns als Nachbarn und dann als Freunde kennengelernt hatten, begann ich schließlich, mich regelmäßig mit ihm zu treffen: mit John, dem Mann, der Katzen mochte, oder, um genau zu sein, dem Mann, den die Katzen liebten. Ich fand heraus, dass die Person, mit der er zusammenwohnte, nicht seine Frau oder seine Freundin war, sondern seine Schwester.

»Es ist also nichts Besonderes.« E. hob eine Augenbraue und bedachte mich mit einem seiner fragenden Blicke. Er glaubte mir nicht.

»Nein!«

Noch während ich es sagte, wusste ich, dass es eine Lüge

war. Der Mann, den die Katzen liebten, wurde mein Gefährte und auch mein Geliebter.

E. blieb eine Art Sicherheitsnetz in meinem Leben, und ich dachte, er würde so lange da sein, wie ich ihn brauchte. Mir war jedoch auch bewusst, dass ich diese Phase meines Lebens irgendwann hinter mir lassen und versuchen musste, eine andere Phase einzuläuten, »von zu Hause wegzugehen« und mich von meinen Eltern zu trennen – nicht nur körperlich, sondern auch emotional. Eines Tages änderte sich dann alles. Ich hatte E. in den vergangenen drei Jahren, abgesehen von einigen Monaten, in denen er krank gewesen war, eine Stunde pro Woche gesehen, aber plötzlich war er nicht mehr da.

Seine Sekretärin rief mich an, um die Sitzung abzusagen, erklärte seine Abwesenheit jedoch nicht. »Sie werden per Post einen anderen Termin erhalten«, sagte sie. »Jemand wird ihn vertreten.«

Doch nichts kam. Ich wollte sowieso nicht zu jemand anderem.

»E. kommt nicht zur Arbeit, weil er Depressionen hat«, sagte jemand bei einem Meeting. »Wusstest du das?«

Sie wussten nicht, dass ich eine Therapie bei ihm gemacht hatte. Ich war nur A. N. Other.

Ich rief noch einmal seine Sekretärin an. »E. arbeitet nicht mehr hier«, sagte sie in ziemlich kaltem, abweisendem Ton. »Ich darf dazu nichts sagen.«

Ich war schockiert, konnte jedoch nichts anderes tun als das, was ich zuvor getan hatte, wenn ich jemanden verlor, der mir sehr nahe stand. Ich verschloss die Gefühle tief in meinem Inneren.

Ich erwog nicht, mir einen anderen Therapeuten zu suchen – ich dachte, niemand könne E. ersetzen. Zudem verlief mein Leben in so geordneten Bahnen, wie ich es nie zuvor erlebt hatte. Ein paar Jahre vergingen, in denen ich immer mehr Zeit mit John verbrachte und erkannte, dass er in der Tat sehr wichtig für mich war. Ich kam beruflich voran, und zum ersten Mal seit Langem schien es in meinem Leben nicht mehr diese langen Phasen roher, qualvoller Emotionen zu geben, an die ich mich beinahe gewöhnt hatte. Doch irgendwann empfand ich tief in meinem Inneren erneut ein Gefühl zunehmender Verzweiflung, das tiefer war als meine gewöhnlichen Stimmungstiefs: ein Gefühl, etwas nicht abgeschlossen zu haben, sowohl in der Vergangenheit als auch in der Gegenwart, und das Gefühl, dass beides wie von einer Spinne in ein unsichtbares Netz eingewoben wurde. Schließlich nahm ich Kontakt mit einem Kollegen in einer nahe gelegenen Stadt auf, der mir einen angesehenen Therapeuten empfahl.

In Alan Parkers Film *Fame – Der Weg zum Ruhm* gibt es eine Szene, in der einer der Protagonisten einen Therapeuten aufsucht. Nachdem er all seinen Mut zusammengenommen hat, das Gebäude zu betreten und um Hilfe zu bitten, fragt die Empfangsdame, ob er mit Visa oder mit Mastercard bezahlen wird. Das hat mich immer gestört, weil es die Therapeuten-Patienten-Beziehung auf einen Eintrag auf dem Kreditkartenauszug reduziert. Es gibt jedoch viele Therapeuten, die glauben, dass die finanzielle Transaktion ein wichtiger Teil des therapeutischen Prozesses ist. Man wird eher etwas schätzen und an etwas arbeiten, für das man bezahlen muss.

Geld war ein Thema, das Anne angesprochen hatte, als sie nach und nach emotional stärker in unsere Gespräche involviert zu sein schien.

»Es kümmert Sie nicht wirklich, was mir passiert ist. Sie sind nur hier, weil Sie dafür bezahlt werden«, warf sie mir plötzlich eines Nachmittags ziemlich wütend an den Kopf. Diese Aussage war ihr offenbar wichtig, und obwohl die Worte an mich gerichtet waren, hatte ich die Vermutung, dass sie eher etwas mit ihren Gefühlen in Bezug auf andere Menschen in ihrem Leben zu tun hatten und dass sie diese Gefühle auf mich projizierte.

»Die Tatsache, dass ich bezahlt werde, bedeutet also, dass es mich nicht kümmert, was mit Ihnen geschieht?«

Sie starrte mich an. Wir schienen endlich auf eine »Gold-ader« gestoßen zu sein, wie einer meiner nordamerikanischen Lehrer es nannte, wenn man an die Dinge herankam, die wirklich zählten.

»Ich weiß nicht … vielleicht … ich bin mir nicht sicher.« Sie wendete den Blick ab und schaute durchs Fenster hinaus in den Garten, auf den Rasen. Der Duft von frisch gemähtem Gras hatte sich im Sprechzimmer ausgebreitet. Ein Gärtner entsorgte es in eine Abfalltonne beim Tor. Sie beobachtete ihn aufmerksam und schwieg.

»Es ist schwierig für Sie, darüber zu sprechen«, sagte ich. Sie nickte, schaute mich aber noch nicht an.

Fünf Minuten später sagte ich ihr, dass unsere Zeit vorbei sei, und sie murmelte »Auf Wiedersehen« und verließ den Raum.

»Bis nächste Woche«, rief ich ihr nach.

An einem Frühlingsnachmittag ging ich zum ersten Mal zu meinem neuen Therapeuten. Ich traf eine Viertelstunde zu früh ein und saß dann ein paar angstvolle Minuten lang draußen in meinem Auto, bevor ich genau zur vereinbarten Zeit den Mut aufbrachte, den großen eisernen Türklopfer anzuheben. Das Erste, was mir an diesem Ort auffiel, war der Geruch, der schwache Duft dessen, was ich für aufsteigende Feuchtigkeit hielt, vermischt mit ekelhaftem Bohnerwachs. Dies war das Zuhause des Therapeuten, und es war eingerichtet, als stecke er in einer Zeitschleife fest, in den 1920ern. Dazu passte auch der ziemlich elegante dreiteilige Tweedanzug, den er trug. Er führte die Sitzungen in einem Zimmer im hinteren Bereich eines Reihenhauses mit Blick aufs Moor durch. Seltsame exotische Pflanzen – von denen einige leicht als Palmenarten erkennbar waren, andere dunkle, samtartige Blätter in verschiedenen Grün- und Schokoladenbrauntönen hatten – sprossen hier und da aus farbenreichen viktorianischen Töpfen hervor. Im Kamin befand sich ein Kaminschirm aus angelaufenem Messing mit einem verblassenden Blumenbild darauf. Ein altes Heizgerät mit zwei Heizstäben hatte alle Mühe, den Raum zu heizen, und das Sofa fühlte sich hart und uneben unter meinen Oberschenkeln an. Der Therapeut saß mir diagonal gegenüber in einem Ohrensessel. Er hatte die Ellbogen angewinkelt und die Hände wie zu einem stummen Gebet gefaltet.

»Ich habe als Psychologe beim Nationalen Gesundheitsdienst angefangen, mich jedoch vor drei Jahren selbstständig gemacht«, erklärte er.

Das war in Ordnung für mich. E. war auch Psychologe, und ich hielt es nicht für nötig, zu einem Psychiater zu gehen. Aber ich wusste das ohnehin schon, denn er hatte es mir erzählt, als ich ihn anrief, um den Termin zu vereinbaren.

»Und ich halte jetzt auch Vorlesungen an der Uni.«

Ich schaute hoch zu der Reiseuhr auf dem dunklen, kunstvollen Mahagoni-Kaminsims. Fünf Minuten waren bereits vergangen. Fünfundvierzig blieben mir noch, wenn seine Sitzungen fünfzig Minuten dauerten.

»Das Erstgespräch kostet vierzig Pfund«, fuhr er fort.

Meine Nagelhaut blutete und brannte. Ich hatte draußen im Auto daran herumgekaut.

»Wenn wir anschließend übereinkommen weiterzumachen, sind die Bedingungen: 35 Pfund die Stunde, zahlbar vier Wochen im Voraus.«

Kein Laut war zu hören, nur das Ticken der Uhr.

»Falls Sie noch etwas wissen möchten, fragen Sie.«

Das Schlagen einer anderen Uhr im Flur unterbrach die lange Stille. Das Feuer gab einen seltsamen Brummton von sich. Ich saß auf meinen Händen, um sie warm zu halten, und rutschte unruhig hin und her. Ich konnte die Stille nicht ertragen. Warum sagte er nichts? Fragte mich nichts? Ich wusste nicht, wie ich anfangen sollte.

»Ist Ihnen kalt? Ich stelle die Heizung an.«

Er verließ den Raum. Wenige Augenblicke später hörte ich irgendwo unter uns eine Pumpe tuckern. Der Heizkörper hinter mir antwortete mit einem leisen Rumpeln.

»Ich weiß nicht, wo ich anfangen soll«, sagte ich.

Es gab so vieles, was ich ihm erzählen konnte, aber ich wusste nicht, ob er es verstehen würde, sodass es mir schwerfiel, etwas zu sagen. Er saß vollkommen still da, wie ein Richter in einem Gerichtssaal, der kurz davor ist, ein Urteil zu verkünden.

»Irgendwie frage ich mich, warum Sie gekommen sind.« Ich registrierte eine Spur von Ungeduld in seiner Stimme, wenngleich ich sehen konnte, dass er sich große Mühe gab, keinerlei Emotionen zu zeigen.

»Ich fühle mich schon wieder viel besser«, hörte ich mich abwehrend sagen, obwohl es nicht stimmte. »Deswegen weiß ich nicht wirklich, ob es nötig ist, dass ich hierherkomme.«

»Es muss etwas gegeben haben, über das Sie sprechen wollten, als Sie mich angerufen haben ...«

»In meinem Leben ist viel passiert.« Ich atmete tief aus.

»Viel passiert?«

»Als ich jünger war. In meiner Familie ... und in letzter Zeit auch.« Ich beschloss, das Risiko einzugehen, ihm ein wenig davon zu erzählen – die gut einstudierten Teile.

»Mein Vater ist plötzlich gestorben. Ich hatte angefangen, vieles, was mit seinem Tod zu tun hat, mit meinem vorherigen Therapeuten zu bearbeiten, doch der ist irgendwann nicht mehr zur Arbeit gekommen.«

Er hatte am Telefon angedeutet, dass er E. nur vom Hörensagen kenne. Ich hätte ganz leicht ohne die Hilfe eines Experten zu dem Schluss kommen können, dass ziemlich unzuverlässige Vaterfiguren eine Rolle in meinem Leben spielten. Kein Wunder, dass ich Schwierigkeiten hatte, Männern zu vertrauen. Doch der Therapeut schien nicht zu spüren – oder wenn er es tat, ließ er es sich nicht anmerken –, dass ich Schwierigkeiten hatte, *ihm* zu vertrauen. Ich wollte, dass er sagte: »Es muss für Sie nach allem, was passiert ist, schwierig gewesen sein, herzukommen und mit jemand Neuem zu sprechen«, doch das tat er nicht. Es ist etwas, was ich meine Studenten lehre: Wenn der Patient Probleme hat, sich zu äußern, sprechen Sie den Prozess an. Doch dieser Therapeut saß einfach nur da und schaute mich an. Ich sagte nichts, denn ich wollte ihm nicht meine Angst und Unsicherheit anvertrauen.

Aus einem anderen Raum drang erneut das Schlagen einer Uhr herüber. Eine Dreiviertelstunde war vergangen.

»Ich denke, dies sind Probleme, an denen wir arbeiten könnten, aber es würde dauern.«

»Wie lange?«

»Ein paar Monate, vielleicht auch ein bisschen länger.«

»Also ...« Ich zögerte einen Moment lang, denn es war mir peinlich, über Geld zu reden, aber ich wollte nicht etwas »Falsches« machen, was später vielleicht auf die Art ausgelegt wurde, in der Psychoanalytiker die verborgenen Bedeutungen dessen interpretieren, was ihre Patienten tun oder sagen. »Soll ich Sie jetzt bezahlen?«

»Ja, bitte, ein Scheck für vier Wochen wäre gut.«

Aber wollte ich wirklich weitermachen? Ich war mir nicht sicher.

Nachdem wir uns drei Monate lang regelmäßig getroffen hatten, verkündete Anne eines Nachmittags bei ihrer Ankunft: »Ich will nicht mehr hierherkommen.«

Wir hatten einige Fortschritte gemacht. Sie hatte angefangen, mir von ihrer schwierigen und distanzierten Beziehung zu ihrem Vater zu erzählen. Ich vermutete, dass es etwas sehr Schmerzliches gab, worüber sie noch sprechen musste, wollte sie aber auf keinen Fall drängen.

»Ich frage mich nur, warum«, begann ich. »Ich vermute ...«

Plötzlich brach sie in Tränen aus. Die zierliche junge Frau wurde von heftigen Schluchzern geschüttelt und Tränen durchnässten ihre Bluse.

»Ich kann nicht ... Ich will nicht ...«

Sie war so verzweifelt, dass ich mich instinktiv vorbeugte und die Hand ausstreckte.

»*Berühren* Sie mich nicht! Kommen Sie nicht in meine Nähe!«

Sie reagierte so plötzlich und heftig, dass wir beide erschrocken waren. Ein paar Augenblicke lang saßen wir schweigend da.

Dann sagte sie: »Jeder in meinem Leben, der gesagt hat, dass er mich mag, hat mich verletzt.«

»Sie verletzt ... auf welche Art?«

»Sie wissen, was ich meine.«

Es dauerte eine Weile, doch schließlich sagte sie es mir. Es hatte nicht nur mit ihrem Vater, sondern auch mit ihrer Mutter zu tun, was einen Teil ihrer Angst erklärte, als ich die Hand ausgestreckt hatte, um sie zu trösten. Und es ging nicht nur um körperlichen und emotionalen Missbrauch, sondern auch um sexuellen. Diejenigen, denen sie am meisten hätte vertrauen können sollen, hatten sie auf die abscheulichste Weise betrogen.

»Was werden Sie tun?«, fragte sie mich am Ende der Sitzung. »Denken Sie, ich sollte eingesperrt werden? Bin ich verrückt, weil ich das über sie sage?«

»Nein, ich glaube nicht, dass Sie verrückt sind«, erwiderte ich. Viele Menschen, die mir derlei Dinge über ihr Leben erzählen, befürchten nicht nur, dass man ihnen nicht glauben wird, sondern auch, dass ihre Aussagen Folgen haben werden.

»Was Sie mir gesagt haben, bleibt hier.« Noch während ich es sagte, wusste ich, dass es einige Ausnahmen gab, vor allem, wenn Annes Eltern noch immer für jemanden – und insbesondere ein Kind – eine Gefahr darstellten. Ich holte tief Luft und fuhr fort: »Aber es gibt ein paar Dinge, die ich überprüfen muss.«

Ich ging vier Monate lang zu dem neuen Therapeuten. Die ganze Zeit über wusste ich nicht, ob ich zu Beginn oder am Ende einer Sitzung bezahlen sollte. Das Überreichen des Schecks nahm eine Bedeutung an, die ich nicht erklären konnte. Die Entscheidung, die Therapie bei ihm zu beenden, traf ich ziemlich spontan. Ich parkte mein Auto, wie üblich zu früh, saß einen Moment lang da und begutachtete den jüngsten Schaden, den ich meinen Fingern zugefügt hatte. Ich hatte Angst, durch die Tür zu gehen.

Er öffnete sie beim ersten Klopfen. Einen Moment lang glaubte ich, in seinem Gesicht eine Spur von Freude zu erkennen, mich zu sehen, doch dann nahm er wieder seine analytische Persona an – wurde zu einer Person ohne erkennbare Identität –, auf die ich, zumindest der psychoanalytischen Theorie zufolge, meine Ängste und Fantasien projizieren sollte. Er würde sie dann für mich interpretieren und mit der Interpretation würde die Einsicht kommen … Nun ja, ich wusste nicht wirklich, was kommen würde. Ich kannte meine Ängste und Fantasien ziemlich gut. Warum hatte ich während der Sitzungen nicht mit ihm darüber geredet? Ich bezahlte ihn – keine unbedeutende Summe – für seine Sachkompetenz.

»Ich glaube nicht, dass ich wiederkommen werde«, sagte ich plötzlich, als ich jenseits der Mauer die Sonne hinter den Hügeln untergehen sah.

»Sie haben mich noch für zwei weitere Sitzungen in diesem Monat bezahlt. Vielleicht könnten wir ein richtiges Enddatum festlegen, wenn Sie wirklich aufhören wollen.«

»Das will ich.« Ich spürte ein Gefühl der Erleichterung.

»Darf ich fragen, warum?«

Er schien verletzt zu sein. Seine Stimme, die gewöhnlich bedächtig klang, war eine Tonlage höher gerutscht.

»Ich glaube nicht, dass es funktioniert. Vielleicht bin ich nicht bereit, noch einmal damit anzufangen. Ich glaube, man muss dazu bereit sein, oder?«

Er entspannte sich sichtlich, und ich erkannte, dass ich nicht ihn verletzt hatte, die wirkliche Person in seinem Inneren, sondern den Therapeuten. So wie ich die Patientin gespielt hatte, so hatte er die Rolle des selbstständigen Psychotherapeuten gespielt, der mit seinem Lebensentwurf und seiner Leistung ziemlich zufrieden zu sein schien. Ich hatte nach drei Monaten keine bessere Vorstellung davon, wer er war, als nach unserer ersten Begegnung. Ich hatte sein Ego gekränkt: Er hatte gedacht, ich zweifle vielleicht seine Fähigkeiten an. Ich bot ihm eine weiche Landung, indem ich sagte, dass es nicht an ihm, sondern an mir liege.

Doch das stimmte nicht ganz, weil seine Qualifikationen und sein Lebenslauf nicht das waren, was ich von ihm bekommen wollte. In erster Linie wollte ich spüren, dass es ihm wichtig war, ob ich lebte oder starb. Da es ihm an dieser grundlegenden Menschlichkeit fehlte, hatten sich die Sitzungen bei ihm im besten Fall wie eine Art Pflicht und im schlechtesten Fall wie eine Fehlinvestition angefühlt. Die Emotion, die er hauptsächlich in mir hervorgerufen hatte, war Zorn über eine vergeudete Chance. Wir hatten nie wirklich eine tiefere Ebene als diese erreicht, doch jetzt empfand ich eine irgendwie seltsame und paradoxe Art von Mitleid mit ihm, sodass ich glimpflich mit ihm verfuhr. Er tat, was zu tun er gelernt hatte, doch mit einer mechanischen Distanziertheit: Er erledigte seinen Job, aber ohne wirkliches Engagement oder Leidenschaft. Weder in der Therapie noch im Leben lassen sich echtes Vertrauen und Fürsorge vortäuschen und man kann sie nicht kaufen.

Anne kam fast ein Jahr lang jede Woche zu mir zur Therapie. Nach und nach fühlte sie sich in der Lage, mir die schrecklichen Details dessen, was ihr passiert war, anzuvertrauen. Wir sprachen darüber, ob sie zur Polizei gehen solle, doch das wollte sie nicht. Sie hatte keine Geschwister, sodass kein Grund bestand, das Jugendamt zu informieren – hätte sie welche gehabt, hätte ich dies tun müssen, eine der möglichen Ausnahmen von der Regel in puncto Vertraulichkeit.

»Manchmal fühlt es sich an, als würden Sie sich darum sorgen, was mit mir geschieht«, sagte sie ein paar Wochen nach ihrem Ausbruch. Ein Fenster der Hoffnung hatte sich geöffnet.

»Ja, das stimmt«, erwiderte ich und meinte es auch.

Wir wussten, dass wir irgendwann Abschied nehmen mussten; nach zwölf Monaten war wahrscheinlich Schluss mit unseren Treffen. Wenn ich die Sache nicht wirklich wichtig genommen hätte, hätte das Ende vielleicht keine Rolle gespielt, sondern wäre für uns beide eine Erleichterung gewesen. Aber wenn Anne nie erlebte, dass jemand sich wirklich dafür interessierte, was mit ihr geschah, hatte sie vielleicht nie größere Erwartungen an ihre zukünftigen Beziehungen und riskierte es möglicherweise nie, jemanden gernzuhaben, der sie wirklich liebte. Anne musste versuchen zu glauben, dass sie jemandem vertrauen konnte, ohne von ihm verletzt zu werden, statt dazu beizutragen, dass ihre geringen Erwartungen bestätigt wurden, indem sie immer wieder Leute wählte, die sie im Stich ließen.

»Ich werde Sie vermissen«, sagte sie.

»Und ich werde Sie auch vermissen«, erwiderte ich.

»Ehrlich?« Sie schaute auf zu mir. Sie lächelte, doch in ihren Augen standen unvergossene Tränen.

»Ja, ehrlich. Glauben Sie mir?«

Nach einer Pause sagte sie schließlich: »Ja. Ich denke schon.«

Auch ich brauchte das Gefühl, dass ich jemandem so wichtig war, dass er mir helfen würde, die schrecklichen Gefühle in Schach zu halten, die manchmal noch immer in mir den Wunsch weckten, alle wegzustoßen und mir selbst und denen, die mir nahestanden, Schmerz zuzufügen. Ich hatte mich sicher genug gefühlt, um E. diese dunkleren Teile meiner Psyche zu offenbaren, und ich ließ es immer mehr zu, dass auch John mich wirklich kennenlernte. Ich begann darauf zu vertrauen, dass er nicht weglaufen würde, zu glauben, dass er die verschiedenen Aspekte dessen, was mich »ausmachte«, akzeptieren, d. h. nicht nur an der helleren Seite meiner Persönlichkeit Gefallen finden, sondern auch die dunkle Seite tolerieren oder sogar wertschätzen würde. Ich empfand dies als Erleichterung, aber auch als fürchterliches Risiko, denn schließlich konnte ja auch er verschwinden.

Wie auch immer die Therapieform aussehen mag, sie wird ineffektiv sein, wenn Therapeut und Klient keine positive und respektvolle Arbeitsbeziehung herstellen können. Ohne eine solche wird man nie in der Lage sein, genug Vertrauen in den Therapeuten zu entwickeln, um ihn im emotionalen Dreck seines Lebens herumgraben zu lassen.

9

Zwänge

Manchmal ist es sehr schwierig, aus der Beziehung zwischen Sucht, Zwang und Abhängigkeit schlau zu werden. Alle drei stehen im Zusammenhang mit der Depression, doch auf unterschiedliche Weise, sodass die Grenzen verschwimmen können, wenn die Probleme massiver werden. Aufgrund meiner eigenen klinischen Erfahrung weiß ich jedoch nur allzu gut, dass viele Menschen sich darauf verlassen, dass Alkohol und andere Drogen ihren emotionalen Schmerz betäuben. Dies kann schließlich dazu führen, dass sie zwanghaft den Rausch suchen, um das Einsetzen von Entzugssymptomen, den Kennzeichen der Abhängigkeit, zu verhindern.

Es war ein dunkler Abend im Herbst 1992, als der Kriminalbeamte kam, um mit mir zu sprechen. Ich hatte vorgeschlagen, dass er zu mir nach Hause kommen möge, dem kleinen, aus Naturstein gebauten Reihencottage in den Walliser Alpen, in dem ich mit John lebte.

Trotz seines Pferdeschwanzes, seiner verblichenen Jeans und dem langen kamelhaarfarbenen Mantel ließ Detective Constable Millers Art zu sprechen deutlich erkennen, dass er Polizeibeamter war.

»Wir möchten Ihnen ein paar Fragen zu einer Person stellen, die Sie vor einiger Zeit behandelt haben«, begann er und schaute in sein Notizbuch. »Vor zwei Jahren, um genau zu sein. Der Name ist Paul David Anderson.« Er holte einen großen braunen DIN-A4-Umschlag aus seiner Manteltasche. »Ich dachte, es würde Ihnen helfen, wenn ich die Fotokopien der Aufzeichnungen mitbringe, die Sie damals in der suchtmedizinischen Ambulanz gemacht haben.«

Ich nahm vor dem Kamin Platz, überflog die Seiten, erkannte mein leicht verblasstes schwarzes Gekrakel und erinnerte mich an das Paar, das ich nur ein einziges Mal gesehen hatte.

Meine erste Facharztstelle im Alter von 34 Jahren hatte ich in einem Bezirkskrankenhaus, einem in den 1970er-Jahren auf einem Hügel in South Yorkshire erbauten Betonpalast. Er war, wie einer meiner Patienten einst ironisch kommentierte, kilometerweit zu sehen. 1990 gab es nach den Grubenschließungen im vorangegangenen Jahrzehnt nur noch wenige Kohlebergwerke, aber viele der Menschen, die ich in der Ambulanz für Substanzmissbrauch behandelte, waren, wie Paul Anderson, ehemalige Bergarbeiter, die rasch ihr Arbeitslosengeld versoffen hatten.

Ich erinnerte mich problemlos an Paul. Er war mit seiner Freundin Julie zu mir gekommen. Ich bat sie, draußen zu warten. Ich spreche mit einem neuen Patienten zunächst gerne allein, egal, wer ihn begleitet, doch Paul bestand darauf, dass Julie mit ihm in mein Zimmer kam, und sie nickte mir schweigend zu, als wollte sie sagen: »Bitte beruhigen Sie ihn, sonst gibt er mir die Schuld.« Er war schon um zehn Uhr morgens ziemlich betrunken, selbst für die Verhältnisse unserer Klientel, und die Empfangsdame, an der ich auf dem Weg zum Wartezimmer vorbeikam, hatte mir gesagt, er sei bei seiner Ankunft ihr gegenüber ausfallend geworden. Paul musste direkt nach dem Aufwachen mit dem Trinken begonnen haben, um das Zittern seiner Hände zu stoppen – er erzählte mir, dass er dies schon seit einigen Monaten fast jeden Tag tue.

»Nur ein Muntermacher«, sagte er, während wir uns einander gegenübersetzten.

Dass er morgens trank, um das Einsetzen von Entzugssymptomen zu verhindern, war nur eins der charakteristischen Symptome von Pauls körperlicher Alkoholabhängigkeit. Seine Augen waren blutunterlaufen, seine Haare fettig und er roch ekelhaft süß – der Geruch von jemandem, dem Alkohol wichtiger ist als Nahrung. Man fragte sich zunächst unweigerlich, wie er überhaupt eine Freundin haben konnte, doch dann lächelte er dieses traurige Straßenkindlächeln, und man verstand es.

»Stört es Sie, wenn ich rauche, Doc?«

Er gab mir keine Gelegenheit zu antworten, sondern zog eine Tabaksdose aus seiner Tasche und begann, sich eine Zigarette zu drehen. Manchmal roch ich, wenn ich nach Hause ging, als sei ich in einer Bar gewesen, weil der Zigarettenqualm in meiner Kleidung und meinem Haar hing.

Paul leckte den Papierstreifen und fummelte weiter mit seiner Zigarette herum. Er hatte Schwierigkeiten, sie mit seinen immer noch zitternden Händen anzuzünden.

»Wissen Sie, es ist so …« Er deutete mit einem nikotinverfärbten Finger auf mich und dann auf Julie, die neben ihm saß. »Ich liebe dieses Mädchen und ich behandle sie gut …«

Seine Stimmung änderte sich plötzlich, was mich überraschte. Einen Moment lang dachte ich, er sei den Tränen nahe, doch dann lehnte er sich zurück und nahm einen Zug von seiner Zigarette.

»Sie muss einfach nur kapieren, dass sie mich nicht dauernd für dumm verkaufen darf.« Er lallte, aber in seiner Stimme lag jetzt etwas Hartes, das mir vorher nicht aufgefallen war. Mir drehte sich der Magen um.

»Was ist passiert?«

»Sie guckt sich ständig nach anderen Typen um.« Es folgte ein unangenehmes Schweigen.

Julie lachte und löste die Spannung. »Nein, tue ich nicht, du dummer Kerl. Ich weiß nicht, wie du auf solche Ideen kommst.« Sie drückte seinen Arm und blickte beunruhigt drein, unsicher, ob sie nicht eine unpassende Bemerkung gemacht hatte. Sie war eine vorzeitig gealterte Mädchenfrau mit strähnigem Haar und einem dünnen Minirock aus Polyester, der für das kalte Wetter draußen ungeeignet war.

Beim Klang ihrer Stimme verwandelte sich Paul wieder in einen kleinen Jungen, legte liebevoll den Arm um sie und drückte sie – nur ein bisschen zu fest.

Sie wurde vor Verlegenheit rot, ja wirkte fast ein bisschen stolz, und versuchte dann, ihn wegzuschieben.

Ich bat sie, uns eine Weile allein zu lassen, und sie verließ den Raum. Sein Bewährungshelfer hatte in seinem Überweisungsbrief darum gebeten, dass ich Paul mit seinem Alkoholproblem helfe. Ich behielt mir die Entscheidung, ob dies möglich war oder nicht, noch vor. Ich holte tief Luft und bedauerte es sofort – die Luft in meinem Büro war inzwischen ziemlich stickig.

»Sie scheinen sich Sorgen um Julie zu machen. Warum denken Sie, dass sie sich mit jemand anderem treffen könnte?«, fragte ich ihn.

»Das liegt daran, wie sie sich anzieht, wenn sie mit ihren Freundinnen weggeht. Sie schminkt sich die Lippen.«

»Was ist daran so seltsam? Sie trägt auch heute Lippenstift.«

»Ich weiß eben einfach, dass sie es … für einen Typen tut.«

»Wen?«

Er hielt einen Moment lang inne und platzte dann heraus: »Den Typen, mit dem sie sich trifft.«

»Wieso sind Sie sich sicher, dass sie sich mit jemandem trifft? Hat sie es Ihnen gesagt?« Wir schienen uns im Kreis zu drehen, aber etwas an der Art, wie er mir antwortete, passte nicht ganz.

Eine weitere Runde »Woher wissen Sie das?« brachte mich nicht wirklich weiter, sondern weckte in mir nur den Verdacht, dass viele alltägliche Dinge in Pauls Gehirn eine neue und eher unheilvolle Bedeutung angenommen hatten. Ich hörte etwas, das ich nicht einmal in Worte fassen konnte. Nennen Sie es Erfahrung, aber ich begann, nervös zu werden.

»Nein, sie sagt immer wieder, dass es nicht stimmt, aber ich weiß, dass es so sein muss.«

»Ich kann Ihnen nicht folgen. Warum muss es so sein?«

»Es sind die *neuen Klamotten* und so.« Seine Stimme hatte jetzt etwas Flehentliches. Er wollte unbedingt verstanden werden.

»Neue Klamotten?« Ich fand, dass Julie definitiv so aussah, als brauche sie neue Kleidungsstücke – wärmere.

»Ist das der einzige Grund?« Ich beschloss, ein wenig weiter zu gehen.

Er vermied es, mir in die Augen zu schauen, und antwortete nicht.

Ich spürte, dass ich zu weit gegangen war, und machte einen Rückzieher. »Okay, ich werde nicht drängen. Ich hab mich nur gefragt, ob ich vielleicht helfen könnte, aber Sie brauchen nichts zu sagen.«

Er schaute mich verzweifelt an, als sei ich ein völliger

Dummkopf. Dieses Mal standen unvergossene Tränen in seinen Augen. »Ich kann nicht! Es ist mir peinlich.«

»Ich bin nicht leicht zu schockieren.«

Schließlich seufzte er tief und ließ die Schultern hängen. »Ach, scheiß drauf! Ich krieg keinen mehr hoch. Also bekommt sie es irgendwo anders. Ich weiß das. Ich sehe es in ihren Augen. Sie bekommt es.« Er deutete mit zwei Fingern direkt auf meine Augen. Ich schob meinen Stuhl zurück.

»Vielleicht können wir helfen.« Oder vielleicht auch nicht, wenn er seinen Alkoholkonsum nicht reduzierte.

»Niemand kann mir helfen und jetzt habe ich sie verloren.« Seine Stimme war rau vor Emotionen. Er schaute mich an, bevor er fortfuhr. »Sie will mich bestimmt nicht mehr, aber er kriegt sie auch nicht.«

Er sprach so laut, dass jeder, der im Flur vorbeigegangen wäre, hätte hören können, was er sagte. Die Wände meines Sprechzimmers waren dünn. Im Raum nebenan lachte jemand.

Paul sah sich argwöhnisch um, als frage er sich, wer wohl zuhöre, doch er sprach weiter. »Manchmal macht sie mich so wütend, dass ich sie schlage. Ich tu das wirklich nicht gern, aber was bleibt mir anderes übrig? Sie beachtet mich nicht und ich kann es, verdammt noch mal, nicht ertragen. Sie sieht doch, was das mit mir macht.«

Ich glaubte, noch eine Spur von einer alten Prellung an ihrem linken Auge bemerkt zu haben. Sie hatte versucht, sie mit blauem Lidschatten zu verbergen.

»Was sagt sie, wenn Sie sie fragen, was sie getan hat und wo sie gewesen ist?«

»Dass sie mit ihren verdammten Freundinnen, diesen Schlampen, aus war! Sie sind alle gleich. Sie jagen im Rudel, das tun Frauen … Sie sind alle gleich!« Er beugte sich verschwörerisch zu mir, schien einen Moment lang zu vergessen, dass ich eine von ihnen war. »Ich liebe sie, verdammt, aber sie gehört mir. Das muss sie begreifen.«

»Sie mögen sie sehr«, sagte ich. Ich sah, dass er es auf seine Weise tat – nicht auf eine, in der ich gemocht werden wollte, doch es waren sehr starke Gefühle.

»Wissen Sie, wenn sie mich verlassen würde, wenn sie mit ihm abhauen würde, hätte ich nichts mehr. Sie ist alles, was ich habe, die einzige Person, die ich je wollte. Ich würde sie und mich selbst umbringen. Ja, das würde ich tun.« Er brach zusammen und weinte. Salz, Asche und Alkohol, alles vermischt.

Nachdem ich mit Paul gesprochen hatte, bat ich darum, mit Julie reden zu dürfen.

»Manchmal ist es hilfreich, die Sicht des anderen zu bestimmten Dingen zu hören«, sagte ich ihm. »Es ist vielleicht leichter für Julie, wenn ich mit ihr allein bin.« Normalerweise führe ich keine gesonderten Gespräche mit den Partnern von Patienten, doch es gibt Ausnahmen, und dies war eine davon.

Er betrachtete uns misstrauisch und lachte dann. »Passen Sie auf, was Sie ihr sagen.« Er lenkte meine Aufmerksamkeit auf sich, eine Warnung im Blick.

Ich hielt den Atem an.

Aber Julie war nicht überrascht. Ich hatte sie unterschätzt. »Er sagt, dass er mich liebt, lässt mich aber nirgendwohin gehen. Ich kriege keine Luft. Er sagt, ich würde mich mit jemandem treffen, aber das tue ich nicht. Ich versuche immer wieder, es ihm klarzumachen, aber er hört nicht zu – er bildet sich das alles ein.«

Ich glaubte ihr. »Wie empfinden Sie jetzt für ihn?«

»Früher habe ich gedacht, dass ich ihn liebe. Ich meine, ich tue es immer noch. Ich bin verrückt nach ihm, wirklich. Wenn er nüchtern ist, kann er so ein großartiger Typ sein.

Er hat mir immer so ein gutes Gefühl gegeben ...« Sie zögerte einen Moment lang, vielleicht, weil sie dachte, sie habe mich nicht davon überzeugt, doch dann bestätigte sie meine wachsende Unruhe. »Aber er macht mir auch Angst. Meine Freunde sagen, dass ich ein Idiot bin, bei ihm zu bleiben. Aber ich habe sonst niemanden, weiß nicht, wohin ich gehen soll.«

Sie erzählte mir, dass neben dem Bett immer eine Dose Bier oder eine Flasche billiger Wodka stehe. Wenn Paul betrunken war und vergaß, wohin er sie gestellt hatte, stieß er sie um, und der Teppich stank noch mehr. Dann brüllte er sie an, obwohl es nicht ihre Schuld war. Er hatte sie fest ins Gesicht geschlagen, sie getreten, sie gepackt und heftig geschüttelt. Zweimal war sie schon in der Notaufnahme gewesen, doch er hatte darauf bestanden, sie zu begleiten, und ihnen erzählt, sie sei umgefallen und habe sich selbst verletzt. Trotz ihrer wachsenden Angst wusste sie nicht, wie sie ohne ihn oder er ohne sie zurechtkommen sollte.

»Es tut ihm immer so leid, und dann sagt er, dass er es nie wieder tun wird.«

»Das sagen sie immer.«

Sie sah mich mit einem traurigen, halb wissenden Lächeln an. »Sie haben ja keine Ahnung.«

Julie zeigte einige der Merkmale der »Co-Abhängigkeit«: die zu starke Beschäftigung mit den Bedürfnissen anderer als Möglichkeit, vielleicht mit den eigenen emotionalen Problemen fertigzuwerden, womöglich um ihren Wunsch zu befriedigen, von jemandem gebraucht zu werden. Ein »Zwang« ist ein unwiderstehlicher Impuls, etwas zu tun, der normalerweise – zumindest am Anfang – von dem Wunsch begleitet ist, ihm standzuhalten. Ich sah, dass Julie erkannte, welche Folgen es für ihr Leben haben würde, wenn sie bei Paul blieb, doch sie war hin- und hergerissen zwischen ihrer Angst und dem Zwang, zu lieben und geliebt zu werden.

Wenn Menschen zwiespältig in Bezug auf eine Lebenssituation sind – unsicher, ob sie etwas dagegen unternehmen oder eine unglückliche Beziehung verlassen sollen –, ist ein Ratschlag nicht die beste Option. Was sie wirklich brauchen, ist Unterstützung dabei, ihre eigenen Problemlösungen zu finden. Wenn sie selbst auf die Lösung gekommen sind, werden sie diese eher in die Tat umsetzen. Ich habe nicht die Antworten auf all die Probleme, mit denen Menschen zu mir kommen, aber ich kann ihnen helfen, sie zu finden. Ich kann Menschen zu einer Veränderung motivieren, indem ich sie dazu bringe, die potenziellen Vor- und Nachteile ihrer Lebensgewohnheiten zu erforschen. Sie müssen sich selbst sagen hören, dass sie ein anderes Leben führen möchten, denn es funktioniert nicht, wenn ich ihnen das erzähle.

Doch jetzt war keine Zeit für Feinsinnigkeit – und ist es angesichts von Missbrauch nie. Ich gab Julie die einzige Empfehlung, die ich in einer solchen Situation gebe, eine der wenigen, in denen ich einen klaren Rat erteile.

»Ich glaube, Sie müssen ihn um Ihrer eigenen Sicherheit willen verlassen.«

»Aber er liebt mich.«

»Es ist eine Art von Liebe«, sagte ich, »die Sie umbringen könnte.«

Zwei Jahre später schaute ich von meinen Notizen auf und blickte den Kriminalbeamten an, der beim Kamin saß und darauf wartete, dass ich meine Lektüre beendete. »Was soll ich tun?«

Ich wusste, dass Paul Anderson seine Freundin angegriffen hatte; das hatte ich bei dem kurzen Telefonat erfahren, in dem mich DC Miller um dieses Gespräch bat.

»Es ist eine ganze Weile her«, sagte ich. »Sicher ist nur sehr wenig von dem, was ich bei meiner damaligen Untersuchung festgestellt habe, jetzt noch relevant.«

DC Miller sah mich mit finsterem Blick an. »Die Situation hat sich geändert, seit ich mit Ihnen telefoniert habe«, sagte er. »Es ist kein Fall von Körperverletzung mehr. Die junge Dame ist gestern an ihren Verletzungen gestorben und Paul David Anderson wird des Mordes an ihr beschuldigt.«

Nachdem der Kriminalbeamte gegangen war, saß ich da und erinnerte mich an Paul Andersons jungenhaftes Lächeln. DC Miller hatte mir gesagt, Paul habe nicht Julie umgebracht. Glücklicherweise war sie meinem Rat gefolgt und hatte ihn wenige Wochen nach unserem Gespräch verlassen. Sie hatte genug Selbstachtung aufgebracht, um zu entkommen. Nein, nicht Julie hatte er getötet, sondern ihre Nachfolgerin, die nächste Person, die versucht hatte, Paul zu retten – oder die vielleicht gehofft hatte, er würde sie retten. Ich zögerte einen Moment lang, schenkte mir dann ein Glas Rotwein ein und ließ mich vor dem prasselnden Kaminfeuer nieder.

Mir war inzwischen klar, dass auch ich das Potenzial hatte, eine Alkoholabhängigkeit zu entwickeln, wenn ich meinen Alkoholkonsum nicht bewusst einschränkte. Er konnte von einer angenehmen Art, meine Angst zu kontrollieren, zu einem zwanghaften Bedürfnis nach dem nächsten Drink werden. Viele fangen mit dem Trinken an, um ihre Stimmung zu beeinflussen, und in den Familien derer, die unter Depressionen leiden, gibt es eine besonders große Anzahl von Menschen mit Alkoholproblemen.

Ich dachte an Julie und daran, wie es für sie gewesen sein musste, die Beziehung zu beenden. Wie war es dazu gekommen? War es ihr schwergefallen loszulassen, sich ein Leben ohne ihn vorzustellen? Hatte sie ihm weiterhin vergeben und seinen Versprechungen geglaubt, dass er sich ändern würde? Hatte er sie kampflos ziehen lassen? Ich hatte nach jenem ersten Treffen keinen der beiden wiedergesehen. Paul war nicht zu seinem Folgetermin gekommen und sie hatte keinen Kontakt zu mir aufgenommen.

Zwangsverhalten war etwas, was mir nur allzu vertraut war. Ich war mit einem Bruder aufgewachsen, der eine Zwangsstörung hatte. Doch es gab noch andere Zwänge, die ich nur allzu gut kannte, Zwänge, die eher an Julies co-abhängiges Verhalten erinnerten. Als ich durchs Zimmer nach dem Telefon schielte, erinnerte ich mich daran, wie vor ein paar Jahren eine besonders schmerzliche Beziehung plötzlich zu Ende gegangen war. Ich erinnerte mich, dass mir nichts wichtiger erschienen war, als noch einmal mit ihm zu sprechen; dass ich gehofft hatte, mein Geliebter würde seine Meinung ändern und zu mir zurückkommen; dass ich gehofft hatte, er würde an mich denken und mich so sehr vermissen wie ich ihn. Ich war davon überzeugt gewesen, dass all meine Freunde unrecht hatten – ich wusste, dass er mich wirklich mochte und dass ich es einfach nur noch einmal versuchen musste.

Ich hatte seine Privatnummer gewählt und es nicht gewagt zu atmen, bis jemand den Hörer abnahm, denn es hätte ja auch seine Frau drangehen können. Was hätte ich ihr sagen sollen? Wie viel wusste sie? Wie hatte sie ihn zurücknehmen können, nach dem, was er getan hatte? Hatte sie keine

Selbstachtung? Ich hatte Schwierigkeiten, dies zu verstehen, obwohl ich immer noch bereit war, ihn um jeden Preis und ungeachtet meines eigenen Selbstwertgefühls in mein Leben zurückzulassen, weil ich so wie Julie glaubte, dass ich ohne einen Mann nicht zurechtkam. Aber nicht einfach irgendeinen Mann – diesen Mann. Nur war ich in mancherlei Hinsicht mitleiderregender als Julie, denn sie hatte es zumindest geschafft, das Ende ihrer mühsamen Beziehung mit Paul herbeizuführen. Ich dagegen war dabei, diese Person, die mich so schmerzlich zurückgewiesen hatte, anzuflehen, zu mir zurückzukommen.

Beim dritten Klingeln wurde der Hörer abgenommen. Einen Moment lang hielt ich den Atem an.

»Hallo?«, sagte er.

»Ich bin so froh, dass du rangegangen bist. Ich musste mit dir sprechen.«

Am anderen Ende der Leitung herrschte Stille. Ich hörte ihn atmen. Ich spürte seine Ungeduld mit mir, konnte aber nicht anders.

»Warum tust du mir das an? Wir wissen, dass es vorbei ist, und jetzt rufst du mich hier an.«

Es war eine Art von Liebe, aber sie war alles andere als liebevoll. Dieses verworrene Muster hatte sich in meinem Leben mehr als einmal wiederholt, bevor ich endlich durch einen unglaublichen Zufall John kennenlernte. Ich war eine Reihe von Beziehungen mit unpassenden Männern eingegangen, die mich, ähnlich wie Paul es mit Julie getan hatte, mit ihrem Charme verführten, aber dann zurückwiesen, als sie entdeckten, dass sich hinter der Fassade der Unabhängigkeit und scheinbaren Selbstbeherrschung ein anderes, weitaus weniger selbstbewusstes und manchmal bedürftiges Individuum befand, das oft ängstlich und unsicher war. Die Verzweiflung, die ich so oft empfand, war das zwanghafte Bedürfnis, die Seele eines anderen Menschen zu berühren, um meine eigenen Wunden zu verarzten und das Gefühl der Hoffnungslosigkeit in mir abzutöten.

Ich erkannte diesen Teufelskreis rechtzeitig genug, um mich vom Abgrund wegzuziehen, doch er ist mir so vertraut, dass ich jeden einzelnen Schritt beschreiben kann: Du beginnst, wieder zu hoffen. Du beobachtest ihn die ganze Zeit und versuchst, ihm zu gefallen. Du kannst es dir nicht leisten, du selbst zu sein, weil er dich dann vielleicht nicht mag – bis der Tag kommt, an dem er offenbar auch dein »anderes Du« nicht mag, die Person, die zu sein du so angestrengt versuchst. Dein wirkliches Selbst, das gierig nach Liebe und Zärtlichkeit ist, scheint sich trotz aller Bemühungen, es zu unterdrücken, gezeigt zu haben. Er ist unaufmerksam. Er sagt, er muss bis in die Nacht hinein arbeiten. Du rufst ihn an und die Leitung ist besetzt. Du gehst zu ihm und er ist nicht zu Hause. Deine Freunde werfen dir seltsame, mitleidige Blicke zu. Du weißt, dass es vorbei ist, kannst es aber nicht ertragen. Du liebst ihn. Du hasst ihn und du hasst alle Männer. Du denkst die ganze Zeit an ihn. Du kannst nicht schlafen. Wenn das Liebe ist, dann willst du sie nicht, und doch willst du sie immer noch. Aber er will dich nicht. Er sagt, er liebe dich nicht mehr, weil man mit dir »keinen Spaß mehr hat«. Er geht weg, aber du bittest ihn, dir noch ein letztes Mal wehzutun.

Im Unterschied zu vielen meiner Patientinnen hatte ich es mir nie erlaubt, zur Beute von jemandem wie Paul zu werden. Vielleicht hatte ich, selbst auf dem Tiefpunkt meines Lebens, immer genug Selbstliebe besessen, um nicht dem Zauber eines Soziopathen zu verfallen. Doch ich verstand, worin die verhängnisvolle Anziehung bestand: in dem verführerischen Lächeln, dem Glauben, dass es möglich ist, einen Menschen zu ändern, der Entschlossenheit, den anderen und sich selbst durch die Macht der Liebe zu heilen.

Ich möchte gern klarstellen, dass ich Ehebruch nicht billige, doch weder als Therapeutin noch als Frau, die Beziehungen mit verheirateten Männern hatte, steht es mir zu, über andere zu urteilen. Wie viele andere, denen es schwerfällt zu glauben, dass sie wirklich geliebt werden können, hatte ich Männer gewählt, die nicht zu haben waren. Es waren verheiratete Männer, die mir nicht geben konnten, was ich brauchte, und mit denen ich einfach ein weiteres Mal die Erfahrung der Zurückweisung machte, die meine negative Selbstwahrnehmung bestätigte. Schließlich wurde mir klar, dass nur ich die Macht hatte, mich zu heilen. Und dass ich mich daran hindern musste, einen vernünftigen und liebevollen Mann mit meinen manchmal komplizierten und unberechenbaren Launen zu verjagen, nur um den perversen, aber vertrauten Trost zu erfahren, dass die Geschichte sich wieder einmal wiederholte. Dieser wiederkehrende Zwang, den Schmerz der Zurückweisung zu spüren, hatte seinen Ursprung irgendwo in meiner schwierigen Beziehung zu meinen Eltern, vor allem zu meinem Vater.

Ich erinnere mich, dass ich spürte, wie mir die Tränen kamen, als ich jenes letzte Mal mit meinem ehemaligen Geliebten am Telefon sprach. Es schnürte mir die Kehle zu. Ich hatte nicht gewollt, dass er mitbekam, wie ich zusammenbrach. Ich wollte, dass er mich liebte, mich begehrenswert fand. Doch ich wusste, dass ich mitleiderregend war. Trotzdem konnte ich nicht anders. Ich hätte mich nicht schlechter fühlen können. Immer wieder war der Zwang, destruktive Gefühle zu spüren, so stark, als würde es sich um Drogen oder Alkohol handeln.

»Ich muss nur deine Stimme hören; mein Leben ist so leer ohne dich«, sagte ich.

Am anderen Ende der Leitung entstand eine Pause. Dann erwiderte er: »Ruf hier nicht wieder an.«

Sich aus einer solchen Beziehung zurückzuziehen, ist schmerzlich und dauert manchmal lange. Man ist überzeugt davon, daran festhalten zu müssen. Doch wie bei einer Sucht ist ein Entzug möglich – mit der Zeit, mit Unterstützung und indem man sich vom Objekt der Begierde vollkommen fernhält.

10

Psychiatrische Klinik

Eine psychiatrische Klinik sollte ein Zufluchtsort sein. Wenn ein Mensch mit den Belastungen des Alltags nicht fertigwird, ist es manchmal wichtig für ihn, von der Welt abgeschieden zu sein, um sich vollständig erholen zu können. Befindet er sich in einer Krise und in Gefahr, sollte ihm Zuflucht, Mitgefühl und Schutz vor Gefahr geboten werden. All dies sind grundlegende Menschenrechte.

Anfang der 1990er-Jahre arbeitete ich in einem Krankenhaus, in dem ich erstmals Patienten auf meine eigene Station aufnahm. Das Krankenhaus sollte bald geschlossen werden, sodass es keinerlei Investitionen seitens des örtlichen Gesundheitsdienstes mehr gab. Dennoch wurden immer noch Leute zur Behandlung dort eingewiesen. Ich hasste die Vorstellung von einer »Anstalt« und missbilligte die zunehmend primitiven Zustände, die dort herrschten.

Eines Tages mühte ich mich gerade ab, eine Nadel in den Arm eines jungen Mannes zu bekommen, um eine Blutprobe zu entnehmen. Kevin lag, noch immer im Schlafanzug, träge auf dem Bett.

»Ich hab eine Maus gesehen. Sie ist dort drüben über den Boden geflitzt«, rief er.

»Sei nicht albern. Hier drin gibt es keine verdammte Maus.« Mary, die Reinigungskraft in dem rosafarbenen Overall, tauchte ihren schmutzigen Scheuerlappen in den Eimer, spritzte den rissigen Linoleumboden voll und rieb vergeblich an einem frischen Zigarettenbrandfleck auf dem Boden herum.

Auf dem Bett neben Kevin lag Mick, ein Mann im mittleren Alter, der, für die Jahreszeit ungewöhnlich, eine dicke graue Tweedjacke trug. Linkisch hielt er eine selbst gedrehte Zigarette zwischen nikotinverfärbtem Daumen und Zeigefinger. »Als Nächstes siehst du noch rosa Elefanten«, brüllte er Kevin an. »Oder, Doc? Hä? Hä? Haha! Vielleicht guckt er sich genau die gerade an.«

Ich hielt es eigentlich für ein positives Zeichen, dass Kevin etwas – irgendetwas – anderes bemerkt hatte als das, was auf den privaten Bildschirm irgendwo hinter seinen weit geöffneten Augen projiziert wurde, zu dem er wieder Zuflucht genommen hatte.

In dieser Klinik gab es viele Mäuse und auch ein paar Katzen, doch im Moment war ich mehr damit beschäftigt, eine Vene zu finden. Kevins Zunge war trocken und seine Haut unelastisch. Als ich vorsichtig hineinkniff, blieb der Abdruck meines Daumens und Zeigefingers zurück: Er war dehydriert. Auf dem Nachttisch stand ein volles Glas Wasser. Ich konnte Kevin nicht dazu überreden, mehr als ein paar Schlucke zu trinken, doch selbst das war ermutigend. Ich war mir nicht ganz sicher, was los war. Kevin hatte niemandem erzählen wollen, was er im Unterschied zu uns sehen oder hören konnte, Dinge, die ihn bis jetzt komplett in Bann gezogen hatten. Er hatte drei oder vier Tage lang nicht gesprochen, bevor er die Maus erwähnte. Vielleicht machten wir endlich Fortschritte.

»Oh, halt den Mund, Mick«, fuhr Mary ihn an, »und

mach deine Zigarette aus! Du weißt, dass du hier drinnen nicht rauchen sollst, verdammt noch mal!«

»Warum? Tust du doch auch.« Er grinste und schwang die Beine über den Bettrand, bereit, Mary zu hänseln, ein regelmäßiger Zeitvertreib von ihm.

»Nein, tue ich nicht, verdammt noch mal, und das weißt du. Ich rauche draußen, in meiner Pause.«

»Doc, haben Sie das gehört? Sie hat mich wüst beschimpft.«

»Mary, ich habe auch eine Maus gesehen. Ist es möglich, dass wir noch eine Mausefalle bekommen, bitte?«, bat ich.

»Da müssen Sie mit Ron reden.«

Ron war der leitende Pfleger.

Als ich ins Stationszimmer kam, hielt Ron dort gerade Hof. Eine Reihe unglaublich junger Gesichter drehten sich um und starrten mich an. Lernschwestern, begleitet von zwei qualifizierten Mitgliedern des Personals. »Wir machen gerade die Übergabe«, sagte Ron. »Kann es noch einen Moment warten?«

Ich spürte, dass ich störte, wollte aber nicht warten. »Ich mache mir Sorgen um Kevin. Er trinkt nicht und ist dehydriert. Wollten wir nicht seinen Flüssigkeitshaushalt kontrollieren? Sollte er nicht ständig von jemandem überwacht werden?«

Ron zuckte die Achseln und grinste die ältere der beiden Krankenschwestern an, die neben ihm saß. Seine Hand zitterte leicht, als er auf die jüngere Frau ihm gegenüber deutete. Nicht zum ersten Mal nahm ich den Geruch von Alkohol unter dem ekligen Duft von Brut-Aftershave wahr. »Sei bitte so gut und gib das Kurvenblatt rüber, Janice«, sagte er.

Janice, die neue examinierte Krankenschwester, zog einen leicht verführerischen Schmollmund. Ein wenig peinlich berührt, schaute ich weg. Ron hatte einen gewissen Ruf, aber ehrlich gesagt, war es mir schleierhaft, wie man einen potenziell alkoholkranken, geschiedenen Mann mit einer ziemlich großen Wampe attraktiv finden konnte. Er reichte mir das Kurvenblatt, auf dem Kevins Flüssigkeitsaufnahme und -abgabe festgehalten wurden.

Ich warf schnell einen Blick darauf. »Seit gestern Morgen ist nichts mehr eingetragen worden.« Noch bevor ich die Worte ausgesprochen hatte, spürte ich zunehmende Feindseligkeit.

»Wir hatten es hier nicht gerade einfach. Das solltest du doch wissen. Du hast zugestimmt, Lucy Brown wieder aufzunehmen, und wir hatten viele Probleme mit ihr. Wir schaffen das auf dieser Station nicht mit solchen Patienten. Wir haben weder das Personal noch die Ausstattung dafür.«

»Ich mache mir große Sorgen um sie. Sie ist sehr deprimiert und muss zu ihrer eigenen Sicherheit hier sein«, erwiderte ich. »Sie hat im letzten Monat zwei ernsthafte Suizidversuche unternommen.«

Ron wirkte jedoch nicht überzeugt.

»Wer ist im Moment bei Lucy?«

Ron sah mich mit müden, blutunterlaufenen Augen an. »Bill. Er sagt, er weiß, wie er mit ihr umgehen muss.«

Ich zögerte, noch einmal zu fragen, wer für Kevin eingeteilt sei.

Auf der Frauenstation im oberen Stock des Gebäudes saß Lucy vornübergebeugt da, das Gesicht im Schoß verborgen. Mit ihren vom Nagellackabpulen blutroten Fingern kratzte sie an den Ansätzen ihres wasserstoffblonden Haars herum. Als ich reinkam, hob sie den Kopf und sah mich an. Ihre Augen waren trübe von Medikamenten und verschmierter Mascara.

Bill – einer der Pfleger – saß breitbeinig auf der anderen Seite des Raums und las eine Zeitschrift. Er strahlte Langeweile aus und etwas, was ich nicht wirklich benennen konnte.

»Wie geht es Ihnen heute, Lucy?« Ich setzte mich neben sie.

»Ich will nicht hier sein, verdammt.«

Ich schaute zu Bill hoch.

»Doc Aziz hat gestern Abend verfügt, dass sie hierbleibt. Sie müssen entscheiden, was Sie heute Morgen tun.« Dr. Aziz, mein Assistenzarzt, war den größten Teil der Nacht auf gewesen und noch nicht auf der Station eingetroffen.

»Sie sind also freiwillig hierhergekommen?«, fragte ich Lucy. Die kurzfristige Verfügung, jemanden gegen seinen Willen im Krankenhaus festzuhalten, kann nur erfolgen, wenn der Betroffene auf eigenen Wunsch aufgenommen wurde. Lucy musste also ursprünglich zugestimmt haben, ins Krankenhaus zu kommen. Sie war schon mehrmals hier aufgenommen worden.

»Ja, aber dann wollte sie nicht bleiben. Wollte gehen und sich in den See stürzen. Das hast du doch gesagt, oder, Lucy?«, sagte Bill, als rede er mit einem ungezogenen Kind.

Sie antwortete nicht.

»Sie hat unten ein paar Fenster eingeworfen, Doc. Aziz hat sie überredet, Medikamente zu nehmen, aber wir brauchen die Verfügung, sie langfristig hierbehalten zu dürfen, damit wir ihr, wenn es sein muss, Medikamente geben können.« Eine solche Verfügung, mit der man jemanden bis zu einem Monat festhalten konnte, bedeutete, dass dem Patienten gegen seinen Willen Medikamente verabreicht werden durften.

Lucy wich heftig zurück, als habe eine unsichtbare Hand versucht, nach ihr zu greifen. Sie schlang fest die Arme um sich und stieß zwischen den Zähnen hervor: »Du wirst mich nicht anfassen, du verdammter Scheißkerl! Niemals.«

Unser Geschäftsführer kam nie auf die Station, doch gelegentlich beehrte uns sein Stellvertreter mit seiner Gegenwart. Der korpulente Expfleger hatte seine gesamte Ausbildung in diesem Krankenhaus gemacht und war dann weiter befördert worden, als es seiner fachlichen Kompetenz entsprach. Sein eleganter Anzug und seine Krawatte wirkten in dieser schäbigen Umgebung fehl am Platz. Wie viele Manager wollte er stets nur die guten Nachrichten hören.

»Und wie gewöhnen Sie sich hier ein?«, fragte er mich einige Tage, nachdem wir Lucy hier aufgenommen hatten.

»Gut.« Ich hatte schnell gelernt, dass sich mit einer langen Liste von Beschwerden weniger Veränderungen erreichen ließen, als wenn man jeweils nur einen Punkt ansprach. »Aber können Sie dem Chef mitteilen, dass ich ein wenig beunruhigt über die Qualität der Pflege auf dieser Station bin?«

»Geht es um irgendetwas Bestimmtes?« Er runzelte die Stirn. Dies klang nach Arbeit – er musste vielleicht etwas tun.

»Nun, wir haben mit ein paar Dingen Probleme.« Ich hielt inne, als er eine Grimasse zog. »Ich mache mir Sorgen um die Sicherheit des Gebäudes. Gestern Abend waren alle Telefone für ein paar Stunden tot. Wenn es einen ernsten Vorfall gegeben hätte, hätten wir niemanden erreichen können.«

»Sonst noch etwas?«

Ich zögerte, war kurz davor, etwas über die unzureichende Versorgung von Kevin zu sagen, ließ es jedoch sein.

Ich würde einfach noch einmal versuchen müssen, Ron behutsam daran zu erinnern, dass vor Kurzem ein Patient in einem anderen Krankenhaus an einer Lithiumvergiftung gestorben war, als er das Essen und Trinken eingestellt hatte, und dass der Gerichtsmediziner keinen Nachweis dafür hatte finden können, dass das Kurvenblatt, auf dem der Flüssigkeitshaushalt festgehalten wurde, angemessen geführt worden war.

»Und wir haben wieder Mäuse«, sagte ich stattdessen.

Kevin nahm einen Schluck aus dem Glas, das neben seinem Bett stand.

»Kann ich mit Ihnen reden, Doc?« Er trank inzwischen ein bisschen mehr und sprach auch wieder, aber hinsichtlich der Menge an Flüssigkeit, die er zu sich nahm, machte ich mir dennoch Gedanken.

»Natürlich.« Ich hoffte, dass er mir erzählen würde, was ihn quälte.

Er schaute zu der Lernschwester hinüber, die dasaß und aus dem Fenster starrte.

»Maggie, können Sie uns bitte einen Moment lang allein lassen?«, bat ich sie.

»Ich überwache ihn.« Sie deutete mit dem Kinn auf Kevin. »Ron hat gesagt, dass ich hierbleiben muss.« Obwohl sie mit tonloser Stimme sprach, war eine Spur von Abwehr zu hören.

»Sagen Sie Ron, dass ich es Ihnen erlaubt habe, den Raum zu verlassen.«

Kevin schaute mich an. Dies war das erste Mal in zwei Wochen, dass er einen normalen Augenkontakt mit mir herstellte. »Kennen Sie Lucy?«, fragte er.

»Ja.«

»Bill hat sie angefasst.«

»Er hat sie wahrscheinlich daran gehindert zu gehen. Sie mussten sie neulich abends davon abhalten, in den Teich zu springen, um ihrer eigenen Sicherheit willen.«

»Das meine ich nicht. Es ist passiert, als sie das letzte Mal hier war. Fragen Sie sie.« Er legte sich hin und starrte das Glas Wasser an, als teste er dessen Vergrößerungsleistung, bevor er wieder die Augen schloss.

Lucy drehte den Kopf zur Seite, als ich versuchte, mit ihr zu sprechen. Das überraschte mich nicht, da wir von der anderen Ecke des Aufenthaltsraums beobachtet wurden.

Ron war nicht glücklich. Er stand beim Eingang zum Stationszimmer, wo er sich lässig mit verschränkten Armen gegen den Türrahmen gelehnt hatte. »Es ist keine gute Idee, dass Sie mit ihr allein sind, Doc«, rief er mir zu, wobei es ihm offensichtlich egal war, dass auch Lucy ihn hören konnte.

»Warum? Das verstehe ich nicht. Die Schwestern sind es doch auch.«

»Weil Sie sie nicht festhalten können, wenn sie weglaufen will. Sie stehen nur da und sehen zu, aber wir müssen hinterher die Scherben wieder aufsammeln. Wir sind es, die den Kopf hinhalten müssen, wenn sie rausläuft und sich verletzt.« Seine Stimme klang bitter, doch zum ersten Mal spürte ich eine Spur von Menschlichkeit hinter der Machofassade.

Ron hasst es also auch, hier zu sein, dachte ich, als ich ins Stationszimmer ging. Ich schloss die Tür und bedeutete ihm, leise zu sprechen. »Kevin sagt, dass Bill, unser Pfleger, Lucy etwas getan hat.«

»Was?«, fragte Ron.

»Laut Kevin hat Bill sie angefasst. Ich weiß nicht, wann, was oder wie – oder was er meinte –, aber das hat er gesagt. Ich musste es dir sagen.«

Ron schluckte hart und schaute mich dann an. Ich sah, dass er beunruhigt war. »Dann solltest du besser mit ihr reden, oder?«, meinte er.

Lucy und ich saßen schweigend im Behandlungszimmer. Es gehörte keinem bestimmten Arzt und wir nutzten es alle als Ort, an dem wir mit den Patienten Gespräche führten. Der Raum war spartanisch eingerichtet mit einem abgenutzten Tisch, zwei unbequemen Holzstühlen und einem Aktenschrank, der sich nicht öffnen ließ. Der Lampenschirm war seit Langem verschwunden und eine nackte Glühbirne, die nikotinbraun war, weil die Leute diesen Raum seit Jahren als Raucherzimmer benutzten, baumelte von der Decke. Jemand hatte eine schmutzige Kaffeetasse stehen lassen. Auf einer Seite stand »Lustral« und auf der anderen war ein glückliches Gesicht zu sehen – ein Werbegeschenk eines Arzneimittelherstellers.

Lucy saß zusammengesackt auf einem Stuhl mir gegenüber.

Eine Krankenschwester trieb sich vor der Tür herum.

»Lucy, ich muss wissen, was Ihnen passiert ist«, begann ich.

»Ich will nicht darüber reden. Nichts ist passiert. Gehen Sie weg! Ich will einfach sterben! Ich halte es nicht mehr aus. Ich kann es nicht ertragen, mich so zu fühlen. Ich hasse euch alle!«

»Ich bin hier, um Ihnen zu helfen.«

»Helfen!« Sie schaute mich amüsiert an. »Hören Sie, ich hab das Ganze gerade mit meinem Exfreund hinter mir. Er hat mich vergewaltigt«, sie senkte die Stimme zu einem

Flüstern und beugte sich verschwörerisch vor, »aber sie haben mir bei Gericht nicht geglaubt. Sie haben einen Arzt meine Akten durchgehen lassen, meine ganze Geschichte ausgraben lassen. Er hat mich nicht einmal gefragt, was passiert ist!«

»Sie denken also nicht, dass Ihnen hier jemand glauben würde?«

»Natürlich würde mir keiner glauben, oder? Ihr seid doch alle gleich. Nichts ist passiert. Gehen Sie weg!« Sie drehte sich zur Seite und lehnte jeden weiteren Versuch von mir ab, sie in ein Gespräch zu verwickeln.

Wie viele der jungen Frauen, die ich in meiner Klinik behandelte, war Lucy in ihrer Kindheit von ihren Eltern vernachlässigt und emotional missbraucht worden. Das hatte sie anfällig für Depressionen gemacht, machte es ihr aber auch schwer, vertrauensvolle Beziehungen mit anderen aufzubauen. Manchen Menschen gelingt es als Reaktion auf belastende Ereignisse kaum, eine stabile Stimmungslage aufrechtzuerhalten; sie gleiten schnell in eine Depression ab und entwickeln Suizidgedanken. Die lebenslange Schwierigkeit, Beziehungen zu anderen herzustellen, wird »Persönlichkeitsstörung« genannt, doch ich verwende diesen Begriff nicht gern – schon gar nicht, wenn es um einen jungen Menschen geht –, weil er leicht »haften« bleibt und als bequeme Ausrede dient, dem Patienten die Schuld für seine Probleme in die Schuhe zu schieben. Ich weiß auch, dass es üblich ist, Menschen, die vielleicht wütend, deprimiert oder streitsüchtig sind, als persönlichkeitsgestört abzustempeln, wenn ihre normalen Bewältigungsmechanismen aufgrund einer schweren Depression nicht mehr funktionieren. Ich habe es sehr oft erlebt, dass das psychiatrische Team den Patienten dafür verantwortlich macht, dass er nicht gesund wird, statt zu überlegen, wie man daran arbeiten kann, die

Basis für eine therapeutische Allianz zu schaffen. Ich weiß, dass auch mir nur schwer zu helfen ist, wenn es mir schlechtgeht. Ich spreche also aus Erfahrung.

Dennoch: Die Kombination aus niedergeschlagener Stimmung und Persönlichkeitsstörung, d. h. großen Problemen, Beziehungen zu anderen herzustellen, ist nicht leicht zu behandeln. Lucy musste Vertrauen zu einem Therapeuten aufbauen, der ihr nach und nach dabei helfen würde, ihren Hang unter Kontrolle zu bringen, sich angesichts von plötzlichen Stimmungsänderungen selbst zu verletzen. Da dies in einem ambulanten Rahmen schwierig sein kann, ist die Einweisung in eine Klinik oft die einzige Option, wenn das Risiko zu groß wird. Meine Sorge war, dass Lucy in dieser Einrichtung eine weitere Missbrauchserfahrung gemacht hatte und sie daher nicht als hilfreich empfinden würde.

In mancher Hinsicht konnte ich die mächtigen und furchterregenden Gefühle, mit denen Lucy konfrontiert war, nachvollziehen. In den Anfangstagen meiner Beziehung mit John hatte es sich manchmal angefühlt, als werde ich dazu getrieben, extreme, dramatische Hochs und Tiefs durchzumachen, als habe mein Leben ohne sie keine wirkliche Bedeutung. Als John eines Abends mit einer Frau – einer Exfreundin – aus gewesen war, hatte ich mich nicht beherrschen können, um Mitternacht zu seinem Haus zu gehen, nachdem sie weggefahren war.

»Warum bist du hier? Ich habe dich nicht erwartet«, fragte er, als er die Tür öffnete und ich mich hineindrängte.

»Ich musste dich einfach sehen ... Warum ist sie so lange geblieben?«

»Sie ist nur auf einen Kaffee mit reingekommen.«

Ich weigerte mich, seine einfache Erklärung zu glauben. »Wie konntest du mir das antun?«, schrie ich ihn lauthals an.

»Ich bin nicht …«

Ich spürte die Tränen kommen, wollte aber nicht weinen. Wir standen in seinem schmalen Flur. Ich meinte, seine Schwester in der oberen Wohnung herumlaufen zu hören, und war plötzlich sehr verlegen. Irgendwie glaubte ich ihm, wollte die Sache auf sich beruhen lassen und einfach wieder nach Hause gehen – doch das konnte ich nicht.

Ich hatte die Kontrolle verloren, glaubte nicht, dass ich ihm vertrauen konnte. Stattdessen brach ich in Tränen aus.

»Es tut mir leid, wirklich.« Ich wischte mir mit den Händen übers Gesicht und versuchte, tief einzuatmen, während ich mich gegen die Wand lehnte und mich insgeheim verfluchte. Und doch tat es mir nicht leid. Ein Teil von mir wollte das Leid verlängern, ihm vorwerfen, dass er versuchte, mir wehzutun. Ich wollte ihn verletzen und dabei mir selbst noch einmal wehtun: um den vertrauten Schmerz nochmals zu spüren.

»Geh nach Hause.« Seine Stimme klang jetzt ganz ruhig, fast unbeteiligt. »Wir sehen uns morgen.«

»Aber …«, wendete ich ein.

»Geh.« Er drängte mich aus der Tür. »Geh nach Hause!«

Wann immer ich seine unglaubliche Geduld überstrapazierte und mich nicht mehr im Griff hatte, gab John mir realistisches, aber knallhartes Feedback.

»Ich komme nicht mit dir klar, wenn du so bist«, sagte er dann. »Du scheinst den Bezug zur Realität zu verlieren. Das Beste ist, wenn du versuchst, dich zu beruhigen, und später über die Sache nachdenkst. Deine Stimmung schwankt manchmal extrem. Du weißt, was ich für dich empfinde – zumindest glaube ich, dass du es weißt –, aber du kannst wirklich sehr schwierig sein, und das weißt du auch, oder?«

Ich räumte widerstrebend ein, dass er recht hatte, wusste aber leider nicht, wie ich diese beängstigenden Gefühle kontrollieren konnte, wenn sie Besitz von mir ergriffen. Manchmal fühlte ich mich niedergeschlagen und körperlich erschöpft, als drücke ein Gewicht auf meine Brust, das mich daran hinderte, mich zu bewegen. Dann kehrten die Suizidgedanken zurück, inzwischen jedoch nur noch flüchtig. Zu anderen Zeiten wiederum schien alles möglich zu sein. Dennoch kannte ich den ständigen Zustand des emotionalen Chaos, den Elizabeth Wurtzel in ihrem Buch *Prozac Nation* beschrieb, nur allzu gut. Ich konnte vor allem ihre Aussage nachempfinden, dass sie sich einen Therapeuten wünschte, der ihr helfen konnte, erwachsen zu sein, und ihr zeigte, wie man in einer Welt lebte, in der es der Telefongesellschaft egal war, ob man zu deprimiert war, um die Telefonrechnung zu bezahlen.

Ron hatte Spätschicht, und es war bereits 17 Uhr, als ich ihn im Stationszimmer fand, wo er die Pflegeberichte schrieb. Er gab mir keine Gelegenheit, etwas zu sagen, sondern platzte sofort heraus: »Ich habe Bill heute Nachmittag gesehen, und er sagt, dass Lucy Unsinn erzählt.«

»Das war nicht anders zu erwarten, oder?«, erwiderte ich.

»Nicht, wenn …«, begann er.

Ich unterbrach ihn. »Sie sagt, es sei nichts passiert, obwohl ich nicht ganz sicher bin, ob ich ihr glauben kann.«

Ich hatte Ron überrumpelt. Sein Gesichtsausdruck änderte sich, als die Spannung sich langsam löste. Einen Moment lang dachte ich, er wolle mir etwas zutiefst Persönliches sagen, doch dann schien er es sich anders zu überlegen. »Na, das ist es dann wohl, oder?« Er zuckte die Schultern. »Aber ich werde trotzdem dafür sorgen, dass er nicht in ihre Nähe kommt.«

Ich nahm ein paar Tage Urlaub. Erst nachdem ich einige Zeit nicht mehr im Krankenhaus, sondern zu Hause gewesen war, merkte ich, wie erschöpft ich war. Ich erkannte, dass ich eine Angst entwickelte, an diesem Ort gefangen zu sein, so als müsse auch ich für immer in dieser Klinik bleiben. Wie für Lucy war sie auch für mich kein sicherer Ort.

Als ich eine Woche später wieder zur Arbeit kam, erfuhr ich, dass Lucy sich in der Nacht zuvor heimlich davongemacht hatte.

»Sie ist aus dem Badezimmerfenster gestiegen. Die Polizei hat ihre Beschreibung – aber noch haben wir nichts gehört«, sagte Ron, der mit dem Schreiben seiner Berichte beschäftigt war, ohne mich anzusehen. »Die gute Nachricht ist jedoch«, fuhr er fort, den Blick noch immer auf den Schreibtisch gerichtet, »dass Kevin endlich viel mehr trinkt. Er sagt, dass er versucht hat, den Wurm auszuhungern, der in ihm ist, aber ich habe ihn davon überzeugen können, dass die Tabletten den Wurm vernichten werden, ihn vergiften werden, sodass er sich keine Sorgen zu machen braucht.«

Bei Kevin war Schizophrenie diagnostiziert worden, doch er akzeptierte diese Diagnose nicht. Wegen der Nebenwirkungen hasste er es, seine Medikamente zu nehmen.

»Und Bill?«

»Hat heute Spätschicht.«

Er sagte es nicht, hätte aber genauso gut hinzufügen können: »Es gibt also nichts, was dich beunruhigen könnte, oder, Doc?«

Doch es gab etwas: in erster Linie Lucys Wohlergehen, aber auch die Situation auf der Station. Es war sehr schwierig, jemanden aufzutreiben, der mir zuhören und helfen wollte, sich darum zu kümmern.

Lucy wurde am nächsten Tag gefunden. Dieses Mal war es ihr gelungen, sich das Leben zu nehmen. Sie hatte sich in einem nicht mehr genutzten Teil des Krankenhauses mit einem Ledergürtel an einem Treppengeländer erhängt. Ich fragte mich, ob sie endlich die Ruhe gefunden hatte, nach der sie sich sehnte, war aber traurig und wütend, dass ich sie nicht hatte retten können, denn ich wusste, dass dies möglich gewesen wäre.

Selbst heute noch träume ich manchmal davon, durch die länger werdenden Schatten der Bäume zum letzten Mal den Weg zur Klinik zu fahren. Die Straßenlaternen leuchten nicht mehr, doch vergessene Gesichter spähen noch durch die zerbrochenen Fensterscheiben und zwischen den verfaulenden Sperrholzplatten hindurch, die sie vor den Türen befestigt hatten, nachdem wir gegangen waren. Die verlassene psychiatrische Klinik, in der einst ein Jahrhundert lang das Echo der Nöte seiner Insassen widerhallte, hört nun nur noch den Ruf verwilderter Katzen, die Mäuse durch die verlassenen Gebäude jagen. Es war ein schrecklicher Ort. Ich hätte nie gewollt, dass jemand, der mir am Herzen lag, durch diese Tore gegangen, geschweige denn in dieser Klinik aufgenommen worden wäre. Doch ich hatte dort gearbeitet und mich machtlos gefühlt, etwas zu ändern.

Wie meine Patienten und die anderen Mitarbeiter hatte ich damals das Gefühl, als werde ich einfach weiter hineingesogen in eine Institution, in der wir, Patienten und Personal gleichermaßen, gezwungen waren, für einen langen Zeitraum zusammen zu sein, und eine von der Außenwelt abgeschnittene, kontrollierte Existenz führten. Hier verlor ich meine Individualität, mein Zielbewusstsein und meine Willensfreiheit. Irrenanstalten gibt es schon lange nicht mehr, doch die damaligen Einstellungen und Methoden haben sich auch in den psychiatrischen Kliniken von heute gehalten. Ich weiß, dass nicht alle meine Ansicht teilen, dass es manchmal nötig ist, einen Menschen um seiner eigenen Sicherheit oder der Sicherheit anderer willen in einem Krankenhaus festzuhalten, doch es gab Situationen, in denen ich keine Alternative gesehen habe. Für die überwältigende Mehrheit derjenigen, die unter einer Depression leiden, ist ein Aufenthalt in einer psychiatrischen Klinik jedoch weder nötig noch gesundheitsförderlich. Heute gibt es andere Möglichkeiten, einschließlich verbesserter psychotherapeutischer Dienste (besonders wichtig, wenn eine Depression durch Persönlichkeitsprobleme verkompliziert wird) und anderer Einrichtungen in der Gemeinde wie Frauenhäuser, die für Lucy für kurze Zeit ein echter Zufluchtsort hätten sein können. Doch wir haben immer noch nicht genügend solcher Orte – etwas, wofür wir nach wie vor kämpfen müssen.

11

Tabletteneinnahme

Ich kann verstehen, warum Menschen sehr misstrauisch gegenüber Antidepressiva sind. Viele fürchten, dass sie davon abhängig werden könnten; andere sind der Ansicht, dass sie in der Lage sein sollten, ihre Depression ohne diese Medikamente zu überwinden. Es gibt sogar angesehene Leute, die sagen, dass sie überhaupt nicht helfen.

Als Alan, ein Mann im mittleren Alter, das erste Mal zu mir in die Klinik kam, hatte er jede Hoffnung verloren und das Gefühl, dass sein Leben nicht mehr lebenswert sei. Der Fernfahrer, der den größten Teil der Woche unterwegs war, wirkte ein bisschen ungepflegt, als achte er nicht sonderlich auf sich. Seine Fingernägel waren eingerissen und schmutzig und er war unrasiert.

»In dem Schreiben von Ihrem Arzt steht, dass er Ihnen Fluoxetin verschrieben hat …«, begann ich, während ich die Überweisung überflog. Fluoxetin war ein Antidepressivum. Sein Hausarzt schickte normalerweise keine Leute zu mir, es sei denn, er war sehr beunruhigt. Ansonsten versuchte er, sie selbst zu behandeln. Er war sehr geschickt darin, niedergeschlagenen Menschen zu helfen.

»Ich hab es aber nicht genommen. Ich will ehrlich sein.

Ich meine, ich hab dem Doktor geradeheraus gesagt, dass ich das nicht will. Er versucht schon seit Wochen, mich dazu zu bringen.« Er sah mich ein bisschen beschämt an und wartete darauf, was ich als Nächstes sagen würde.

»Und jetzt sind Sie hier. ... Wie fühlt sich das an?«

»Ein bisschen beängstigend. Aber ich habe ihm versprochen, dass ich kommen würde.« Er zuckte die Achseln, als gebe es ansonsten wenig zu sagen.

Nachdem er mir schließlich seine Geschichte erzählt hatte, fragte ich ihn: »Können Sie mir sagen, warum Sie das Medikament nicht nehmen wollen? Worüber machen Sie sich Sorgen?«

»Ich mache mir keine Sorgen ... eigentlich. Es ist einfach so, dass ich weiß, wo die Probleme liegen: Ich hasse meinen Job, meine Frau hasst mich, meine Kinder hassen mich, und ich glaube einfach nicht, dass eine Pille, die ich täglich nehmen soll, all das ändern kann!«

»Und wie fühlen Sie sich im Moment, heute?«

»Um ehrlich zu sein, Doc, ich kann nicht schlafen. Ich kann nicht essen. Ich kann nicht denken. Es wäre mir egal, wenn ich morgen von einem Bus überfahren würde. Wissen Sie, was ich meine? Und ich glaube nicht, dass mich irgendjemand vermissen würde. Das Leben ist einfach sinnlos geworden.«

»Haben Sie über Schritte nachgedacht, Ihrem Leben ein Ende zu setzen? Manchmal tun die Menschen das, wenn sie sich so schlecht fühlen wie Sie im Moment.«

»Na ja, ich habe daran gedacht, mit dem Laster von einer Brücke zu fahren. Es wäre gelogen, wenn ich sagen würde, dass es mir nicht durch den Kopf gegangen ist ...«

»Mehr als einmal?«

»Na ja«, er schaute zur Wand des Sprechzimmers. Dann blickte er mich an, und ich sah, dass ihm Tränen in die

Augen traten. Er blinzelte und eine Träne lief seine Wange hinab. Er wischte sie mit der Faust weg. »Ziemlich oft, um ehrlich zu sein.«

»Und was hat Sie davon abgehalten, es zu tun?«

»Meine Kinder«, gab er zu, bevor er in Tränen ausbrach und das Gesicht in den Händen verbarg. »Ich konnte es meinen Kindern nicht antun.«

Als ich wieder einmal den Punkt erreichte, an dem das Leben ziemlich sinnlos zu sein schien, traf mich dies trotz allem, was in der Vergangenheit passiert war, seltsam unerwartet. Hätte ich, während ich im Geiste immer wieder Vorkommnisse abspielen ließ, die sich im Krankenhaus ereigneten, die Echos jenes schrecklichen Winters in Edinburgh erkannt, in dem mir die Zukunft nicht länger als schillerndes Versprechen am Horizont erschienen war, hätte ich vielleicht eher etwas getan. Stattdessen ignorierte ich die Warnzeichen: das frühe Aufwachen am Morgen, die Energielosigkeit, die zunehmende Reizbarkeit und Wut. Und dann hatte es eine Reihe von Verlusten gegeben, die meine Fähigkeit untergruben, bei Verstand zu bleiben.

Sam, ein Allgemeinmediziner, den ich seit mehreren Jahren kannte, praktizierte in einem Dorf in der Nähe der psychiatrischen Klinik, in der ich jetzt arbeitete. Im vorangegangenen Jahr war er für mich eine große Stütze gewesen. Bei unserer letzten Begegnung hatten wir in seiner Küche ein Glas Wein getrunken. Er erzählte mir von dem exzentrischen Verhalten meines Vorgängers in der Klinik, dessen Methode, mit dem Alkoholproblem von einem von Sams Patienten umzugehen, darin bestanden hatte, dessen Cocktailbar zu leeren, den gesamten Inhalt in den Koffer-

raum seines eigenen Wagens zu laden und damit wegzu-
fahren.

»Und hat der Patient sich beschwert? Hast du dich beschwert?«, fragte ich.

»Was denkst *du* denn?« Er lächelte.

Schließlich hatte dieser Arzt, der zuweilen angeblich zu
betrunken gewesen war, um die Visite durchzuführen,
akzeptiert, mit einer großzügigen Abfindung pensioniert zu
werden. Aber erst nachdem er versucht hatte, mich mit
einem Brief seines Anwalts einzuschüchtern. Ihm war wohl
ein unüberlegter Kommentar von mir über frühere Behand-
lungsstandards zu Ohren gekommen, vielleicht von einem
seiner Saufkumpane.

»Wir haben großes Glück, dich hierzuhaben – zum Teu-
fel mit ihnen allen!«, sagte Sam, als er mich zum Abschied
auf der Schwelle seines Cottages umarmte und ich ihm
einen schönen Urlaub wünschte. Er hatte vor, mit seinem
Bruder und seinem Sohn ein paar Wochen lang in den
Cairngorms wandern zu gehen.

Als John und ich eines Samstagnachmittags nach Hause
fuhren, hörten wir um drei Uhr im Tagesbericht von Ra-
dio 4 die schockierende Nachricht. Sams Wandergruppe
hatte sich, wie ich später erfuhr, sehr schlecht auf die unvor-
hersehbaren Wetterbedingungen im schottischen Frühling
vorbereitet und war mit nur einem Paar Steigeisen für alle
drei in einen heftigen Schneesturm geraten. Alle, einschließlich meines lieben Freundes, wurden tot aufgefunden.

Und dann ein weiterer Verlust.

»Hast du das von E. gehört?«, fragte eine Psychothera-
piekollegin am Telefon. Ihr war bekannt, dass ich zu E. zur

Therapie gegangen war, aber sie wusste nicht, wie lange ich auf ihn angewiesen oder wie wichtig er für mich gewesen war. »Ich habe an dich gedacht. Ich weiß nicht, ob du es schon gehört hast.«

»Was gehört?«

Wie damals, als ich vom Tod meines Vaters erfahren hatte, gab es keine Warnung, die mich auf die schlechte Nachricht vorbereitete.

»E. hat sich letzte Woche im Fluss ertränkt. Er ist tot. Ich kann es nicht glauben.«

Ich hörte die Tränen in ihrer Stimme, konnte jedoch nicht sprechen.

»Tut mir leid, ich muss los«, entschuldigte ich mich und fügte hinzu: »Ich rufe dich später zurück.« Dann ließ ich mich in einen Sessel fallen und versuchte einfach weiterzuatmen.

Nur ein oder zwei Leute wussten, dass E. mein Therapeut gewesen war. Und er war in Ungnade gefallen. Ein paar Jahre nachdem er aus meinem Leben verschwunden war, hatte ich herausgefunden, dass man ihn zunächst beurlaubt und dann aus unbekannten Gründen entlassen hatte. In den Kreisen, in denen er einst als erfahrener Therapeut zum lokalen Adel gehört hatte, war er zur *Persona non grata* geworden. Ich wusste sehr wenig darüber, was ihm passiert war. Und jetzt würde ich ihn nie mehr wiedersehen.

Wie in der Vergangenheit reagierte ich auf diese Ereignisse, indem ich nur noch mehr arbeitete und dabei immer ineffizienter wurde. Dieses Mal entwarf ich keine Pläne auf Papier, um meine Probleme zu bewältigen, sondern grübelte unaufhörlich über die wachsenden Schwierigkeiten auf der Station nach.

Als mir eines Sonntagabends die lange Fahrt zur Arbeit durch den Kopf ging, die mir am Montagmorgen im Winternebel bevorstand, schien sich mein Verstand schließlich in kleine, scharfkantige, monochrome Stücke aufzulösen. Unfähig, klar zu denken, sank ich auf das Sofa vor dem Ofen und weinte. John fand mich dort, in einem Zimmer, das nur vom gespenstischen Glühen der Kohlen im Ofen beleuchtet wurde. Ich beobachtete die Flammen und lauschte dem Prasseln des Feuers, konnte jedoch keine Wärme spüren. Mir war einfach nur kalt und ich fühlte mich leblos. Er setzte sich neben mich, nahm mich in die Arme und streichelte mir sanft den Kopf, während ich schluchzte und zitterte. Ich war gezwungen, endlich zuzugeben, dass ich ein ernstes Problem hatte.

»Wollen Sie es also mit einem Antidepressivum versuchen?«, hatte mein Hausarzt mich gefragt, als ich das erste Mal von meinen wiederkehrenden Symptomen erzählte. Sie waren aufgetaucht, nachdem mein Versuch, meine Psychotherapie fortzuführen, gescheitert war, weil ich mit dem neuen Therapeuten keine sinnhafte Verbindung hatte herstellen können.

Heute weiß ich im Gegensatz zu damals, dass ein Beratungsgespräch mit dem Hausarzt wie ein Tanz ist. Beide haben abwechselnd das Wort und treten in eine Verhandlung ein, die einen klaren Anfang, eine klare Mitte und ein klares Ende hat. Wenn Sie möchten, dass Ihr Arzt mehr über Sie weiß, müssen Sie ihm die richtigen Hinweise geben: die Wörter, die erkennen lassen, wie elend es Ihnen geht. Der Arzt muss diese Hinweise dann aufgreifen. Er mag sich nicht unbedingt verpflichtet fühlen, Ihr Problem zu erforschen, es sei denn, sein Interesse ist groß genug, aber vielleicht wollen Sie ja auch gar nicht, dass er das tut. Sie wollen vielleicht so schnell wie möglich die Praxis verlassen und ärgern sich über irgendwelche Versuche von ihm, Sie zu »analysieren«. Ich wusste, dass Allgemeinmediziner sich hinsichtlich ihres Interesses und ihrer Fähigkeit, Menschen mit Depressionen zu helfen, stark unterschieden. Einige hatten kein Problem damit, über diese Erkrankung zu sprechen, andere stellten die richtigen Fragen, verstanden aber nicht unbedingt, wie eine Depression sich wirklich anfühlt. Und dann gab es einige wenige, bei denen man sehr vorsichtig war, überhaupt über Gefühle zu sprechen.

Ich wusste genau, was ich wollte. Ich hatte es mit einer Gesprächstherapie versucht und es hatte eine Zeitlang funktioniert. Mein Leben war durch die Arbeit, die ich in meinen Sitzungen mit E. geleistet hatte, und durch die Entscheidungen, zu denen sie mir verhalf, auf den Kopf gestellt worden. Ich glaubte nach wie vor, dass diese Veränderungen gut für mich waren. Ein paar Jahre lang hatte ich gehofft, dass ich nie wieder so unerträglich unruhig und so voller Angst sein würde, doch dann kehrte das Gefühl der Trostlosigkeit und Leere zurück. Deses Mal fühlte ich mich außerdem erschöpft, schwach und innerlich tot.

Ich mochte meinen Arzt. Er war ein Hüne von einem Mann etwa in meinem Alter, und er sah so wie Sam wie jemand aus, der seine Freizeit mit Bergsteigen verbrachte. Er kletterte richtige Gipfel, nasse Felswände und heimtückische Steilhänge hoch – wie die Fotos an den Wänden seines

Sprechzimmers zeigten. Wahrscheinlich ging er Risiken ein, doch immer unter Beachtung der Sicherheit, wie ich vermutete. Er strahlte etwas unglaublich Beruhigendes aus.

Dennoch war ich mir nicht sicher, ob er wirklich verstand, was mit mir los war, merkte aber, dass er sich alle Mühe gab, es zu tun. Was ich erklomm, waren die Hindernisse in meinem Kopf. Damals hatte ich das Gefühl – und habe es immer noch –, dass ich am Rand des Abgrunds lebte und manchmal absichtlich das Seil wegwarf.

»Wie sieht es mit dem Schlafen aus?«, fragte er.

»Nicht gut. Ich wache morgens sehr früh auf, liege da, denke über alles nach und kriege Angst.«

»Worüber denken Sie nach?«

»Die Arbeit, all die Probleme, von denen ich Ihnen erzählt habe.«

»Und was tun Sie dann?«

»Ich stehe auf und koche mir einen Tee.«

»Wie sieht's mit Ihrer Energie aus?«

»Schrecklich. Ich will einfach nur schlafen. Aber ich kann nicht schlafen und habe an den meisten Dingen das Interesse verloren. Ich glaube, ich nehme auch ab.«

Er hielt einen Moment inne und dachte über das nach, was er aufgeschrieben hatte. Dann schaute er zu mir hoch. »Wollen Sie es mit einem Antidepressivum versuchen?«

»Ja, ich glaube schon.«

Ihm war klar, dass er mir nicht zu erklären brauchte, um was es sich dabei handelte. Das wusste ich nur allzu gut. Schließlich war ich Psychiaterin – auch ich gab meinen Patienten Antidepressiva. Außerdem war ich verzweifelt genug, alles auszuprobieren, um mich besser zu fühlen.

Es gab Dinge, die ich ihm nicht erzählte: dass ich mich auf einem Kissen, das nass von Schweiß und Tränen war, in den Schlaf weinte; dass ich glaubte, in meinem Beruf nichts zu taugen und nie in irgendeiner Sache Erfolg zu haben; dass ich mich einsam fühlte. Ich erzählte ihm nicht von dem wiederkehrenden Traum, in dem ich eine Aufgabe erledigen musste – eine Prüfung bestehen, eine Arbeit beenden –, die erforderte, dass ich mich auf andere verließ: normalerweise Kollegen im Krankenhaus; manchmal tauchte aber auch meine Mutter oder mein Vater auf und ich fand mich im Haus meiner Kindheit wieder, in meinem Schlafzimmer. Um wen auch immer es sich handelte, er wollte nicht tun, was ich von ihm erwartete, sodass wir zu streiten begannen, weil ich mir sicher war, dass er es tun musste. Ich trug meine Argumente in klarem, akkuratem Englisch vor – zumindest erzählte John mir das morgens – und wurde manchmal davon wach. Diese Traumwelt kam mir wegen der Macht der unklaren Gefühle, von denen sie durchdrungen war, umso realer vor. Ich wurde auf Schritt und Tritt behindert, als versuchte ich, mich durch Kleister zu bewegen – der zähflüssig und klebrig war und mich von der Welt abschnitt –, und die letzten Schritte zu machen, um mein Ziel zu erreichen, wurde immer unmöglicher.

Ich erzählte meinem Arzt auch nicht von dem entsetzlichen Gewicht auf meiner Brust, das leichter wurde, wenn ich weinte oder mit John redete, doch nur für eine Weile. Wenn es zurückkehrte, fühlte es sich an, als habe ein unsichtbarer Dämon noch fünf Kilo mehr auf jede Seite einer Stange geladen, die ich nicht von meiner Brust schieben konnte.

Als ich das erste Mal die Tabletten nahm, fühlte ich mich nach zwei oder drei Wochen langsam wieder besser. Von da an nahm ich sie etwa drei Jahre lang immer mal wieder, während ich weitere Prüfungen sowie Veränderungen im Beruf und in meinem Zuhause bewältigen musste. Da sich die Tabletteneinnahme als effektiv erwiesen hatte, war mir nur allzu bewusst, dass die Ursache für meinen Rückfall dieses Mal nicht allein mit all dem zusammenhing, was im vergangenen Jahr passiert war. Mein Körper fühlte sich an, als sei Blei in meine Blutgefäße und Knochen gesickert, sodass ich vollkommen ausgebremst war.

Dieses Mal ging ich nicht sofort zu meinem Hausarzt, sondern rief Susan, eine Kollegin und Freundin, an, die zu den wenigen Menschen gehörte, von denen ich glaubte, dass sie mir ehrlich und unverblümt ihre Meinung zu meinem Geisteszustand sagen würden. Sie bat mich, noch am selben Nachmittag zu ihr ins Prestwich Hospital nördlich von Manchester zu kommen. Ich kontaktierte sie nicht wegen ihrer derzeitigen Tätigkeit, sondern weil ich wusste, dass sie eine Ausbildung als Psychotherapeutin hatte. Denn obwohl ich den Verdacht hegte, dass ich vor allem Medikamente brauchte, war es wichtig für mich, mit jemandem zu sprechen, der in der Lage war, meine Geschichte wie auch meine Symptome zu verstehen.

Wir trafen uns in einem kleinen Raum im alten Verwaltungsgebäude des Prestwich Hospitals, dessen Ähnlichkeit mit der psychiatrischen Klinik, in der ich gearbeitet hatte, mir im ersten Moment den Atem verschlug. Der Ort wirkte genauso vernachlässigt und trostlos: dunkles Holz, verschlissenes Linoleum und unpoliertes Messing in einem

Raum, der nur schwach erhellt wurde von Fenstern, die schwarz verfärbt waren von Ruß und Regen. Doch trotz der äußeren Ähnlichkeit der beiden Institutionen herrschte hier eine andere Atmosphäre, die mir das Gefühl gab, dass dies möglicherweise ein richtiger Zufluchtsort für mich sein könnte, dass eine potenzielle Hilfsquelle in Reichweite war. Eine Person, der ich glaubte vertrauen zu können, hieß mich willkommen, lächelte und führte mich in den kleinen, vom Hauptflur abgehenden Raum, während John draußen auf mich wartete.

Susan machte sich mit der Sensibilität und Fürsorglichkeit, die ich mir erhofft hatte, an die Erhebung meiner Anamnese. Wie befürchtet, dauerte es jedoch nicht lange, bevor sie auf die Suizidfrage zu sprechen kam.

»Ich muss das fragen.« Susan sah mich mit ihren klaren und ruhigen blaugrauen Augen direkt an. »Gibt es Zeiten, in denen du dich so schlecht fühlst, dass dir das Leben nicht mehr lebenswert erscheint?«

»Ja«, erwiderte ich. Es war irgendwie erleichternd, darüber sprechen zu können, aber es fiel mir nicht leicht, die Worte zu finden, um ein so schmerzliches Gefühl zu beschreiben, und ich konnte nicht aufhören zu schluchzen, während ich sagte: »Manchmal, wenn ich auf der Autobahn bin … und selbst fahre … Ich werde den Gedanken nicht los, dass ich einfach die Handbremse anziehen könnte, wenn ich beschleunige. Ich weiß, dass das Auto sich dann drehen und überschlagen würde, und ich glaube nicht, dass ich das wirklich möchte … aber ich kann nicht … ich kriege es nicht aus dem Kopf. Ich kann nicht aufhören, es zu denken.«

»Du weißt, was du da beschreibst.« Sie hörte einen Moment lang mit dem Schreiben auf und sah mich wieder an. »Glaubst du, dass es manchmal Zwangsgedanken sind?«

Ich hatte über die Krankheit meines Bruders gesprochen und über das verzögerte Trauern um meinen Vater. Die Vergangenheit, die ich unbedingt hatte hinter mir lassen wollen, holte mich jetzt wieder ein. Ich erzählte Susan von den Problemen, die ich bei der Arbeit hatte. »Denkst du, dass ich paranoid bin?«

»Ich weiß nicht«, erwiderte sie. Nachdem sie mir dann viele weitere Fragen über meine Gefühle und Gedanken in Bezug auf das Krankenhaus gestellt hatte, sagte sie: »Okay, möglicherweise bist du ein bisschen paranoid in deinem Denken, doch das ist angesichts deiner momentanen Gemütslage verständlich. Es bedeutet nicht, dass nicht tatsächlich einige sehr unangenehme Dinge vonstattengehen, aber vielleicht übertreibst du alles ein bisschen?«

Ich nickte. Ich wusste, was sie meinte. Ich war vielleicht paranoid, doch das hieß nicht, dass an der Sache nichts dran war.

»Ich glaube«, Susan hielt einen Moment lang inne, »dass du wirklich sehr krank bist, und ich bin sehr froh, dass du dich gemeldet hast und zu mir gekommen bist. Ich weiß, wie schwierig es für dich gewesen sein muss.«

»Danke, dass ich so schnell kommen durfte.«

Sie sah mich direkt an. »Ich kann dir sagen, was *ich* denke. Ich denke, dass du eine schwere depressive Erkrankung hast. Aber was denkst *du*?«

Susans Worte überraschten mich nicht völlig. Doch trotz der zeitweiligen Einnahme von Antidepressiva sowie meines Wissens und meiner Ausbildung fiel es mir immer noch schwer, diese Diagnose zu akzeptieren.

Eins meiner Probleme war die wachsende Überzeugung unter vielen Mitgliedern meines Berufsstands, dass Depressionen in erster Linie durch biologische Faktoren verursacht wurden: durch Veränderungen des »Neurotransmitter«-Levels, d. h. des Levels an chemischen Botenstoffen im Gehirn. Diese Überzeugung teilten die Arzneimittelhersteller, die tatkräftig für die neueste Art von Antidepressiva warben: »selektive Serotonin-Wiederaufnahmehemmer« (SSRI) wie z. B. Prozac. Doch wie Tim Lott in seinem Memoir *The Scent of Dried Roses* schreibt, ist es wirklich schwer zu glauben, dass sich die Komplexität menschlichen Denkens durch ein einfaches chemisches Ungleichgewicht erklären lässt. Ich glaubte damals nicht und denke immer noch nicht, dass psychische Erkrankungen – die persönlichsten menschlichen Leiden – auf etwas so Einfaches reduziert werden können. Ich hatte gelernt, biologische, soziale und psychologische Determinanten bei psychischen Erkrankungen zu berücksichtigen, und für mich standen in den Therapien immer die beiden Letzteren im Vordergrund, obwohl ich auch Medikamente verschrieb. Gleichzeitig wusste ich jedoch die biologische Erklärung von Depressionen zu schätzen; sie legitimierte meine Abwesenheit in der Klinik – ich war krank und brauchte Hilfe –, und sie befreite mich von dem Gefühl der Verantwortung für meinen Zustand, obwohl es schwierig ist, Schuldgefühle aus seiner Welt zu verbannen, wenn man depressiv ist.

Noch schwieriger ist es manchmal, die Frage zu beantworten, die mein Patient Alan stellte: Wie können Pillen helfen, wenn die Ursache des Problems eindeutig in äußeren Ereignissen liegt? Eine Depression kann von kurzer Dauer sein, vor allem, wenn ein positives Ereignis – bei Forschern als »Neubeginnereignis« bekannt – die Gesundung fördert. Sie kann sich aber auch stark in die Länge ziehen, vor allem, wenn die Probleme, durch die sie getriggert wurde, nicht gelöst werden. Darüber hinaus scheint sie zuweilen ein Eigenleben zu entwickeln. »Ich verstehe, warum Sie sich fragen, wie die tägliche Einnahme einer Tablette Ihre Probleme lösen soll.« Ich schaute Alan an.

Er nickte. »Allerdings.«

»Und Sie haben recht: Die Tabletten werden Ihre Probleme natürlich nicht verschwinden lassen. Doch sie werden nach wenigen Wochen anfangen, Ihnen mehr Energie zu verleihen, und Ihnen helfen, ein bisschen besser zu schlafen. Sie werden Ihnen helfen, wieder klarer zu denken und sich eher in der Lage zu fühlen, einige dieser Probleme zu lösen.«

Er schaute mich zweifelnd an. Ich hatte das starke Gefühl, dass es nicht richtig war, ihn zu drängen, obwohl ich davon überzeugt war, dass er von den Medikamenten profitieren würde. Ich machte mir ernsthaft Sorgen um seine Sicherheit. Aber ich wollte verhindern, dass wir die Verbindung verloren, die sich angebahnt hatte. Deswegen sagte ich: »Nun, Sie haben die Wahl. Es ist Ihre Entscheidung. Wir können uns die unterschiedlichen Optionen ansehen, und dann können Sie mir sagen, was Sie tun möchten.«

»Ich muss also nicht …«

»Wie gesagt, es ist Ihre Entscheidung. Ich kann Sie nicht zwingen, die Tabletten zu nehmen. Ich kann Ihnen nur sagen, was meiner Meinung nach helfen würde. Tatsächlich glaube ich, dass die Medikamente Ihnen helfen würden, sich besser zu fühlen. Sie würden sie nicht sehr lange nehmen müssen.«

»Würde ich nicht?« Dieser Vorschlag schien ihm zu gefallen.

»Aber lassen Sie uns zuerst alle Optionen betrachten …«

Dadurch, dass ich ihm die Wahl gegeben hatte, war es mir gelungen, Alan in ein Gespräch zu verwickeln. Er beschloss, es mit den Tabletten zu versuchen, und begann den langsamen, aber schließlich erfolgreichen Prozess der Gesundung, der auch eine Problemlösetherapie mit einschloss, die ihm half, wichtige Entscheidungen in Bezug auf sein Leben zu treffen.

Ähnlich sprach meine Psychiaterin die verschiedenen Optionen mit mir durch. Auch sie war sich sicher, dass ich von Antidepressiva profitieren würde. Aber ich hatte es immer gehasst, sie zu nehmen.

»Du hast in der Vergangenheit Dothiepin genommen. Was hältst du davon?«

Ich dachte über die Frage nach. Ich hasste die Nebenwirkungen: den trockenen Mund und die Gewichtszunahme. Wenn ich morgens aufstand, wurde mir regelmäßig schwindlig, weil der Blutdruck sank. Das war ein Problem, denn mein Bett befand sich am Ende einer steilen Treppe, sodass die Gefahr bestand, dass ich sie nach dem Aufstehen herunterfiel. Die Nebenwirkungen erklärten, zumindest teilweise, mein starkes Interesse, keine Tabletten zu nehmen.

Ich überlegte jedoch, was ich über sie wusste: Sie hatten in der Vergangenheit für mich funktioniert und meine Persönlichkeit hatte sich durch ihre Einnahme in keinerlei Hinsicht verändert. Einige Menschen haben Entzugssymptome, wenn sie die Antidepressiva absetzen (die ich später auch haben sollte), doch sie machen nicht süchtig in dem Sinne, dass man ein Verlangen nach ihnen verspürt oder eine immer höhere Dosis nehmen muss. Ich hatte erlebt, dass sie bei meinen eigenen Patienten anschlugen, vor allem bei jenen mit einer schwereren Depression.

»Ich will nicht wieder ein trizyklisches Antidepressivum nehmen«, antwortete ich ehrlich. »Kann ich es mit einem SSRI versuchen?«

202

Susan war einverstanden. »In Anbetracht deiner zwanghaften Gedanken ist das wohl das Mittel der Wahl.«

Ich vermutete auch, dass sie mir nichts geben wollte, was im Fall einer Überdosis so tödlich war wie Dothiepin (jetzt Dosulepin), doch das sagte sie nicht. Wir einigten uns auf das Antidepressivum Paroxetin, das jedoch nicht die einzige Behandlung war, die sie empfahl. Susan war sich im Gegensatz zu mir sehr sicher, dass ich auch noch einmal eine Zeitlang eine Psychotherapie machen sollte. Allerdings bestand in dem Zustand, in dem ich mich befand – ich war unfähig, meine Gedanken zu ordnen –, keine Eile. Ich konnte warten, bis die Therapeutin, zu der sie mich überweisen wollte, einen Platz frei hatte.

Es machte mich nervös, ein neues Medikament einzunehmen, und in den ersten Tagen war mir ziemlich übel, vor allem morgens. Ich merkte, dass es verträglicher für mich war, die Pille zum Essen zu schlucken. Allerdings hatte ich noch mehr Kopfschmerzen als gewöhnlich. Abgesehen von den Nebenwirkungen, die mit der Zeit verschwanden, schienen 20 Milligramm Paroxetin nicht viel zu bewirken. Ich war ein bisschen ruhiger, doch die krankhafte Trostlosigkeit verließ mich nicht. Ich begann mich zu fragen, ob ich mich je besser fühlen würde, da es mir immer noch schwerfiel, vor dem späten Vormittag aus dem Bett zu kommen, und ich mich nicht in der Lage fühlte, ein Buch auch nur zu öffnen – sehr erschütternd für einen Menschen, der sich immer mit Büchern umgeben hatte –, geschweige denn, mich lange genug zu konzentrieren, um es lesen zu können. Die Erhöhung auf 40 Milligramm machte keinen großen Unterschied, und angesichts dessen, was ich heute über die relative Wirksamkeit von SSRIs bei schwereren Depressionen weiß, überrascht das nicht. Deswegen begann ich nach etwa drei Monaten der Behandlung, Lithium zu nehmen. Lithium ist vor allem bekannt als Mittel bei bipolaren Störungen, kann aber auch bei etwa der Hälfte derjenigen, die auf Antidepressiva nicht ansprechen, als zusätzliche Therapie eingesetzt werden, da es ziemlich schnell die Stimmung verbessert. Das Problem ist, dass es – abgesehen von anderen unangenehmeren Folgen wie einer Nierenerkrankung – regelmäßige Bluttests erfordert und eine Unterfunktion der Schilddrüse hervorrufen kann, wie ich herausfand.

Einige Wochen nachdem ich mit der Einnahme von Lithium begonnen hatte, geschah eines Morgens etwas. Ich drehte mich um, um mein Gesicht in dem Kissen zu vergraben, das feucht war von einer weiteren Nacht, in der ich im Traum der Lösung für ein Problem nachgejagt war, das ich nie richtig definieren konnte. Ich stellte fest, dass die andere Bettseite leer und kalt war. John war aufgestanden. Wie spät war es? Wie lange hatte ich geschlafen? Ich prüfte, wie es um das schreckliche Gewicht auf meiner Brust stand, das mich gewöhnlich im Moment zwischen Aufwachen und vollem Bewusstsein überrumpelte. Doch dieses Mal tat es das nicht. Ich öffnete die Augen und schaute mich um: Eine Spur von Sonne drang durch die Vorhänge, der Duft von Gras wehte herein und die Vögel sangen. Wann waren die Vögel zurückgekehrt? Ich hatte sie seit Langem nicht mehr bemerkt.

Etwas hatte sich geändert; es war eine feine Veränderung. Rückblickend weiß ich, dass dies der Moment war, in dem ich gesund zu werden begann. Mir wurde leichter ums Herz, und ich war wieder fähig, die Welt um mich herum wahrzunehmen. Konnten diese Verbesserungen wirklich mit den Tabletten zusammenhängen, die ich jeden Abend geschluckt hatte? Ich wusste zwar, dass Tabletten die Art, wie man die Welt sah, verändern konnten, wollte aber nicht glauben, dass die Lösung für *meine* Probleme so einfach sein sollte – und doch war sie es. Das schreckliche Gewicht war beträchtlich leichter geworden, und obwohl ich seine Gegenwart noch immer spüren konnte, hielt etwas anderes es davon ab, ins Zentrum der Aufmerksamkeit zu rücken: das Gezwitscher der Vögel, der Duft des Grases und die Helligkeit des Tageslichts. Die Welt sang mir zu. Das Leben war zurückgekehrt.

Die Tabletten wirkten damals und sie tun es auch heute noch fast immer. Ich glaube nicht, dass ich ohne sie je wieder über die Schönheit eines Frühlingsmorgens gestaunt hätte. Ich erinnerte mich, dass eine Patientin, die vor vielen Jahren in meinem ersten Jahr als Psychiaterin bei mir gewesen war, mir erzählt hatte, sie könne das Gras wachsen hören, wenn sie hochgestimmt sei. Ich wusste nun, was sie gemeint hatte. Seit meiner Kindheit war ich überempfindlich für die Stimmungen anderer: Ich erkannte sie ganz leicht und machte mir dann Sorgen über die Bedeutung winzigster Änderungen in ihren Worten und ihrem Verhalten. Das ist der Nachteil eines großen Einfühlungsvermögens. Doch als ich begann, wieder gesund zu werden, gab es andere Momente, in denen ich mich wieder vollständig eins mit der Welt und im Einklang mit dem Rhythmus der Natur fühlte; *ozeanische* Momente, die ich nicht mit einem pathologischen Etikett abwertete.

In diesen Zeiten fragte ich mich, ob das Gewicht wirklich so schwer gewesen war, wie ich geglaubt hatte. Vielleicht war es gar nicht weggeschmolzen, sondern überhaupt nie da gewesen? Vielleicht hatte ich übertrieben, etwas vorgetäuscht, versucht, meiner Verantwortung bei der Arbeit und im Leben zu entfliehen? War es nicht das, was alle anderen dachten? Es fällt schwer, sich zu erinnern, wie schwer die Last der Depression sich anfühlen kann, wenn man nichts weiter will, als sie vergessen.

12

Auseinandersetzung mit der Vergangenheit

Es gibt Zeiten, in denen die Vergangenheit in der Gegenwart noch lebendig zu sein scheint. Wir erleben mit den Menschen, die uns heute wichtig sind, noch einmal die Schwierigkeiten und Probleme, die wir in früheren Beziehungen hatten. Wenn jemand unter wiederholten depressiven Schüben leidet, muss er sich mit der Vergangenheit auseinandersetzen, um ihren Einfluss auf die Gegenwart zu verstehen und kritisch zu hinterfragen.

»Dies ist also das dritte Mal, dass Sie es mit einer Psychotherapie versuchen?«, fragte Jenny, die mir gegenübersaß. Sie schaute auf und lächelte mich an. Es war eine Begrüßung, die mir half, mich nicht ganz so schlecht zu fühlen, dass ich wieder einmal an diesem Punkt angelangt war.

»Ja, aller guten Dinge sind drei«, versuchte ich zu scherzen, und sie zuckte nicht zusammen. Wir waren uns zwar zuvor im beruflichen Rahmen schon einmal begegnet, aber nie privat. Sie sprach mit leiser Stimme und ihrem scharfen Blick entging nichts. Ich hatte sechs Monate auf diesen Termin bei ihr gewartet. »Ich habe beschlossen, dass ich bei mir aufräumen und versuchen muss zu verstehen, was in den letzten paar Jahren geschehen ist.«

Wir saßen in einem großen, ziemlich kahlen Raum im Obergeschoss eines Reihenhauses in einer Stadt im Norden Englands. Die Wände waren irgendwann vielleicht weiß gestrichen worden, wirkten nun aber grau. In der Nähe der Tür waren Schmutzflecken, die so aussahen, als hätten sich die unruhigen Geister, die aus den Menschen vertrieben worden waren, die vor mir in diesem Sessel gesessen hatten, aneinander vorbeigedrängelt, um ihrem Exorzisten zu entgehen. Zwei Sessel standen in einem schrägen Winkel einander gegenüber und an einer Wand befand sich eine Couch mit einem verblichenen roten Paisley-Überzug. In der Luft, die ruhig und warm war, hing der kaum wahrnehmbare Duft von altem, blumigem Parfüm.

»Sie nehmen also immer noch Medikamente?« Jenny drehte den Brief von Susan um, meiner beratenden Ärztin.

»Ja, und ich arbeite nach einer sechsmonatigen Auszeit auch wieder und ich habe gerade geheiratet.« Die Hochzeit von John und mir hatte kurz nach meiner Rückkehr zur Arbeit stattgefunden.

»Hmm … herzlichen Glückwunsch.« Sie lächelte mich an. »Susan hat gesagt, dass es Probleme bei der Arbeit gab. Was ist passiert?«

»Ich hatte großen Ärger mit dem Management im Krankenhaus. Ich war sehr niedergeschlagen … und ein bisschen paranoid. Ich dachte, es sei eine Verschwörung im Gange. Das stimmte nicht, aber … Es gibt immer noch einige Probleme zwischen denen und mir.«

Meine Rückkehr zur Arbeit wurde vom Management toleriert, aber nicht begrüßt, weil es, wie man mir sagte, Beschwerden über mich gegeben habe.

»Und Susan hat auch erwähnt«, fuhr Jenny fort, »dass E., Ihrem vorherigen Therapeuten, etwas zugestoßen ist …«

»Ja. Kannten Sie ihn?«, fragte ich zaghaft, unsicher, ob ich mit einem Menschen, den ich erst vor Kurzem kennengelernt hatte, viel über ihn sprechen wollte.

»Ich hatte von ihm gehört, aber ich glaube nicht, dass wir uns je begegnet sind.«

Nichts an ihrem Tonfall ließ darauf schließen, dass sie mir nicht die Wahrheit sagte, aber ich fragte mich, wie viel sie davon wusste, was mit E. geschehen war. Die Welt der psychodynamischen Psychotherapie ist klein und inzestuös.

»Er hat mir am meisten geholfen«, sagte ich schnell. Als ich den Blick von meinen Fingern losriss und sie anschaute, verriet mir ihr Gesichtsausdruck, dass sie meine Zwiespältigkeit, bei diesem Thema zu verweilen, bemerkt hatte. Dennoch ermunterte sie mich fortzufahren.

»Den zweiten Therapeuten mochte ich einfach überhaupt nicht – und ich glaube, er mochte mich auch nicht.« Ich wollte schnell das Thema wechseln.

»Und gegenseitige Sympathie ist Ihnen wichtig …«

»Ja, sehr.«

»Und wie denken Sie jetzt über eine Therapie?«, fragte sie mit leiser Stimme.

Das war eine gute Frage. »Ich schätze, immer noch positiv. Sonst wäre ich nicht hier.«

»Und was war am hilfreichsten bei den Gesprächen mit E.?«

»Dass wir daran gearbeitet haben, dass ich endlich um meinen Vater trauern konnte.«

Ich erzählte ihr von den Ereignissen in jenem Winter, in dem mein Vater gestorben war, vom Ende meiner Ehe und dass ich in der Therapie mit E. meine schwierigen Beziehungen zu starken Männern, angefangen bei Dad, zu verstehen gelernt hatte. Jenny hörte mir lange Zeit zu. Als ich innehielt, fiel mir die Besorgnis und Freundlichkeit in ihrem Blick auf.

»Sie haben Ihre Mutter nicht erwähnt.«

»Nein«, erwiderte ich. »Das habe ich nicht.«

»Möchten Sie mir von *ihr* erzählen?«

»Ich glaube nicht, dass meine Mutter und ich uns je wirklich nahestanden«, begann ich.

»Wieso glauben Sie das?«, fragte sie.

»Sie hat mich immer kritisiert. Es begann immer auf die gleiche Weise: Es gab eine Auseinandersetzung darüber, dass ich nicht genug im Haushalt half, weil ich Hausaufgaben machen musste oder mit Freunden ausgehen wollte. Egal, was ich tat, es war niemals genug.«

Schmerzliche Erinnerungen bleiben frisch, bereit, die Chance zu nutzen, wieder in den Mittelpunkt des Bewusstseins zu gelangen.

Wann immer ich an die Beziehung zu meiner Mutter dachte, erinnerte ich mich an den lange zurückliegenden Sommer, in dem ich mir zum ersten Mal wirklich eingestand, dass ich mich allein in der Welt fühlte.

»Wir arbeiten hier rund um die Uhr und du machst dir wie üblich nur Sorgen um dich selbst«, sagte Mum. »Ich hätte nie gedacht, dass ich das zu meinem eigenen Fleisch und Blut sagen würde, aber du bist total egoistisch.«

»Das ist nicht fair. Ich habe auch gearbeitet«, erwiderte ich. In jenem Sommer lernte ich fleißig für mein Abitur.

»Gearbeitet! Du kennst doch die Bedeutung des Wortes gar nicht. Ich hab mir schon mit fünfzehn meinen Lebensunterhalt verdient. Also, mir reicht's; ich hab genug von dir. In deinem Alter habe ich schon für mich selbst gesorgt.

Es ist Zeit, dass du das auch tust, Madame.« Sie stürmte aus dem Zimmer.

Ich folgte ihr. »Ich kann nie was richtig machen in diesem Haus. Du willst, dass ich meine Hausaufgaben mache und dazu brauche ich Zeit. Die Jungs bittest du nie, was zu tun!«

Samstags hatte ich einen Job. Ich arbeitete den ganzen Tag bei Marks & Spencer, wo ich in einem unangenehm warmen, blauweiß karierten Nylonkittel an der Lebensmittelkasse saß oder Regale mit Brot und Kuchen auffüllte. Von dem Geld, das ich verdiente, kaufte ich mir meine Kleidung, und ich lernte fleißig, oft bis in die Nacht hinein. Nachdem Mum gesagt hatte, es sei Zeit, für mich selbst zu sorgen, kümmerte ich mich um meine Wäsche, wusch und bügelte sie. Ich schaffte all das, und dennoch war sie unzufrieden mit mir. Der Fehler, den ich immer machte, war zu widersprechen – was bei uns zu Hause als eine der größten Sünden galt, die ein Kind begehen konnte. Ich weiß jetzt, dass diese Konflikte zum Erwachsenwerden gehören. Doch meine Eltern glichen das Setzen fester Grenzen nicht mit der Liebe und dem Verständnis aus, die mir geholfen hätten, erwachsen zu werden. Vielmehr hemmten Zorn und ein deutliches Gefühl der Zurückweisung meine emotionale Entwicklung und verzögerten sie wahrscheinlich beträchtlich. Es gibt Zeiten, in denen ich selbst mit fünfzig noch das Gefühl habe, dass ich immer ein wütender, rebellischer Teenager sein werde.

»Die Situation in der Familie war sowieso ziemlich schrecklich während meiner Teenagerzeit.«

»Inwiefern?«, fragte Jenny.

»Zum Teil lag es an dem Stress, den die Zwangsstörung meines Bruders verursachte. Damals wussten wir noch nichts über diese Krankheit und sie raubte einfach allen die Kraft. Dad versuchte, Alan dazu zu bringen, hinsichtlich seines Verhaltens Vernunft anzunehmen, aber ...«

»Aber?«

»Es ist schwierig, mit jemandem zu reden, der glaubt, etwas tun zu müssen, von dem man weiß, dass es keinen Sinn macht. Es war einfach grausam ... schrecklich. Es hat uns alle beeinträchtigt.«

Es war unmöglich, sich die Qual in Alans Kopf vorzustellen, wenn er mit den Dämonen kämpfte, die nur er verstehen konnte. Doch trotz allem war in unserem Familienleben im Lauf der Jahre eine seltsame Art von Alltag eingekehrt, in dem Tränen, Wutanfälle und Enttäuschungen völlig normal waren. Es war fast so, als erlebe man eine anhaltende Naturkatastrophe; man glaubt, gegen weitere Traumata immun geworden zu sein. Das psychische Leiden meines Bruders war natürlich nicht mit monumentalen Ereignissen wie Tod und Zerstörung zu vergleichen, doch es war eine alltägliche häusliche Tragödie, die uns allen unsere Hoffnungen und Träume nahm – nicht zuletzt meinem Bruder.

»In dem Sommer, in dem ich fünfzehn war, sagte Mum, sie habe mein Zimmer aufgeräumt – was seltsam war, weil sie es sonst nie tat – und mein Tagebuch gefunden.«

Normalerweise bewahrte ich mein Tagebuch in der Schublade meiner Frisierkommode auf. Es war eine A4-große Kladde, die ich in übrig gebliebenes, mit Herbstblättern geschmücktes Geschenkpapier eingeschlagen hatte. In diesem Tagebuch schrieb ich über Filme, die ich gesehen hatte, Orte, an denen ich gewesen war (nur wenige), und Orte, die ich gern besuchen wollte (viele), sowie Jungen in meiner Klasse, für die ich schwärmte – die typischen Gefühle, Gedanken und Wünsche eines Teenagers.

»Wo war es?«, fragte Jenny.

»Ich habe es immer außer Sichtweite aufbewahrt, was hieß, dass sie meine Habseligkeiten durchsucht haben musste, meine privaten Dinge.«

»Was hat sie gesagt?«

Ich schaute Jenny an, um ihre Reaktion zu prüfen.

»Mum sagte: ›Wie konntest du nur so schlimme, schreckliche Dinge schreiben!‹ Ich kann mich nicht mal mehr erinnern, was ich geschrieben habe, und es ist jetzt auch so lange her.«

Auf die Seiten des Tagebuchs hatte sich sicher eine Menge kindische Wut ergossen, in Großbuchstaben und mit Buntstiften doppelt unterstrichen – das war mein Stil. Ich war immer dramatisch, wenn ich mich ärgerte, und bin es noch heute.

»Wie Sie sehen, war ich immer irgendwie im Unrecht zu Hause.«

»Dein Dad will mit dir reden«, pflegte meine Mutter zu sagen.

»Du hast deine Mutter wirklich verärgert«, rügte er mich. »Entschuldige dich bei ihr.«

Ich wusste immer, wann er böse auf mich war, und ich schien immer zu wissen, wie ich ihn noch zorniger machen konnte – indem ich meine Mutter kritisierte.

Ich murmelte eine Entschuldigung. »Tut mir leid.«

Sie sah mich mit einem zufriedenen Lächeln auf den rubinrot geschminkten Lippen an, wobei sie es schaffte (um meines Vaters willen), nicht nur verletzt zu wirken und zu klingen, sondern (mir gegenüber) auch emotional kalt. »Du könntest wenigstens so tun, als ob du es ernst meinst«, war ihr Kommentar. Sie war nie versöhnlich.

Nach dem Tagebuchvorfall gab es keine Gelegenheit, echtes Bedauern auch nur vorzutäuschen.

Mum saß im Wohnzimmer neben Dad, als befänden sie sich auf der Richterbank, bereit, ein gemeinsam beschlossenes Urteil zu verkünden.

»Du kannst dir gar nicht vorstellen, wie sehr du die Gefühle deiner Mutter verletzt hast.«

»Das hat deinen Dad wirklich mitgenommen. Er konnte es einfach nicht glauben, als ich ihm dein Tagebuch gezeigt habe.«

Und was ist mit mir?, wollte ich sagen. *Sie verletzt ständig meine Gefühle.* Ich habe mich von meiner Mutter nie geliebt, gewollt oder getröstet gefühlt. Bestenfalls tolerierte sie mein Dasein in der Welt. Nein, ich sagte diese Dinge damals nicht, denn ich war unfähig, sie klar auszudrücken. Jetzt, wo ich älter bin, kann ich die Verbitterung in Worte fassen.

»Aber es tut Ihnen immer noch weh«, meinte Jenny.

»Ja. Ich vermute, dass es das immer tun wird.« Ich hielt einen Moment lang inne, als eine andere Erinnerung in mir hochstieg. »Ich habe an meinem 17. Geburtstag zu Hause eine Party gefeiert. Alles lief gut, es gab keine Probleme, keine Beschwerden über den Lärm, und dann hat sich mein Freund über den Beetpflanzen hinter der Ligusterhecke übergeben, nachdem sein jüngerer Bruder Geschirrspülmittel in sein Bier gegeben hatte. Mum und Dad kamen gerade vorbei, um nachzusehen, ob ›alles glattlief‹, und begegneten ihm, als er hinausstürmte.« Ich zog ein Gesicht und musste bei der Erinnerung daran lachen. Rückblickend konnte ich die lustige Seite sehen, was mir damals nicht gelungen war, und meinen Eltern erst recht nicht.

»Was sonst noch?«

»Bei der Party zu meinem 18. Geburtstag in einem Restaurant im Stadtzentrum wurde mir meine Handtasche gestohlen, und ich musste um zwei Uhr morgens meine Eltern wecken, um zu Hause reingelassen zu werden.«

»Klingt nicht sonderlich dramatisch für mich«, meinte Jenny. Ich fragte mich, ob sie Kinder im Teenageralter hatte.

»Nein, für mich auch nicht.« Ich lächelte. »Auf dem Boden meines Zimmers lagen so viele Bücher rum, dass ich eine Methode austüftelte, direkt von der Tür zum Bett zu springen. Das fand ich wirklich clever.« Ich begann zu kichern, erfüllt von einem seltsamen, vergessenen Stolz auf meinen Einfallsreichtum. »Ich wurde nicht schwanger, hatte keine Abtreibung, wurde nicht von der Polizei verwarnt, nahm keine Drogen und lief auch nicht von zu Hause weg. Ich kannte Leute, die das taten – na ja, ein oder zwei Dinge davon.«

Meine Vergehen waren nur unbedeutende Teenagersünden im großen Plan der Dinge, doch aufgelistet und genau unter die Lupe genommen zählten sie in unserem Haushalt irgendwie als Beweise für mein zunehmend »inakzeptables Verhalten«.

»Wenn meine Eltern mich schalten, habe ich immer Widerworte gegeben.«

Jenny nahm etwas in meiner Stimme wahr. »Was haben sie getan?«

Ich spürte, wie mir die Tränen hochstiegen. »Dad hat mich richtig fest geschlagen. Ich erinnere mich, dass einmal der Abdruck seiner Finger auf meinen Armen und Beinen noch stundenlang zu sehen war und es wirklich wehtat. Ich saß einfach den ganzen Abend in meinem Zimmer und habe geweint.«

»Wie haben Sie sich hinterher gefühlt?«

»Ich habe mich schrecklich geschämt ... und schuldig gefühlt, weil ich ihn so wütend gemacht hatte.«

»Warum haben Sie sich so gefühlt?«

»Ich wollte nicht, dass er mich hasst! Aber ich ... ich fing auch an, die Dinge zu glauben, die meine Mutter über mich sagte.« Bei der Erinnerung an jenen schrecklichen Tag begann ich, unkontrolliert zu schluchzen. Niemand war hoch in mein Zimmer gekommen, um zu sehen, wie es mir ging. Ich hatte mich völlig allein gefühlt.

Heute ist mir bewusst, dass meine entsetzlichen Schuldgefühle, die Person zu sein, die ich bin – die inakzeptable, undankbare Tochter –, in dieser Zeit gefördert wurden. Sie wuchsen und gediehen, während ich vor dem Tod meines Vaters vergeblich darum kämpfte, die Beziehung zu meiner Familie wiederherzustellen.

»Es tut noch immer sehr weh«, sagte Jenny. Sie nahm ihre Brille ab und legte sie auf den Tisch neben sich.

»Ich habe keinen Kontakt mit Mum ...«

Ich schaute Jenny an und sah die Frage in ihren Augen, sodass ich fortfuhr: »Aber sie hat mich letzte Woche angerufen und eine Nachricht auf dem Anrufbeantworter hinterlassen. Ich habe nicht zurückgerufen.«

»Werden Sie es tun?«

»Nein. Es ist für mich leichter so. Es ist eine Art zu überleben, denke ich.«

»Zu überleben?«

»Ich kann bei Verstand bleiben, solange ich nicht damit umgehen muss, dass sie mich fertigmacht.«

»Starke Worte.«

»Starke Gefühle.«

»Sie klingen, als seien Sie sehr wütend auf sie.«

»Ja, das bin ich. Ich glaube, ich habe wirklich viel Wut in mir.«

Wenige Tage nach der Sitzung mit Jenny saß ich in meinem Sprechzimmer im Krankenhaus und hörte meiner eigenen Patientin namens Mary zu.

Sie war vor Kurzem wegen einer schweren Depression bei mir in Behandlung gewesen, und es hatte Zeiten gegeben, in denen ich mir ernsthafte Sorgen um ihre Sicherheit gemacht hatte. Wir hatten beachtliche Fortschritte erzielt, doch dann war etwas passiert, was die Gefahr eines Rückfalls in sich barg. Ihre Eltern waren im Urlaub bei einem Busunfall verletzt worden und brauchten als Folge sehr viel Pflege. Sie waren beide in den Siebzigern und erholten sich nur langsam. Marys Vater war durch den Unfall eher emotional traumatisiert als körperlich versehrt.

»Seit sie wieder zu Hause sind, bin ich jeden Tag bei ihnen gewesen«, sagte Mary.

»Was macht das mit Ihnen?«

»Na ja, ich muss es einfach tun, oder? Sie ist meine Mutter ...« Sie verstummte und schaute auf den Fußboden.

»Ja, das ist sie.«

»Nicht, dass sie sich je wie eine Mutter verhalten hätte. Aber mein Bruder hat seine Familie, für die er sorgen muss, und seinen Job, sodass es meine Aufgabe ist, mich um sie zu kümmern, und ich sehe meinen Dad gerne.« Marys Stimme wurde weich, als sie ihn erwähnte.

Sich um die Mutter zu kümmern beinhaltete, ihr aus

dem Bett und beim Waschen zu helfen, sie anzuziehen, mit Essen zu versorgen, den größten Teil des Tages in ihrem Haus zu bleiben und abends dann noch einmal zu kommen, um sie für die Nacht fertig zu machen. »Mein Bruder kommt manchmal abends vorbei.«

»Hilft er?«

»Nicht viel, aber Mum freut sich immer sehr, ihn zu sehen. Er hat ihr gestern Abend eine neue Tasse mitgebracht, weil ich ihre Lieblingstasse zerbrochen habe.«

»Sie haben sie zerbrochen?«

»Nicht absichtlich. Sie ist mir beim Abtrocknen einfach aus der Hand gerutscht. Sie hat gerufen, ich solle schnell kommen, und ich habe mich erschreckt. Dann stellte sich raus, dass ich nur den Fernseher auf einen anderen Sender umschalten sollte.«

Ich dachte mir im Stillen, dass ich die Tasse wahrscheinlich schon längst zerbrochen hätte, wenn ich die Grausamkeit erfahren hätte, die Mary seit ihrer Kindheit von dieser Frau erduldete.

»Was hat sie dazu gesagt?«, fragte ich.

»Sie hat gesagt, ich sei nutzlos, faul, zu nichts zu gebrauchen und eine Enttäuschung für die ganze Familie.«

»Ist das schon immer so gewesen, Mary?«

»Ja.« Sie blickte hinab auf ihre Hände. »Wissen Sie, mir ist erst kürzlich, als Sie mich danach gefragt haben, klar geworden, wie wütend mich das macht. Mum hat so was immer zu mir gesagt, aber nie zu Jason – er ist in ihren Augen einfach perfekt. Er ist der Jüngste«, fuhr sie nach einem Augenblick fort, »aber ich glaube, ich bin schon seit jeher auch sehr wütend auf ihn. Als wir Kinder waren, habe ich sein Spielzeug versteckt. Einmal habe ich etwas davon kaputt geschlagen. Ich glaube, ich wollte, dass er weint.« Sie sah zu mir hoch. Ich spürte, dass sie sich an etwas Wichtiges erinnerte, das vor langer Zeit geschehen war. Wir saßen eine Weile schweigend da.

»Als wir jung waren, hat Mum immer gesagt, dass ich einfach dumm und er der Clevere sei.«

»Sie wollten es ihm also heimzahlen?«

»Und ihr. Ich wollte auch ihr *richtig* wehtun. Sie mochte meinen ersten Freund nicht und Dad auch nicht ... also bin ich mit ihm abgehauen.« Sie sah mich an, als erkenne sie zum ersten Mal, wie sie dazu gekommen war, eine so wichtige Entscheidung zu treffen, eine, die einen tief greifenden Einfluss auf ihr Leben hatte: die Schwangerschaft und eine übereilte Ehe mit einem Mann, der sie noch mehr missbraucht hatte. »Ich glaube, ich habe das vor allem getan, um sie zu ärgern, wissen Sie. Das verstehe ich jetzt ... Ich würde immer noch gern weglaufen. Und jetzt geht das nicht.«

Wir Menschen neigen dazu, die Erwartungen zu erfüllen, die an uns gestellt werden.

Mein Vater hatte erwartet, dass ich fleißig lernte und gut in der Schule war, und ich erfüllte seine Erwartungen, obwohl ich, als ich dann schließlich von zu Hause wegging, nicht mehr sicher war, ob es das war, was er von mir wollte oder erwartete. Er schien Schwierigkeiten zu haben, eine Beziehung zu mir als Erwachsene herzustellen, die manchmal Entscheidungen traf, die er missbilligte, wie zum Beispiel mit Freunden auszugehen, die er nicht besonders mochte.

Inzwischen ist mir klar, dass meine Mutter viel geringere Erwartungen hatte. Ich glaube, sie nahm an, dass ich heiraten, irgendwo in der Nähe wohnen, ihr Enkel schenken und samstags nachmittags mit ihr einkaufen gehen würde.

Ich vermute, dass sie in vielerlei Hinsicht ziemlich enttäuscht war, dass ich ihre Hoffnungen in mich nicht erfüllte, doch vor allem glaubte sie wohl fest daran, dass ich keine ernsthafte Konkurrenz für sie darstellen würde – in puncto Aussehen, Lebenserfahrung sowie der Zuneigung und Aufmerksamkeit meines Vaters. Ich enttäuschte sie, obwohl ich damals nicht verstand, womit ich sie so unglücklich machte. Es ist schwierig, mit einer Mutter fertigzuwerden, die eifersüchtig auf ihre eigene Tochter ist. Statt ihre Hoffnungen zu erfüllen, nährte ich ihre Enttäuschung.

Besonders schwer fiel es mir, nicht an meine eigene Mutter zu denken, als Mary während unserer Sitzungen über ihre Mutter sprach.

»Wie ist es für Ihren Vater?«, fragte ich sie.

»Wie es für meinen Vater ist?« Sie seufzte. »Er nimmt es einfach hin. Was immer sie sagt, er stimmt ihr zu. Das hat er immer getan, um seine Ruhe zu haben.«

»Als Sie noch ein Kind und immer der Sündenbock waren, wenn etwas schieflief, hat er da jemals etwas gesagt?«

Einen Moment lang sah sie mich mit großen grauen Augen eindringlich an, bevor sie den Blick zum Fenster gleiten ließ. »Ich liebe meinen Dad.« Ihre Stimme hatte sich zu einem leisen Flüstern gesenkt. Die Geräusche des Winds und des Regens, der gegen die Fensterscheibe prasselte, drohten, den Klang ihrer Stimme zu übertönen. »Es ist schreckliches Wetter draußen. Ich werde auf dem Weg zum Bus nass werden.«

»Sie haben gesagt, dass Sie Ihren Vater lieben«, wiederholte ich, »und ich weiß, dass Sie das tun.«

»Und er hat es so schwer im Leben.«

»Sie haben es auch schwer.«

»Er ist einfach nachsichtig mit Mum.«

»Vielleicht liebt er sie.«

»Jemand muss es ja tun.«

»Vielleicht ist er ein bisschen wie Sie?«

»Ja, mein Dad und ich waren uns immer ähnlich.«

»Und Dan? Was sagt Dan dazu?« Dan, Marys älterer Bruder, war, sobald er konnte, von zu Hause weggegangen.

»Ich habe in letzter Zeit nichts von ihm gehört.«

»Nein? Aber was hat er gesagt, als Sie das letzte Mal mit ihm gesprochen haben?«

»Er hat gesagt, ich sei ein verdammter Idiot, mich um sie zu kümmern, und ich solle es Seiner Majestät überlassen – so nennt er Jason –, aber er ist nicht hier. Er muss ihnen nicht gegenübertreten.«

Im Stillen dachte ich mir, dass ich meiner Mutter auch nicht gegenübertreten musste. Es fiel mir leicht, mich mit Marys älterem Bruder zu identifizieren, und ich hätte sie am liebsten aufgefordert, ihrer Mutter und ihrem jüngeren Bruder zu sagen, sie sollten »zur Hölle fahren«. Doch das konnte ich nicht. Wenn Mary ihre Situation nicht ändern wollte, bestand meine Verantwortung darin, ihr zu helfen, mit ihr zurechtzukommen. Mary war immer noch geschwächt von anderen, nicht lange zurückliegenden Ereignissen in ihrem Leben. Obwohl mir klar war, dass ihre Beziehungen – sowohl ihre früheren als auch die derzeitigen – zu ihren Problemen beitrugen, war ich nicht sicher, ob sie von einer Therapie profitieren würde, die darauf abzielte, ihre ohnehin schwache Abwehr zu durchbrechen, und die sie potenziell noch verletzlicher machen würde. Sie brauchte Verständnis, Akzeptanz und Unterstützung in der gegenwärtigen Krise. Anschließend konnte sie überdenken, inwieweit sie sich mit der Vergangenheit auseinandersetzen

und noch einmal einige der schrecklichen Vorfälle durch-
leben wollte, zu denen es in ihrer Kindheit gekommen war,
wie die Situation, in der ihre Mutter sie körperlich so hart
bestraft hatte, dass sie Verletzungen davongetragen hatte.

»Was empfinden Sie im Moment für Ihre Mutter, Mary?«,
fragte ich.

»Sie ist meine Mutter, also liebe ich sie natürlich …« Sie
dachte kurz nach. »Und ich hasse sie auch. Ich hasse sie
wirklich.« Sie schaute mich an und errötete leicht. »Was
ich gesagt habe, ist schrecklich, oder? Ich werde zum Priester gehen und um Absolution bitten müssen.«

»Nein«, erwiderte ich. »Es ist überhaupt nicht schrecklich. Es ist das, was Sie empfinden. Nun müssen wir Ihnen
helfen, damit zu leben.«

Jenny war auch nicht schockiert gewesen, als ich über den
Hass sprach, den ich noch immer meiner Mutter gegenüber empfand. »Es ist ein anderes Gefühl als das, das Sie
für Ihren Vater empfinden, oder?«

»Ich war wütend auf Dad, dass er gestorben ist, bevor
wir uns neu kennengelernt haben. Ich wollte, dass er stolz
auf mich ist.«

»Ich bin mir sicher, dass er es gewesen wäre.«

»Aber das weiß ich nicht, oder?«

»Wirklich nicht?«, erwiderte sie.

Ich glaube, dass der Erfolg einer Frau in der großen weiten
Welt hauptsächlich der Qualität ihrer Beziehung zu ihrem
Vater geschuldet ist. Meiner ermutigte und trieb mich an.

Doch er kam nicht damit zurecht, dass ich zu einer jungen Frau heranreifte, die genauso launisch, gefühlsbetont und missmutig war wie er – und vielleicht auch so kreativ und warmherzig, wie ich mir gern einrede.

Statt zu versuchen, uns einander wieder näherzubringen, trieb meine Mutter einen großen Keil zwischen uns und sorgte erfolgreich dafür, dass unser Zerwürfnis bestehen blieb. Doch ich bin mir ziemlich sicher, dass sie sich, wenn sie jetzt hier sitzen würde, an viele Dinge, die ich so deutlich im Gedächtnis habe, entweder nicht mehr erinnern könnte oder sie leugnen würde. Sie hat ihre eigene Methode, mit der Welt zurande zu kommen, ihre eigene sie stützende Wahrheit. Sie hat Freunde und Familienangehörige, die ihre Ansicht teilen und sie nie so erlebt haben wie ich.

Mit Jennys Hilfe begann ich, die positiven wie auch die negativen Aspekte dessen zu sehen, ein »schwieriger« und manchmal wütender Mensch zu sein. Während meiner Auseinandersetzung mit dem Krankenhausmanagement war ich für etwas eingetreten, was ich für richtig gehalten hatte. »So bin ich eben«, versuchte ich Jenny zu erklären. »Ich kann mich einfach nicht bremsen.«

»Sie sollten sich nicht dafür schämen, so zu sein, aber vielleicht müssen Sie lernen, manchmal ein bisschen diplomatischer zu sein«, erwiderte sie. »Es ist nicht immer hilfreich, genau zu sagen, was man denkt.«

Ich wusste, dass Jenny recht hatte, fühlte mich jedoch noch nicht in der Lage, mich mit diesem Punkt auseinanderzusetzen. Es gab einige Dinge, die infrage zu stellen oder zu ändern ich noch nicht bereit war, obwohl ich die Verbindung zwischen meinen lange zurückliegenden Gefühlen gegenüber meiner Mutter und meinem gegenwärtigen starken Ungerechtigkeitsgefühl sowie der Tatsache, dass ich so schnell wütend wurde, herstellen konnte.

Es gibt nicht die eine Wahrheit auf dieser Welt, sondern eine Vielzahl unterschiedlicher Perspektiven, gefiltert durch die jeweiligen Linsen, durch die wir unser Leben betrachten. Wir müssen die Erinnerungen, Werte und Wahrnehmungen anderer nicht zu unseren eigenen machen. Wir finden zu der Wahrheit, die unseren Glauben an uns selbst, an unsere persönliche Geschichte – zum Guten oder zum Schlechten – stärkt, durch unsere Gespräche mit Freunden, auf den Seiten unserer Tagebücher und in der Psychotherapie. So können wir beginnen, uns mit der Vergangenheit auseinanderzusetzen und zu verstehen, wie sie dazu beigetragen hat, uns zu dem zu machen, der wir sind, um dann schließlich die Macht, die sie immer noch über uns hat, zu hinterfragen und aufzulösen.

13

Austreibung der Geister

Zu den schwierigsten Beziehungen gehören jene, in denen es scheinbar keine Möglichkeit gibt, Konflikte zu lösen, weil einer der Beteiligten nicht mehr lebt. Viele depressive Menschen fühlen sich von den Geistern der Vergangenheit verfolgt.

Am Ende meiner Therapie mit Jenny, achtzehn Monate nach unserer ersten Sitzung, hatte ich nicht mehr so große Schuldgefühle wegen meines Versagens als Tochter. Ich wusste jedoch, dass bestimmte Geister mich immer noch plagten. Ich hatte versucht, sie in die staubigen Winkel meines Gehirns zu verbannen, doch Geister haben die Macht, sich überallhin zu bewegen. Hin und wieder drangen sie durch die Barriere in mein Bewusstsein und quälten mich intensiv in unerwarteten düsteren Momenten.

Wieder einmal war etwas passiert, was das fragile Gleichgewicht meiner Seele zum Kippen brachte.

Ich hatte Susan angerufen und um einen früheren Termin gebeten.

»Ich weiß nicht, wo ich anfangen soll«, sagte ich. »Es geht um E.«

»Oh.« Susan holte tief Luft.

Während der gesamten Therapie und auch danach hatte ich den Kontakt zu Susan, meiner Psychiaterin, aufrechterhalten, die nicht nur meine medikamentöse Behandlung überwachte, sondern mir auch das Gefühl gab, dass jemand sich weiterhin um mich kümmerte. Das war mir sehr wichtig, ja, wichtiger als die Beziehung, die ich zu Jenny gehabt hatte.

In Susans Sprechzimmer konzentrierte ich mich auf die Bilder auf dem Regal hinter ihr. Da stand ein Foto von einem Mädchen, das aussah wie ihre Tochter, Reitkleidung trug und neben einem Pony stand, und eins von einem Reiter, der über ein Hindernis sprang. Die Familienähnlichkeit war deutlich: dieselben feinen, aristokratischen Züge und das helle Haar. Ich überlegte, wie es wohl wäre, Susans Tochter zu sein.

»Nun komm schon«, drängte sie mich sanft weiterzusprechen.

»Ich habe etwas Schreckliches über E. herausgefunden. Warum er entlassen wurde.«

Ich vermutete, dass sie wusste, was kam – doch falls dies der Fall war, sagte sie es nicht. Sie fragte nur: »Sollen wir darüber sprechen?«

Ich erkannte, dass ich es mir nicht erlaubt hatte, um E. zu trauern, und die ungeklärte und abrupte Art, wie er aus meinem Leben verschwunden war, gefolgt von seinem Suizid, hatte mich in einer Art angstvollem, emotionalem Schwebezustand zurückgelassen. Als Folge von E.s Weggang war ich auch unfähig gewesen, mit dem langsamen Aufdecken der Wahrheit über meine Beziehung zu Dad fortzufahren, da dies eng mit den Fortschritten, die ich in meinen Gesprächen mit E. gemacht hatte, verbunden gewesen war.

»Kanntest du ihn?«, fragte ich Susan.

Sie nickte, schwieg aber, und auch ihr Gesichtsausdruck verriet nichts. *Es ist die Ausbildung: Zeig nie, wie du dich fühlst,* dachte ich mir im Stillen. Obwohl Susan es manchmal tat, weshalb sie auch in der Lage war, die Hand auszustrecken und mir zu helfen. Wie E. es getan hatte. Er war auch menschlich gewesen – nur zu menschlich.

»Ich kann mich nicht mehr genau erinnern, wie er aussah«, fuhr ich fort, »was seltsam ist, weil ich ihn drei Jahre lang jede Woche gesehen habe.«

Am deutlichsten konnte ich mich an E.s Büro erinnern: einen kleinen, unaufgeräumten Raum, in dem sich seine Bücher stapelten und der von einem weißgetünchten Gang im ersten Stock eines Krankenhauses abging, das abgerissen werden sollte. Im Wartezimmer standen ein halbes Dutzend verbogene Holzstühle, und an der Wand hing ein verblichener Druck einer Zeichnung von Heath Robinson mit dem Titel *The Psychic's Ball*. Ich kannte jede Gestalt auf der Zeichnung, nachdem ich drei Jahre lang dort gesessen, gelauscht und darauf gewartet hatte, dass E. den Gang entlangkam und den Kopf durch die Tür steckte. Dargestellt waren ein Mann im Frack, der mit einem imaginären Partner tanzte, ein Kellner, der einem leeren Stuhl einen Drink auf einem Tablett servierte, und ein Paar, das in ein Gespräch mit jemandem vertieft war, der für alle anderen völlig unsichtbar war. Es hatte etwas irgendwie Amüsantes, dass das Bild im Warteraum eines Psychotherapeuten hing, weil dies ein Ort war, wo die Menschen hinkamen, um sich ihre ungesehenen Dämonen austreiben zu lassen, die Vergangenheit sichtbar zu machen und die Macht zu verringern, die sie immer noch über sie hatte.

»Drei Jahre sind eine lange Zeit«, sagte Susan. »Was kommt dir in den Sinn, wenn du an ihn denkst?«

Er war kein physisch attraktiver Mann. Er war nicht besonders groß, trug einen Bart und hatte eine kleine Wampe. Doch er hatte etwas, was die Aufmerksamkeit fesselte: einen Funken Vitalität – etwas Unberechenbares, Schelmisches, das einem das Gefühl vermittelte, dass er nicht immer tat, was von ihm erwartet wurde. E. hatte keine Angst vor mir.

Und trotz allem, was passiert war, konnte ich Susan plötzlich nur eins sagen: »Ich habe ihn geliebt.«

Ich liebte den Klang seiner Stimme, den Geruch seines Sessels, seine nachlässige Erscheinung, sein Lachen und die Bestimmtheit seines Griffs bei dem einzigen Mal, bei dem er mich wie ein Bruder umarmt hatte – nicht dass ich gewollt hätte, dass er es wie ein Bruder tat.

Bei jeder Fahrt zu ihm kam ich in der Nähe der Autobahnausfahrt an einem efeuberankten Backsteinhotel vorbei und dachte: *Was, wenn wir uns nach der Sitzung dort treffen könnten? Was, wenn wir an der Bar einen Drink nehmen könnten? Was, wenn die Umarmung mehr hätte sein können als eine tröstende Geste, nämlich der Auftakt zu vielleicht einer Stunde des sinnlichen Vergnügens?* Die Stunde, die wir zusammen verbrachten, war gefüllt mit Selbstvorwürfen, Tränen und manchmal der denkwürdigen Begegnung von Seelen, aber nie von Körpern.

Ich wusste jedoch, dass E. mir nicht hätte helfen können, wenn er schwach geworden wäre und mir gegeben hätte, was ich mir wünschte. Ich hätte meinen Respekt vor ihm verloren und den Glauben daran, dass er all der Wut, die ich in mir hatte, standhalten und sie erdulden konnte.

»Woran denken Sie?«, pflegte E. zu fragen.

Und ich saß schweigend da und zupfte an meinen Fingernägeln herum, entschlossen, es nicht zu sagen. Es gab natürlich Zeiten, in denen ich mir sicher war, dass er meine Gedanken lesen konnte. Und manchmal brach ich, wenn ich bei ihm eintraf, in Tränen aus und verfluchte die Welt, und vor allem die Männer darin.

»Ich bin ein Mann, was also halten Sie von mir? Dasselbe?«, forderte E. mich heraus und sagte dann: »Ohnehin haben Sie sich nicht einmal die Mühe gemacht, mich zu fragen, wie ich mich fühle. Sich über Ihr Leben beschweren, ist alles, was Sie je tun, wenn Sie herkommen. In diesem Raum sind zwei Leute ... als ob Ihnen das je auffallen würde.«

Manchmal war ich so wütend auf ihn, dass ich viel zu schnell nach Hause fuhr. Eines Abends versuchte ich leichtsinnigerweise, auf der stark befahrenen Barton Bridge über den Manchester Ship Canal einen Laster zu überholen. Ich hatte nicht gesehen, dass ein anderer Wagen hinter mir ebenfalls zum Überholen angesetzt hatte. Er hupte laut, und ich schaffte es gerade noch rechtzeitig, wieder auf die andere Spur rüberzuziehen. Mir wurde eng in der Brust, als meine schwitzenden Hände das dünne Lenkrad des Minis umklammerten. Ich öffnete das Fenster, um die kühle Abendluft einzuatmen, und würgte dann ob der Mischung aus Abgasen und Abwasser aus der Kläranlage, die sich rund zehn Meter unter der Brücke neben dem verlassenen Wasserweg befand.

E. provozierte und schalt mich abwechselnd, aber ich glaube, dass dies Absicht war. Er wusste, dass Wut besser war als das Nichts. Ich glaube jetzt, dass er es nur allzu gut verstand.

Da ich meine Fantasien nicht Realität werden ließ, behielt er die Macht, mir zum Verständnis dessen zu helfen, wie und warum ich nicht nur auf ihn, sondern auch auf andere wichtige Menschen in meinem Leben, mit denen ich gekämpft hatte und noch immer kämpfe, mit so starken Gefühlen reagierte. »Übertragung« ist das Phänomen, Gefühle und Einstellungen gegenüber einer Person aus unserer Vergangenheit auf eine Person in der Gegenwart zu verlagern. Ich übertrug meine zwiespältigen Gefühle gegenüber Männern, besonders meinem Vater, auf E.

Rückblickend ist mir bewusst, dass E. sowohl physisch als auch emotional schwächer wurde, als ich stärker wurde. War es die Alkoholfahne, die mich als Erstes alarmierte? Nein, das kam später. Es waren die dunklen Ringe unter den Augen, die Änderung seiner Haltung, als er nicht länger mit ausholenden Schritten vor mir durch den Gang vom Wartezimmer zu seinem Sprechzimmer zu schreiten schien, und die Hinweise darauf, dass er die Nacht zuvor nicht zu Hause gewesen war und wahrscheinlich in diesem Zimmer geschlafen hatte: die zerknitterten, abgelegten Kleidungsstücke auf seinem Stuhl. Er versuchte nicht, es zu verbergen. Es war fast so, als wolle E., dass ich seine Verletzlichkeit sah; doch er konnte sie nicht eingestehen.

»Du hast also irgendwann gedacht, dass mit E. etwas nicht stimmt?«, fragte Susan.

»Ja, hab ich. Es war eigentlich keine so große Überraschung. Ich hatte es einfach nur verdrängt. Ich wollte es nicht sehen, aber die Zeichen waren da.«

E. war plötzlich krank geworden und hatte eine lebensrettende Darmoperation gehabt. Er erholte sich wieder und kam zurück zur Arbeit, war aber nie mehr ganz der Alte. Wenige Monate später verschwand er.

»Diesen Teil hab ich dir früher schon erzählt«, sagte ich. »Er erschien nicht mehr zur Arbeit. Ich hörte, er sei depressiv.«

»Hast du ihn noch einmal gesehen?«, fragte Susan.

Ich brauchte ihr nicht alle Einzelheiten zu schildern. Ich ahnte, dass sie mehr über diese Geschichte wusste, als ich ihr je erzählt hatte, doch ich fragte sie nicht, wie sie es herausgefunden hatte. Ich wusste, dass E. ein Kollege ihres Partners gewesen war.

Die Schatten im Raum wurden länger und die Sitzung neigte sich dem Ende zu. Ich hatte geredet, aber ich wusste auch, dass Susan zugehört hatte. Sie hatte die Worte mit Vorsicht und Geschick aus mir herausgelockt und ich vertraute ihr.

»Ich habe ihn nur noch einmal gesehen«, antwortete ich schließlich und führte mir die Situation vor Augen. »Es war etwa ein Jahr später. Er war im Wartezimmer des Instituts für Psychotherapie in Manchester. Ich erkannte ihn kaum. Er hatte abgenommen. Er schaute hoch und wir lächelten uns traurig an und wechselten ein paar Worte.«

Er saß in sich zusammengesackt auf einem Stuhl in der Ecke. Ich erkannte ihn zuerst nicht. Er wirkte viel kleiner, als ich ihn in Erinnerung hatte. Vielleicht versuchte er, den Blickkontakt mit den Menschen zu meiden, die durch die Tür kamen – er kannte sicherlich viele von ihnen.

»Wie geht es Ihnen?«, fragte ich. Ich wollte sagen, *ich habe Sie vermisst.*

»Ich bin beim Professor gewesen«, erwiderte E. »Er hat versucht, mir zu helfen.«

Seine Augen erzählten eine andere Geschichte. Ich konnte mir nicht vorstellen, wie er und der Professor es je schaffen sollten, eine Beziehung zueinander herzustellen. Es war mir zu unangenehm, dort zu bleiben. Und statt mit ihm zu reden, ließ ich die schwere Tür des Wartezimmers hinter mir zuschlagen und eilte nach oben zu meinem Meeting, ohne mich noch einmal umzusehen. Als ich eine Stunde später wieder nach unten kam, war er verschwunden.

Das war das letzte Mal, dass ich E. lebend sah.

Ich schrieb ihm wenige Tage nach diesem Treffen – einen kurzen Brief, in dem ich ihm berichtete, dass ich eine stabile und glückliche Beziehung mit John führte. Ich erhielt mit der Post eine Karte mit einem bunten, abstrakten, orientalischen Design auf der Vorderseite. Innen hatte E. in seiner kühnen Handschrift geschrieben: *Ich wusste doch, dass er wichtig war, obwohl Sie es immer geleugnet haben. Ich freue mich sehr für Sie und wünsche Ihnen alles Gute.*

»Ich habe die Karte vor ein paar Wochen zerrissen und weggeworfen«, erzählte ich Susan.

»Warum?«

»Weil ich endlich rausfand, was er getan hatte ... warum er suspendiert worden war.«

Schweigen. Sie wartete darauf, dass ich weitersprach.

»Offensichtlich hatten sich ein paar Leute über ihn beschwert. Er bot ihnen eine Therapie an, sagte aber, dass sie eine Beziehung mit ihm eingehen müssten, um ganz von ihren Problemen geheilt zu werden.«

»Ich spüre, dass du sehr wütend warst.«

»Ja, ich habe vor Wut gekocht.« Und obwohl ich es nicht zugeben wollte und mich nicht dazu überwinden konnte, es zu sagen, wusste ich tief in meinem Inneren, dass ein Teil dieser Wut daher rührte, dass er keine Beziehung mit mir gewollt hatte – und ich hatte ihn damals so sehr gewollt.

Er hatte die Grenzen der Therapie überschritten und andere Menschen verletzt, und ich konnte einfach nicht an ihn denken, ohne den Wunsch zu verspüren, zu schreien und ihn anzubrüllen, auch wenn er nicht da war, um meine Wut zu erleben. Er hatte auf so verdammt dumme Weise sein Talent vergeudet, hatte so vielen Schaden zugefügt: seiner Familie, denen, bei denen er seine Stellung als Therapeut missbraucht hatte – und mir.

»Aber ich konnte ihn nicht hassen«, sagte ich Susan. Ich konnte nur verabscheuen, was er getan hatte und was er sich erlaubt hatte zu werden.

»Du sagst, dass du ihn nicht hassen konntest«, fuhr Susan fort. »Da muss also etwas gewesen sein, was dich davon abhielt ...«

»Ja.« Ich hielt inne, und die Tränen, die mir über die Wangen liefen, überraschten mich. »Er hat mir das Leben gerettet.«

Es war Mitternacht: eine gemietete Wohnung und eine kaputte Beziehung. Auf dem Tisch vor mir eine offene Flasche mit Paracetamol, deren Inhalt ich zu schlucken erwog. Eine irritierte Stimme am Telefon durchbohrte die Dunkelheit.

»Wenn Sie mich um diese Zeit anrufen, müssen Sie mich so nehmen, wie ich gerade bin«, sagte E.

»Ich kann einfach nicht mehr. Es gibt nichts, wofür es sich zu leben lohnt.«

»Deswegen rufen Sie mich an.« Weniger Gereiztheit in der Stimme als Verzweiflung.

»Ich … ich wollte Ihre Stimme hören. Ich musste mit Ihnen reden.«

»Dann reden Sie und erzählen Sie mir, was heute passiert ist.«

»Nichts Neues. Nur … ich fühle mich nur so schrecklich einsam. Ich kann dieses Gefühl nicht ertragen. Ich könnte in diesem Zimmer sterben und niemand würde mich vermissen.«

»Ich würde Sie vermissen. Sehr sogar.« Seine Stimme drang durch die Nacht zu mir und berührte meine Seele. »Ich kann Sie nicht davon abhalten, aber ich möchte nicht, dass Sie es tun.«

Ja, E. hatte gegen die Regeln verstoßen, aber ich wusste auch, dass es paradoxerweise sein mangelnder Respekt vor einigen der Regeln gewesen war, der mich am Leben erhalten hatte. Das hatte ihn befähigt, mich dazu zu bringen, mich zu retten – wenngleich auch nur mit seiner Hilfe. Verstandesmäßig wusste ich, dass das Trauern um jemanden beinhaltete, sich »an das Gute wie das Schlechte zu erinnern«. Dies umzusetzen, in Kontakt mit den unverarbeiteten Gefühlen zu gelangen, die eng mit den Fakten verbunden waren, war jedoch eine andere Geschichte.

»Als ich anfing, zu E. zu gehen«, berichtete ich Susan, »habe ich ihm all die schrecklichen Dinge erzählt, die in jenen letzten Jahren mit Dad passiert waren: dass er mich geschlagen hatte, wenn er die Beherrschung verlor, und dass ich mich seltsam erleichtert gefühlt hatte, als er starb. Wie unglaublich herrisch er gewesen war und welche Empfindungen er in mir auslöste.«

Sie schaute mit ihren allwissenden graublauen Augen zu mir hoch. »Gefühle der Wut ...«

»Ja. Manchmal kalte, leere, zerstörerische Wut.«

»Ein bisschen wie das, was du gerade fühlst.«

Ich holte tief Luft. Ich merkte, dass ich seit Monaten keinen so großen Drang mehr verspürt hatte zu reden, um die puren Emotionen loszulassen, die in mir aufstiegen, hatte jedoch Angst, dass ich so wie in der Vergangenheit die Kontrolle über mich verlieren würde.

»Es überrascht mich nicht, dass du so starke Gefühle gegenüber E. hast. Er war sehr wichtig für dich. Er hat dir etwas gegeben, was du vielleicht nie von deinen Eltern bekommen hast, vor allem nicht von deiner Mutter. Aber ich glaube, du hast etwas Wichtiges von deinem Vater bekommen, und ich vermute, dass dies in deiner Beziehung mit E. eindringlich widergespiegelt und von dir neu entdeckt wurde.«

»Er glaubte an mich und ich glaubte an ihn ... Aber ...«

»Er hat dich im Stich gelassen. So wie dein Vater?«

Wir schwiegen, und ich kämpfte mit der Erinnerung an eine Begegnung, die vor vielen Jahren in dem Raum stattgefunden hatte, der von dem weißen Gang in dem Krankenhaus abging.

»Ich erinnere mich an diese Unterhaltung mit E., nicht lange bevor er verschwand. Ich habe schon eine Ewigkeit nicht mehr daran gedacht ...« Plötzlich war alles wieder da.

»Lange Zeit habe ich mich gefragt, ob Ihre Beziehung zu Ihrem Vater in irgendeiner Weise missbräuchlich war«, sagte E.

Der Gedanke entsetzte mich. Ich schaute zu ihm hoch, wollte den Kopf schütteln.

»Wie konnten Sie das nur denken? Ja, er hat mich geschlagen, aber es war nicht missbräuchlich auf die Weise, wie Sie es wohl meinen.«

Er hob die Hand. »Nein, mir ist nun klar, dass es das nicht war. Aber es war eine schmerzliche und schwierige Beziehung.« Er verstummte und ich las sowohl Mitgefühl als auch tiefe Traurigkeit in seinen Augen. »Ich denke, dass Ihr Vater Sie sehr geliebt haben muss. ... Aber ich glaube auch, dass es ihm unmöglich gewesen ist, Ihnen das je zu sagen.«

»Am Ende fragte er sich, ob er überhaupt jemandem hatte helfen können, nach dem, was geschehen war, was er geworden war«, erzählte mir Susans Partner viel, viel später, als ich es wagte, ihn darauf anzusprechen. »Aber er glaubte wirklich, dass die Arbeit mit dir eine wichtige Bedeutung hatte; er hoffte, sie habe sich gelohnt.«

Ich verstehe jetzt, mehr als zwanzig Jahre später, dass diese Worte das wichtigste Geschenk enthielten, das E. mir je gemacht hatte: die Erinnerung an die oft wütende und manchmal sehr traurige, aber sehr zärtliche Liebe meines Vaters für mich.

Durch die Übertragungsbeziehung und die mächtigen Gefühle, die wir unbewusst für einen Therapeuten entwickeln, obwohl sie eigentlich dem Menschen gelten, den wir verloren haben, können wir anfangen, unsere schwierigen Beziehungen zu jenen zu lösen, die tot sind, uns aber immer noch in unseren Träumen heimsuchen.

14

Kommunikation

Die meisten von uns teilen die Ansicht, dass Reden heilsam ist. Reden ist jedoch nicht immer leicht. Wir verpassen Gelegenheiten zu sagen, was wirklich gesagt werden muss. Manchmal machen wir uns nicht so verständlich, wie wir es könnten oder sollten. Zuweilen warten wir eine Ewigkeit, bis wir etwas sagen, und sind völlig frustriert, dass wir es nicht schaffen, etwas Wichtiges mitzuteilen. Wir haben vielleicht Angst, die Kontrolle über unsere Emotionen zu verlieren und in Tränen auszubrechen, wenn wir versuchen, über das zu sprechen, was uns wirklich am Herzen liegt.

Ich frage mich manchmal, wie ich dazu gekommen bin, mich auf die Vermittlung von Kommunikationsfähigkeiten zu spezialisieren. Ich wuchs in einer Familie auf, deren Mitglieder unfähig zu sein schienen, miteinander über das zu sprechen, was wirklich zählte, oder wirklich zu hören, was der andere zu sagen hatte. Es ist, als habe ich mein Leben lang versucht, ein sehr persönliches Problem zu lösen. Einer meiner Freunde beobachtete einmal einen Psychologieprofessor beim Einparken. Dieser hatte Schwierigkeiten, sein Auto genau auf dem ihm zugewiesenen Platz zu parken, und fuhr mehrmals rückwärts und vorwärts. Sein Interesse galt den Zwangsstörungen. Kay Redfield Jamison, eine Expertin für bipolare Störungen, beschrieb ihre eigene Erfahrung damit in dem Buch *An Unquiet Mind*. Die Erforschung von Depressionen ist mein zweiter Arbeitsbereich und ich habe selbst eine ganze Menge Erfahrung damit.

Schon sehr früh entwickelte ich ein besonderes Gespür dafür, die emotionale Temperatur des Haushalts, in dem ich aufwuchs, einzuschätzen. Ich lernte zu beurteilen, in welcher Stimmung mein Vater war, wann ich versuchen konnte, mit ihm zu sprechen, und wann es besser war, mich in mein Zimmer zurückzuziehen und ihm aus dem Weg zu gehen. Meistens mied ich Konfrontationen, aber leider nicht immer – vor allem nicht, wenn ich kritisiert wurde. Doch diese Fähigkeit, um meines eigenen Überlebens willen emotionsbehaftete Worte, Sätze und Blicke wahrzunehmen, hat mir geholfen, andere in der Sprache der Gefühle zu unterweisen.

Ich begann, mich an immer mehr Einzelheiten aus der Vergangenheit zu erinnern. Von Zeit zu Zeit kam eine neue Erinnerung hoch, die mich in meine Teenagerjahre führte – normalerweise zu einer Unterhaltung mit meinem Vater, einem Moment, in dem wir versuchten, ehrlich miteinander zu sein, es jedoch irgendwie nicht schafften.

Wir hatten im Wohnzimmer auf der Rückseite unseres Hauses vor dem Kaminofen gesessen. In den Jahren bevor ich von zu Hause wegging, hockten wir oft spätabends dort zusammen. Dad wärmte dann seine großen, ölbefleckten Hände. Häufig sprachen wir über Politik: Wir redeten über die Apartheid in Südafrika, und Dad erinnerte sich an das Massaker in Sharpeville, von dem er damals gelesen hatte. Er erzählte mir von seinem Hass auf den Faschismus in all seinen Formen, von seinen schlechten Erfahrungen als rebellischer Soldat, der direkt nach dem Krieg einberufen worden war, und davon, dass er bereit gewesen war, etwas Sinnvolles zu tun, dann aber ein paar Jahre damit hatte verbringen müssen, im Nebel von Nordwales Blindgänger unschädlich zu machen. Er vermittelte mir, gerade angesichts der sozialen Ungerechtigkeit in der Welt, einen ausgeprägten Sinn für Gerechtigkeit, und er sprach mit mir darüber, wie er die Zukunft sah. Wir waren damals die einzige mir bekannte Familie, die ihre eigene Außenpolitik zu haben schien.

»Kannst du mir ein paar Orangen holen?«, hatte mein Vater meine Mutter gebeten. Sie kam vom Obst- und Gemüsehändler in unserer Straße mit Outspan-Orangen aus Südafrika wieder, einem Produkt des Apartheidregimes, das mein Vater verabscheute.

»Die esse ich nicht«, sagte er, änderte dann aber seine Meinung, als Mum dreinschaute, als würde sie gleich vor Verzweiflung in Tränen ausbrechen. »Okay, dieses Mal, aber hol mir nächstes Mal Jaffa-Orangen.« Wir standen Israel wohlwollender gegenüber als Südafrika.

»Was ist der Unterschied?«, fragte meine Mutter.

Mein Vater zuckte die Schultern, als wisse er nicht, wo er anfangen solle.

Als ich zehn Jahre alt war, schenkte Dad mir einen Atlas mit einem blauweißen Einband. Wir kauften ihn während einer Fahrt nach Bristol, und er war eins meiner wertvollsten Besitztümer, bis er schließlich auseinanderfiel. Ich kann mich erinnern, wie ich den Umriss der Volksrepublik China mithilfe von Pergamentpapier in mein Schulheft übertrug.

»China wird eines Tages eine Weltmacht sein«, sagte Dad. »Niemand glaubt mir, aber es wird so sein.«

An jenem Abend hatten wir eine Weile über die bevorstehende Wahl gesprochen, die Heath verlor und Wilson an die Macht brachte. Wir hatten im Erkerfenster, das zur Straße hin lag, ein Labour-Poster aufgehängt, mit dem wir unsere konservativen Nachbarn ärgern wollten. Wir lachten darüber, verfielen dann jedoch in Schweigen.

»Dad«, sagte ich schließlich. »Ich habe Angst.«

»Wovor?«

Schweigen.

»Wovor?«, wiederholte er.

»Würdest du ... ich meine, wäre es wirklich schlimm, wenn ich nicht zur Uni ginge?«

»Also, ich fände es nicht schlimm, wirklich nicht.« Er stieß einen tiefen Seufzer aus.

»Wirklich nicht?«

»Willst du nicht hin?«, fragte er.

»Doch.« Ich wollte schon. »Ich habe einfach nur solche Angst. Ich habe die ganze Zeit Angst.«

»Du musst lernen, dich zu entspannen.«

»Ich kriege das irgendwie nicht hin.«

»Hör mal, ich werde nicht schlecht von dir denken, wenn du nicht zur Uni gehst.«

»Ich weiß.« Ich merkte, wie Wut in mir aufstieg. Ich wollte nicht, dass es ihm egal war. Er wollte doch, dass ich diese Prüfungen bestand, oder nicht? Manchmal war ich nicht sicher, ob ich es für mich tat oder für ihn, um ihm zu zeigen, dass ich noch immer sein kleines Mädchen mit den strahlenden Augen war, trotz der naiven Versuche, erwachsen zu wirken: mit dem Make-up, dem Freund und der Kleidung, die er, wie ich wusste, nicht immer guthieß. Warum sagte er nichts Hilfreiches oder Ermutigendes?

»Ich weiß nicht, was ich tun soll.« Ich spürte die Tränen kommen.

»Es ist mir wirklich völlig egal, ob du gehst oder nicht! Was soll ich sagen?«

Ich begann zu weinen.

»Hör mal, reg dich jetzt nicht darüber auf …«

Er hasste es, wenn ich in Tränen ausbrach. Das wusste ich. Ich wischte mir die Augen, bis sie entzündet waren.

»Ray, weißt du, wie spät es ist?«, unterbrach uns meine Mutter, die den Kopf durch die Wohnzimmertür steckte.

»Ich komme gleich.«

Sie schlug die Tür zu.

Wir taten beide so, als sei nichts passiert. Er machte keine Anstalten, aufzustehen und ins Bett zu gehen.

»Mach uns bitte noch eine Tasse Tee, Linda …«

Ich stand auf, um Tee zu kochen, während er weiterhin ins Feuer starrte.

Als ich zurückkam, wechselten wir das Thema und sprachen wieder über Politik. Das war sicherer, ohne emotionale Landminen. Doch ich konnte nicht aufhören, daran zu denken, was er gesagt oder vielmehr nicht gesagt hatte.

Wie üblich schweiften meine Gedanken umher, und ich sann über alles Mögliche nach, während einer der Anwesenden endlos redete, in Mandarin. Es war der Winter des Jahres 2002, mehr als ein Vierteljahrhundert nach der Szene am Kaminofen meiner Eltern, und ich befand mich in einem eiskalten Vortragsraum des Institute of Mental Health in Beijing. Ziel meines Besuches war es, Ärzte darin anzuleiten, wie sie mit Menschen sprechen sollten, die unter einer Depression litten. Das habe ich sehr oft getan und tue es immer noch, in vielen verschiedenen Ländern. Jahre nachdem mein Vater mir meinen ersten Atlas geschenkt hatte, erfüllte sich nach und nach mein Traum, die ganze Welt bereisen zu können.

Da ich nach dem 12-stündigen Flug von London noch immer unter einem Jetlag litt, fiel es mir schwer, mich zu konzentrieren, umso mehr als ich kein einziges Wort dieser Sprache verstand. Ich sah, dass mein Kollege einnickte. Durch die staubigen Fenster waren die Umrisse grauer Gebäude zu sehen und Tupfer von Gelb und Rot, wo die Banner neuer Geschäfte die Gleichförmigkeit des Straßenbildes durchbrachen.

»Dieser ist Parteifunktionär«, flüsterte mir mein Dolmetscher Chen-Li ins linke Ohr, als ein anderer Mann hinten im Raum aufstand, um zu sprechen.

»Was sagt er?«, fragte ich.

Wir hatten gerade einen Vortrag über Depressionen gehalten, und die Zuhörer, die nicht an interaktive Sitzungen gewöhnt waren, stellten nur zögerlich Fragen. Sie ließen sich grob in zwei Gruppen einteilen: die jüngeren Ärzte des Instituts, die vorne saßen – enthusiastisch und an dem interessiert, was wir sagten –, und die älteren, konservativeren Akademiker und ausgewählten Partei-Apparatschiks, die hinten saßen und da waren, um uns alle im Auge zu behalten. Aufgestanden war einer der Älteren, aber nicht, um eine Frage zu stellen, sondern um eine wichtige Erklärung abzugeben, wie man aus dem ehrerbietigen Nicken derer schließen konnte, die um ihn herumsaßen.

Mein Dolmetscher beugte sich zu mir herüber. »Er sagt, er stimme zwar zu, dass die Depression eine wirklich schlimme Sache sei, dass wir jedoch nicht vergessen sollten, dass die kommunistische Partei eine Quelle großen Trostes sowie großer Unterstützung und Hilfe für die Menschen sei. Die Ärzte müssten die Menschen daran erinnern und …«

»Und?«

»Oh, ich werde mir nicht die Mühe machen, Ihnen noch mehr von dem zu erzählen, was er sagt. Es ist …« Er hörte noch einen Augenblick lang zu und wechselte kurz einen Blick mit einem der älteren Mitglieder der »jungen« Gruppe in der vorderen Reihe. Dann wandte er sich mir mit einem trotzigen Funkeln in den Augen zu und flüsterte mir ins Ohr: »Es ist kompletter Blödsinn. Sie brauchen es nicht zu verstehen, wirklich nicht!«

Mein Vater hatte recht gehabt, dass China mächtig werden würde, doch das wurde es nicht, wie er vorhergesagt hatte, indem es den Sozialismus weiterentwickelte, sondern indem es sich dem Kapitalismus öffnete. Ich fragte mich, was er davon gehalten hätte.

Nach der Sitzung nutzte ich die Gelegenheit, meine Hände an einer Tasse mit grünem Tee zu wärmen.

»Wie geht es jetzt weiter?«, wollte Chen-Li wissen.

»Würden Sie bitte für mich übersetzen?«, fragte ich. Es war ein langsamer Prozess. Für die Übersetzung mancher meiner Sätze schien Chen-Li beträchtlich weniger Zeit zu brauchen, als ich gebraucht hatte, um sie zu sprechen, für andere viel länger. Gelegentlich reagierte er auf Zwischenrufe, und ich musste fragen, worum es ging. Chen-Li war kein professioneller Dolmetscher, sondern Arzt, ein junges und selbstbewusstes Mitglied des Instituts, das, wie ich angesichts seiner Reaktion auf den Parteifunktionär vermutete, die Dinge in seinem Sinne interpretierte. Wir wandten uns dem Publikum zu.

»Ich würde mich freuen, wenn jemand bereit wäre, die Rolle seines eigenen Patienten zu spielen. Man lernt sehr viel bei einer Übung wie dieser, weil man so herausfindet, wie es ist, sich bei einem Arztgespräch auf der anderen Seite zu befinden.«

Ich wusste nicht, was Chen-Li sagte, doch die Art, wie er gestikulierte, ließ mich vermuten, dass er versuchte, jemanden zu beschwatzen, sich zur Verfügung zu stellen.

»Ich werde es tun«, sagte eine junge Frau namens Soon-Lin mit einem schüchternen Lächeln. Sie erzählte uns in zögerlichem Englisch, dass sie als Hämatologin im Universitätskrankenhaus tätig sei. Der Fall, den sie im Kopf hatte, war der einer jungen Frau, die sie wegen einer Leukämie behandelt hatte.

»Das Arztgespräch hat die Patientin sehr mitgenommen«, erklärte Chen-Li.

»Ich habe ihr gesagt, dass die Behandlung nicht anschlägt«, fügte Soon-Lin auf Englisch hinzu.

»Und gibt es jemanden, der bereit wäre, den Arzt zu spielen?«

Eine attraktive, ein wenig ältere Frau mit braun gefärbtem, im westlichen Stil geschnittenem Haar und rotem, glänzendem Lippenstift hob die Hand. Sie hatte bereits ein oder zwei Fragen auf Englisch gestellt und sagte uns, dass sie Michelle heiße.

Während der Rest der Gruppe Tee trank, zogen wir uns in einen kleinen Raum auf der Hinterseite des Gebäudes zurück, ein Aufnahmestudio, in dem wir das Beratungsgespräch mithilfe eines kurz angebundenen Technikers aufzeichneten, der sich in der Dunkelheit seines Kontrollraums wohler zu fühlen schien als bei Tageslicht. Ich nahm vor seinem Heizgerät mit zwei Heizstäben Platz und beobachtete das Gespräch auf dem Videomonitor.

Soon-Lin spielte ihre eigene Patientin: eine 26-jährige Dozentin, verheiratet und Mutter eines heißgeliebten Sohns. Sie schien sich mit Leichtigkeit in diese Rolle einzufinden und spielte die Person, mit der sie am Tag zuvor in der Klinik gesprochen hatte. Michelles Aufgabe war es, ihr beizubringen, dass die Leukämie wiedergekehrt war und eine weitere Behandlung wahrscheinlich nicht effektiv sein würde. Man hatte alles versucht und konnte nichts mehr für sie tun.

Ich brauchte kein Mandarin zu sprechen oder zu verstehen, um vom ersten Augenblick an zu erkennen, dass die Sache nicht gut lief. Michelle war richtig in Fahrt. Sie redete viel und gab Soon-Lin keine Chance, etwas zu sagen.

Chen-Li lieferte die Simultanübersetzung. »Sie sagt: ›Ich muss Ihnen mitteilen, dass wir nichts mehr tun können. Folgendes haben wir bisher ausprobiert: Chemotherapie und ...‹«

Michelle liebte Listen. Sie war sich ihrer Fachkenntnisse sehr sicher. Doch sie zeigte weder durch ihre Worte noch durch ihr Handeln, dass sie verstand, wie ihre Patientin sich fühlen mochte, oder mitbekam, ob diese ihr überhaupt zuhörte.

Plötzlich wurde Soon-Lin wütend: »Ich mag es einfach nicht, wie Sie mir das sagen! Sie sagen mir, dass es keine Hoffnung für mich gibt«, brüllte sie und umklammerte die Armlehne ihres Stuhls.

»Okay, dann lassen Sie es mich noch einmal erklären ...«, begann Michelle. Nachdem sie der Patientin weitere Informationen gegeben hatte, fragte sie schließlich: »Möchten Sie sonst noch etwas wissen?«

»Nein, danke.«

Soon-Lin vergrub das Gesicht in den Händen und sackte niedergeschlagen auf ihrem Stuhl zusammen.

Ich öffnete die Tür zum Studio.

»Okay, Sie können das Rollenspiel jetzt beenden.«

»Danke«, sagte Michelle und lächelte zuversichtlich.

Soon-Lin sah immer noch so aus, als würde sie gleich in Tränen ausbrechen.

»Alles in Ordnung mit Ihnen?«, fragte ich.

»Ja.« Sie holte ein Taschentuch hervor und putzte sich die Nase.

»Ich möchte, dass Sie einander sagen, wie das Gespräch Ihrer Meinung nach gelaufen ist, bevor wir zurück zur Gruppe gehen. Was ist Ihrer Meinung nach gut gelaufen, Michelle, und was hätten Sie anders machen können? Und, Soon-Lin: Was hat die Ärztin Ihrer Ansicht nach gut gemacht und was hätte sie anders machen können?«

Nachdem Chen-Li sich vergewissert hatte, dass beide die Aufgabe verstanden hatten, schloss ich wieder die Studiotür. »Ich glaube, sie müssen unter vier Augen darüber sprechen.«

Eine kleine Gruppe von Freiwilligen versammelte sich vorn im Vortragsraum, erpicht darauf mitzubekommen, wie ich mithilfe der auf Video aufgenommenen Rollenspielübung die Technik der Vermittlung von Kommunikationsfähigkeiten demonstrieren würde. Die jüngeren Leute wollten dies unbedingt miterleben, während die älteren gelangweilt dreinschauten. Einer von ihnen stand auf und ging, als wir anfingen. Ich merkte, dass es der Mann war, der die »Ansprache« gehalten hatte. Er verneigte sich vor mir, und ich verneigte mich ebenfalls, um ihm meinen Respekt zu zeigen.

»Ist dies das erste Mal, dass Sie auf Video gesehen haben, wie Sie ein Arztgespräch mit jemandem führen?«, fragte ich Michelle.

»Ja«, erwiderte sie. Ich sah, dass Soon-Lin auf der anderen Seite saß, obwohl sie und Michelle zusammen in den Raum gekommen waren. Ich holte tief Luft. Ich wusste, dass jetzt mein ganzes diplomatisches Geschick gefragt war, was angesichts der Tatsache, dass alles übersetzt werden musste, doppelt so schwierig sein würde wie sonst. Mein älterer Kollege, der seinen Platz wieder eingenommen hatte, lächelte mir von der anderen Seite des Raums wissend zu. Ich nahm die Herausforderung an.

»Wir werden uns jetzt dem Videoband widmen, das unsere Kollegen freundlicherweise als Lerninstrument für uns aufgenommen haben. Es gibt nicht die eine richtige Art, mit Menschen zu kommunizieren, die verzweifelt sind. Es gibt viele Arten: einige hilfreiche und einige weniger hilfreiche. Hier geht es darum, voneinander zu lernen, wie diese Alternativen aussehen. Ist das so weit klar?«

Mehrere Leute nickten, bevor Chen-Li mit dem Übersetzen fertig war. Zweifellos verstand die Gruppe besser Englisch als ich Mandarin.

»Wir werden nicht beurteilen, ob dies ein gutes oder ein schlechtes Arztgespräch ist, sondern nur darüber nachdenken, wie sich die Sache an entscheidenden Punkten anders hätte entwickeln können. Was hätten Sie anders gemacht oder gesagt? Welche Worte hätten Sie gewählt? Ich werde das Band von Zeit zu Zeit anhalten und Sie fragen, aber wenn irgendeiner von Ihnen es anhalten möchte, dann melden Sie sich bitte. Michelle, gibt es irgendetwas Spezielles, auf das wir Ihrer Meinung nach beim Anschauen des Bandes achten sollten?«, fragte ich.

»Nein. Ich war sehr zufrieden damit«, erwiderte sie kühl auf Englisch. In ihrer Stimme schwang eine Spur von Gereiztheit mit.

In den folgenden 45 Minuten musste ich mich sehr anstrengen, um Michelle vor der Kritik einiger der lautstärkeren jüngeren Mitglieder der Gruppe zu schützen.

»Aber schaut mal, sie hört nicht zu!«, rief der Mann, der neben Michelle saß, wütend aus. Es schien, als habe er ungefragt die Rolle von Soon-Lins Beschützer eingenommen.

»Okay, was hätten Sie an dieser Stelle des Gesprächs gesagt?«, fragte ich.

Er zögerte einen Moment lang. »Ich glaube, ich hätte gesagt, ›Sie sehen sehr bestürzt und besorgt aus‹.«

Soon-Lin drehte sich zu ihm um und lächelte.

Er erwiderte ihr Lächeln.

»Ja, ich glaube, das ist eine Möglichkeit, eine gute Möglichkeit«, bemerkte ich. »Ihnen ist bewusst, dass sie bestürzt ist, aber sie muss wissen, dass Sie es wissen. Vielleicht müssen Sie es ihr sagen. Noch weitere Vorschläge?«

»Sie hat das Wort ›erschrocken‹ verwendet«, sagte Chen-Li zu mir auf Englisch. »Ich würde gern wissen, was sie mit ›erschrocken‹ gemeint hat. Wie hat sie sich innerlich gefühlt?«

»Ja«, sagte ich, »können Sie das bitte der Gruppe übersetzen, damit alle es verstehen?«

Und so fuhren wir fort, Schritt für Schritt. Es war nicht leicht, mittels eines Dolmetschers zu unterrichten, aber effektiv zu kommunizieren ist oft sehr schwierig, selbst unter den besten Umständen. Manchmal kann ich selbst in Englisch nicht das richtige Wort finden für das, was ich sagen möchte. Wir taten unser Bestes, um sicherzustellen, dass jeder verstand, was gesagt wurde, und ich sah, dass Soon-Lin im Laufe der Sitzung anfing, sich zu entspannen. Obwohl sie keine Vorschläge gemacht hatte, wusste ich, dass sie nicht nur mitbekam, dass ihre Kollegen ihre Verzweiflung erkannt hatten, sondern auch die Fähigkeit unter Beweis stellten, darauf einzugehen.

»Was also haben wir gelernt? Soon-Lin, Sie haben die Rolle einer Patientin gespielt, die es tatsächlich gibt. Was haben Sie dadurch über sie gelernt?«

Nach kurzem Zögern sprach sie laut und deutlich mit einem nur leichten Zittern. Sie war leidenschaftlich: so ganz anders als die schüchterne junge Frau, die sich freiwillig zu dieser Übung gemeldet hatte.

»Ich habe gelernt, wie es sich anfühlt, wenn einem nicht zugehört wird. Ich habe dies so stark empfunden, weil mir jetzt klar ist, dass auch ich der Patientin, *meiner Patientin,* nicht zugehört habe.« Sie schaute Michelle an, und die Mitglieder der Gruppe drehten sich um und schauten Soon-Lin an. Ich sah das Verständnis und die verhaltene Bewunderung in ihren Augen. »Ich glaube nicht, dass ich ihr bei dem Arztgespräch zugehört habe. Ich habe ihr nur gesagt, was sie meiner Meinung nach wissen musste. Ich habe sie nicht einmal gefragt, ob sie noch etwas anderes wissen wollte. Ich habe ein Todesurteil verkündet, ohne zu wissen, wie sich das anfühlt. Ich habe es ihr einfach gesagt. Jetzt weiß ich ein bisschen mehr darüber, was ich tun muss.«

Die Gruppe lernte nicht so sehr eine neue Sprache, sondern vielmehr, wie sie mit Menschlichkeit reagieren konnte. Sie musste die Worte ausprobieren, um zu hören, wie sie klangen, und überlegen, ob es möglich war, etwas anderes zu sagen – anders zu sein und auf eine andere Weise zu kommunizieren. Für Soon-Lin war die Lernerfahrung besonders schmerzlich gewesen, aber auch effektiv, weil sie sie tief berührt hatte. Sie hatte wirklichen Schmerz, Hoffnungslosigkeit und Wut gespürt. Ich hoffte, dass es für sie eine konstruktive Erfahrung gewesen war und dass sie das Gespräch der Gruppe als zugleich therapeutisch, emotional fokussiert und unterstützend erlebt hatte – als eines, von dem ihre eigenen Patienten profitieren würden.

Es war meine Verantwortung, die Lehrstunde mit einer positiven Botschaft für die Gruppe und vor allem für

Michelle zu beschließen, die das Risiko eingegangen war, uns zu zeigen, wie sie mit Patienten sprach.

»Michelle«, sagte ich, »diese Besprechung war nicht leicht für Sie, aber Sie haben sich gut geschlagen.«

»Nein, es war nicht leicht.« Sie zuckte die Achseln. »Aber ich möchte sagen, dass ich es nicht wirklich so tun würde. So war es nur besser für uns, etwas zu lernen.«

Niemand stellte ihre Aussage infrage, obwohl ich stark bezweifelte, dass sie stimmte.

Ich lernte auch etwas: wie wichtig es in der asiatischen Welt ist, das Gesicht zu wahren und – zumindest öffentlich – nicht zugeben zu müssen, dass man etwas falsch gemacht hat.

Doch das ist nicht nur im Osten der Fall.

Mein Vater und ich besaßen den gleichen Dickkopf und Stolz, der uns, selbst wenn wir unter uns waren, davon abhielt, einander unsere Fehler und Schwächen einzugestehen und unsere Differenzen durch Reden und Zuhören beizulegen. Wir waren nie in der Lage, über die Dinge, über die wir uns uneinig waren, effektiv miteinander zu sprechen. Dad und ich wahrten das Gesicht bis zum Tod und darüber hinaus. Als ich über meinen Besuch in Beijing nachdachte, begriff ich, dass es einige Parallelen zwischen dem Aufwachsen in unserem emotional verklemmten Haushalt und dem Aufwachsen in einem so repressiven Regime wie dem gab, in dem viele meiner Zuhörer groß geworden waren.

Miteinander reden, die Ansichten des anderen hören und mit Meinungsverschiedenheiten umgehen können sind wesentliche Komponenten in Beziehungen. Unstimmigkeiten mit Menschen, die uns nahestehen, aus der Welt zu schaffen, ist sehr problembehaftet. Oft bilden diese Probleme sogar den Kern einer Depression. Selbst wenn sie nicht die Ursache sind, können sie unsere Gesundung verlangsamen oder sogar verhindern. Manchmal können wir nicht so effektiv kommunizieren, wie wir es gern würden, aber das sollte uns nicht davon abhalten, es zu versuchen. Wertvoll und notwendig ist es allemal.

15

Trauer

In seiner klassischen Schrift »Trauer und Melancholie« ver-
trat Freud die These, dass das Bild des Menschen, den wir
verloren haben, im Fall von unverarbeiteter Trauer mit unserem eigenen »Selbst« verschmilzt, und stellte so eine Verbindung zwischen Depression und Trauer her. Melancholie,
eine schwere Form der Depression, entsteht, wenn Zorn
internalisiert und gegen dieses neue, veränderte »Selbst«
gerichtet wird.

Nicht trauern zu können, ist nicht nur auf Todesfälle be-
grenzt. Ein ähnlicher Prozess läuft ab, wenn wir uns ganz
allgemein nicht mit Verlusten abfinden können: dem von
Menschen, Ideen, Überzeugungen und Hoffnungen. Eine
Therapie ist dann oft schwierig, weil es sich, wenn wir zu
trauern beginnen, paradoxerweise so anfühlen kann, als
versuche der Therapeut, einem das Einzige zu entreißen,
was noch geblieben ist: die strahlende Erinnerung, die man
in sich verschlossen hat. Der Psychoanalytiker Darian Leader sagt, dass wir im Fall einer Melancholie mit den Toten
zu sterben scheinen, statt sie zu betrauern.

»Wir wollen uns heute mit Trauer befassen«, erklärte ich
den jungen Ärzten, während wir in der Sommerhitze brie-

ten. Der Duft von Curry von den Restaurants in der Nähe wehte sanft durch die Fenster herein. Wir waren mehr als dreißig, die in einem kleinen Seminarraum im ersten Stock nach Luft rangen. Es war ein ungewöhnlich warmer Spätsommernachmittag im Jahr 2004 in Manchester und es gab keine Klimaanlage.

In diesem Semester hatten wir einen bunt gemischten Haufen von Studenten. Eine Gruppe junger pakistanischer Männer saß lachend und scherzend an einem Tisch zu meiner Linken. Zu meiner Rechten saß wie jede Woche ein gut aussehender Spanier mit einer langen Adlernase, der, den Umschlagmanschetten seiner Leinenjacke nach zu urteilen, so wie ich mehr als alt genug war, um sich noch an die Originalversion von *Miami Vice* zu erinnern. Links von ihm hatten eine schlanke junge Portugiesin und ein uriger nordländischer Bursche Platz genommen. Hinten im Raum leisteten zwei nervöse junge Frauen, die ganz in dunkelgrüne Roben gehüllt waren, einander moralische Unterstützung angesichts des tiefen Dekolletés einer Lipgloss tragenden Schönheit, die mit einem großen blonden Deutschen plauderte. Alle hatten etwas gemeinsam: Sie wollten in England Allgemeinmediziner werden.

»Was also sind die Phasen der Trauer?«, fragte ich. Ich stand neben dem Flipchart, einen grünen Marker in der Hand, bereit zu schreiben.

Der Deutsche, der hinten saß, meldete sich zu Wort und ratterte mit starkem Akzent »Leugnen, Zorn, Verhandeln, Depression und Akzeptanz« herunter.

»Ja, nach einer gängigen Ansicht sind das die Phasen, die Menschen durchlaufen«, erwiderte ich, »aber ich glaube, dass es sehr wichtig ist, diese Phasen nicht zu wörtlich zu nehmen. Nicht jeder erlebt sie alle und nicht immer in dieser Reihenfolge. Ich ziehe es vor, von drei Phasen zu sprechen. Die erste Phase ist die der Benommenheit oder des Schocks. Man weiß, dass die Person gestorben ist, hat sich aber noch nicht damit abgefunden.« Ich kannte dieses Gefühl, erinnerte mich gut daran, wie es in den ersten Tagen in Edinburgh gewesen war, nachdem ich vom Tod meines Vaters erfahren hatte. »Dieser Phase folgt eine Zeit der akuten Trauer mit einem verzweifelten Gefühl der Sehnsucht, mit Schmerz und vielen der Symptome, wie wir sie bei Depressionen kennen. Es mag wie eine depressive Erkrankung erscheinen, aber einige Menschen hören vielleicht die Stimme des Toten oder haben Momente, in denen sie ihn zu sehen glauben. Das ist jedoch ganz normal.«

»Wie lange dauert diese Phase?«, wollte eine der Frauen wissen.

»Das ist unterschiedlich. Mindestens drei Monate sind normal, aber sie kann auch länger dauern, vielleicht sechs Monate. Schließlich folgt dann eine dritte Phase, in der der Hinterbliebene sein Leben wieder aufnimmt und sich neue Erinnerungen in der Gegenwart erschafft, statt nur bei vergangenen Erinnerungen zu verweilen. Dies wird manchmal als Akzeptanz bezeichnet.«

»Sechs Monate«, sagte jemand leise hinten im Raum. Ich konnte nicht sehen, wer es war, als die Person fortfuhr: »Es kann viel länger dauern als sechs Monate.«

»Das kann es in der Tat«, stimmte ich zu. »Trauer ist eine ganz normale Reaktion auf einen Verlust. Bei den meisten Menschen lässt sie im Laufe der Zeit immer mehr nach, bei anderen nicht. Was unterscheidet normale von unnormaler Trauer?«

»Stecken zu bleiben, auf der Stelle zu treten, Suizidgedanken«, meinte jemand.

»Kann uns einer von Ihnen von einem Patienten erzählen, der nicht trauern konnte?«

Schweigen.

»Okay, dann lassen Sie mich von einem meiner Patienten berichten, der nicht dazu fähig war.«

Ich hockte mich auf den Rand eines Tisches und versuchte angestrengt, den verlockenden Gedanken an ein eiskaltes Bier zu verdrängen. »Ich habe ein Paar behandelt, das seinen Sohn bei einem tragischen, außergewöhnlichen Unfall verloren hatte. Sie erlebten mit, wie er getötet wurde. Ihr Zorn und Schmerz waren fühlbar. Es schien, als gäbe es nichts, was man sagen oder tun könne, weil man sich nicht vorstellen konnte, dass einem jemals etwas so Entsetzliches passieren würde. Man würde es seinem ärgsten Feind nicht wünschen.« Ich stand einen Moment lang auf, um den Krampf in meinem Kreuz zu lindern, und setzte mich dann wieder. Ich wusste, dass ich die Aufmerksamkeit meiner Studenten hatte. Die hatte ich immer, wenn ich eine Geschichte erzählte.

»Ich werde jedoch nie vergessen, welche Brustschmerzen der Vater bekam, wenn er über seinen Sohn sprach. Er weinte nicht. Er klang nicht einmal traurig. Er hatte sich vollkommen unter Kontrolle. Doch wenn er über seine Verzweiflung sprach, legte er die Faust an sein Herz und spannte die Finger an.«

Während ich redete, legte ich aus Mitgefühl unwillkürlich selbst die Hand auf meine Brust.

»Er steckte vollkommen fest. Seine Gefühle waren in ihm verschlossen. Und der körperliche Verlustschmerz, den er in der Brust spürte, war so frisch wie an dem Tag, an dem sein Sohn gestorben war. Nichts hatte sich verändert. Es war nicht besser geworden – im Gegenteil, es wurde schlimmer.«

»Wie lange vorher war der Unfall passiert?«, fragte der Spanier.

»Vier oder fünf Jahre vor der Behandlung. Ich kann mich nicht mehr genau erinnern.«

»Und ist es jemals besser geworden?«, wollte er wissen.

»Ich hoffe, dass es das im Lauf der Zeit wurde, aber ich weiß es nicht. Er glaubte einfach nicht, dass ich ihm helfen könne, sodass er nach einer Weile nicht mehr kam. Er glaubte, ich wolle ihm die Erinnerung an seinen Sohn nehmen.«

Es ist ein seltsames Paradoxon, dass es ein Leben lang dauern kann, einen Todesfall zu verarbeiten. Dass wir ein Leben lang mit Bildern leben, die über die Leinwand unseres Geistes flimmern. Die Bilder, die wir mit uns herumtragen, sind die von Menschen, die wir geliebt und verloren haben. Sie loszulassen, kann uns wie ein (weiterer) Verrat erscheinen: das endgültige Löschen einer Erinnerung, ob einer schmerzlichen oder angenehmen.

Ich war nicht da gewesen, als mein Vater starb. Im Unterschied zu meinem Patienten, der Zeuge des entsetzlichen Todes seines Sohnes wurde, sah ich nicht, was passierte – und ich sage mir, dass das die Sache leichter machen sollte. Ich erlebte nicht, wie er sich vor Schmerz an die Brust fasste, hörte ihn nicht schreien, sah ihn nicht fallen. Aber ich habe mir die Geschichte seines Todes, so wie ich sie mir vorstelle, im Lauf der Jahre so oft vor Augen geführt, dass ich in gewisser Weise glaube, dabei gewesen zu sein.

Die Geschichte geht so: Ich bin wieder in dem Haus, in dem ich aufwuchs und bis zu meinem 18. Lebensjahr wohnte. Ich befinde mich in der Küche, die immer die erste Küche meines Lebens bleiben wird. Es ist eine große Wohnküche, die ich in vielen verschiedenen Variationen vor

Augen habe: mit farbenfrohen Vorhängen im Stil der 1960er-Jahre, mit staubigen Lamellenjalousien und billigen laminierten Möbeln oder einem soliden Holztisch. Ich sehe die dunkelblaue Tapete in dem Teil der Küche, der im Alltag auch als unser Wohnzimmer diente.

Ich habe diesen Raum seit über 25 Jahren nicht mehr gesehen. Ich vermute, dass es ihn noch gibt, dort in Skegness, wo ich aufwuchs, doch er existiert auch, der Zeit enthoben, irgendwo in meinem Inneren. Er wird mich nie loslassen, egal, wie weit ich mich zeitlich oder räumlich von ihm entferne.

In ebendiesem Raum, in dem wir oft bis in die Nacht hinein vor dem Kaminfeuer in der Ecke saßen und über Politik redeten, beobachte ich, wie Dad sich an einem eiskalten Januarmorgen vor 30 Jahren ankleidet. Abgesehen vom Surren der elektrischen Wanduhr und dem Zischen des Wasserkessels auf dem Gasherd ist es vollkommen ruhig. Er hat sich zum ersten Mal seit einer Woche in dem eisigen Badezimmer rasiert, das er aus einer alten, nach Norden hin gelegenen Vorratskammer baute, und er steht in seinem Hemd und der ausgebeulten weißen Unterhose da und bindet sich vor dem Fischaugenspiegel, der über dem Kamin hängt, seine Krawatte. Er hasst es, eine Krawatte zu tragen, sodass er Mühe damit hat, da Mum nicht da ist, um sie für ihn zurechtzuziehen. Er hält inne, um die Augen zusammenzukneifen und sich im Spiegel zu betrachten, zu stolz, um seine Augen untersuchen zu lassen. Er braucht wirklich eine Lesebrille, leiht sich aber zum Zeitunglesen immer die meiner Mutter, obwohl er weiß, dass sie bei ihm ziemlich lächerlich aussieht mit den Verzierungen an der Seite. Da er so viele Jahre draußen gearbeitet hat, ist er noch immer braun gebrannt, und seine Haare, die einst schwarz waren, sind plötzlich grau geworden, sodass er älter aussieht als 52.

Auf der verblichenen blauen Schlafcouch neben ihm erkenne ich im Halbdunkel des Wintermorgens seine Sportjacke und seine Hose. Meine Mutter hat die Sachen für ihn zurechtgelegt, bevor sie zur Arbeit gegangen ist. Er hat diese verrückte Vorstellung, dass man sich, selbst wenn man krank ist, ordentlich anziehen muss, wenn man zum Arzt geht. Als Mum heute Morgen das Haus verließ, war er noch im Bett, wie den größten Teil der vergangenen Woche. Er hat so schlimme Schmerzen im oberen Rücken, dass er manchmal kaum atmen kann. Doch das hat er dem Arzt gegenüber, der ihn untersucht und trotz seines Herzleidens gesagt hat, dass es wahrscheinlich ein Bandscheibenvorfall ist, nicht zugegeben. Der Arzt hat ihm geraten, er solle sich ausruhen, was er eine Woche lang getan hat. Aber heute ist er aufgestanden und geht zur Arztpraxis, weil er eine Krankmeldung braucht. Der Kessel ist aufgesetzt für die letzte Tasse Tee, die er trinkt, wenn er sich fertig angezogen hat.

Als sie ihn auf dem Boden vor dem Kamin fanden, war im Kessel schon längst kein Tropfen Wasser mehr.

Nach dem Tod meines Vaters war ich zuerst von schrecklichen Schuldgefühlen überwältigt. Ich sagte mir, dass ich hätte da sein sollen, um ihn zu retten. Er hatte einen Herzstillstand, als er sich anzog, um zum Arzt zu gehen. Ich hatte eine fünfjährige Ausbildung hinter mir, um Ärztin zu werden, und meinem Vater am Ende doch nicht das Leben retten können. Wozu taugte dann die ganze Ausbildung? Wozu taugte ich? Doch das entsetzliche Gefühl der Schuld und der akute Schmerz der Trauer blieben nicht lange – ich erlaubte es ihnen nicht. Ich verdrängte sie, vergrub sie tief in meinem Inneren. Sehr lange Zeit hatte ich nicht richtig getrauert.

Es sind 37 Kilometer von Skegness nach Boston, der nächsten größeren Stadt. Obwohl das Land völlig flach ist, schlängelt sich die Straße nach rechts und nach links, als würde sie einem Pfad folgen, der im Mittelalter von einem betrunkenen Bauern plattgetrampelt wurde, der im Dunkeln den Heimweg nicht finden konnte. Diesen Weg nahm der Leichenwagen an jenem kalten Januarmorgen vom Bestatter in Skegness zum Krematorium in Boston. Es war ein moderner Betonbau ohne Charakter oder Geschichte, der sich gut für den kurzen Gottesdienst eignete, der stattfand, bevor mein Vater den Flammen übergeben wurde. Die Einäscherung oder Beerdigung ist ein wichtiger Teil des Rituals, sich von einem Toten zu verabschieden und den Prozess des Trauerns einzuleiten, doch dieser seelenlose Gottesdienst ermöglichte mir dies nicht.

»Er hätte das gehasst«, sagte ich zu meiner Mutter, während der anglikanische Pfarrer seine Ansprache herunterleierte. »Der Idiot kannte ihn nicht einmal, sagt aber, was für ein guter Mensch er war. Jedenfalls war er Atheist.«

Doch Mum hörte nicht zu. Sie drehte sich um, um die Menge zu betrachten, die sich am Ende des Raums versammelt hatte. »Wer sind all die Leute?«, fragte sie. Sie konnte kaum sehen, weil ihre Augen so geschwollen und rot vom Weinen waren.

»Sie müssen von der Arbeit sein.« Ich nahm an, dass sie von der Fabrik waren, in der er arbeitete, als er starb. »Er ist nie pünktlich zur Arbeit gegangen und er hatte nie ein gutes Wort für einen von ihnen übrig – nannte sie alle Schleimer und Kriecher –, aber sie sind alle da.«

»Vielleicht hatten sie Achtung vor ihm«, sagte Onkel John.

Und ich wusste, dass er in gewisser Weise recht hatte. Wahrscheinlich hatten sie ihm alle etwas zu verdanken. Er half Menschen, weil er wusste, wie etwas gemacht werden musste. Er war unglaublich praktisch veranlagt. In der Garage stapelten sich seine Werkzeuge. Doch so talentiert er auch war, so intolerant war er gegenüber den Schwächen anderer, einschließlich meiner.

Er konnte nie verstehen, wie sein Vorarbeiter Tim es geschafft hatte, seine Finger in einer Kreissäge zu verlieren. Er fand es unglaublich komisch und sehr unachtsam.

Und jetzt stand Tim mit seinem Hut in den Händen da, um Dad die letzte Ehre zu erweisen. Er hob die linke Hand, um uns zu grüßen, und ich sah, dass zwei seiner Finger verstümmelt waren. Dad hätte diesen Augenblick sehr genossen.

»Warum trauern einige Menschen nicht richtig? Was hält sie davon ab?«

Was mir am Unterrichten nach wie vor sehr gefällt, ist, dass junge Ärzte immer so viele Fragen haben. Sie lassen einen nicht vom Haken. Sie wollen Antworten.

»Aus vielerlei Gründen«, erwiderte ich. »Es kann daran liegen, dass es ein plötzlicher oder besonders traumatischer Tod war, oder auch daran, dass eine Leiche nicht gefunden werden kann. Am häufigsten kommt es jedoch vor, wenn die Beziehung mit dem Toten besonders kompliziert war.«

Das wurde der Beziehung zwischen mir und meinem Vater nicht annähernd gerecht, und das wusste ich.

»Manche Menschen fangen nicht an zu trauern, weil sie nicht akzeptieren können, dass die Person tot ist; andere bleiben in der akuten depressiven Phase stecken, werden immer verzweifelter und wollen vielleicht sogar dem Verstorbenen nachfolgen. Einige hören nicht auf, den Toten zu idealisieren oder die Ärzte zu verfluchen, die ihn nicht gerettet haben.« Ich hielt inne und ließ den Blick durch den Raum schweifen, um zu sehen, ob meine Worte Widerhall fanden. »Andere hören einfach auf zu trauern und vergraben ihre Gefühle, weil sie es nicht ertragen können, mit ihnen umzugehen.«

Genau das hatte ich sehr lange Zeit getan.

Wir waren am Ende der Seminarsitzung angekommen. Ich stellte den Augenkontakt zu Sobia, einer jungen Asiatin, her, die hinten gesessen hatte, und erinnerte mich, dass sie mich gefragt hatte, ob sie nach der Sitzung mit mir sprechen könne. Ihr Haar war modisch kurz geschnitten und sie trug einen kleinen diamantenen Nasenring. Ich fragte mich, ob sie diejenige gewesen war, die vorhin die übliche Dauer des Trauerprozesses angezweifelt hatte.

»Sie wollten mit mir sprechen? Sollen wir in mein Büro gehen? Es liegt am Ende des Gangs.« Ich deutete auf die Tür. Das eiskalte Bier, auf das ich mich gefreut hatte, rückte weiter in die Ferne.

Ich sah, dass Sobias Augen vor ungeweinten Tränen glänzten, als sie den Blick abwandte und aus dem Fenster in die Sommersonne schaute. Dann blickte sie mich wieder an und versuchte zu lächeln.

»Ich weiß, wie es ist, etwas zu verlieren«, sagte sie. »Meine Familie lebt in Pakistan, aber ich höre nichts mehr von ihr.«

»Das klingt sehr traurig ...«

»Meine Familie hat den Mann, den ich heiraten wollte, nicht akzeptiert.« Sie legte eine kleine Pause ein und wischte sich die Augen. »Sie wollten, dass ich meinen Cousin heirate. Wir sind weggelaufen und haben das Land verlassen … Ich hörte dann nichts mehr von ihnen, erfuhr allein von meiner Schwester, dass meine Mutter gestorben war … es war schrecklich. Ich fühle mich so schuldig, dass ich nicht da war. Es ist jetzt drei Jahre her und mein Vater beantwortet meine Briefe nie. Es ist, als sei ich für meine Familie gestorben.«

»Das muss sehr schwer sein.«

Sie vergrub das Gesicht in den Händen und begann zu weinen. Einen Moment lang saßen wir schweigend da. Dann sprach sie weiter, fast im Flüsterton. »Ich kann es nicht ertragen, an sie zu denken. Ich weiß nicht, wie ich damit leben soll. Ich bin so deprimiert. Ich bin für sie gestorben.« Als sie diesen schmerzlichen Gedanken wiederholte, zuckte sie zusammen, als schlage sie sich selbst oder lade jemanden, den ich nicht sehen konnte, dazu ein, sie zu bestrafen.

»Ich glaube«, bot ich an, »dass Sie vielleicht wegen der Art, wie alles passiert ist, nicht um Ihre Mutter trauern konnten.«

Mir war klar, dass Sobia nicht nur ihre Mutter verloren hatte, sondern auch ihren Platz innerhalb der Familie. Mit diesem doppelten Verlust fertigzuwerden, war besonders schwierig.

Sie erzählte mir, dass sie entschlossen sei, beruflich voranzukommen, und dass ihr Mann, der als Forscher an der Universität tätig war, sie unterstütze, es jedoch sehr schwer gewesen sei, sich mit der Zurückweisung ihrer Familie abzufinden. Es war zu schmerzlich, über die Vergangenheit nachzudenken. Das konnte ich verstehen.

»Mein Hausarzt sagt, dass ich versuchen muss, darüber zu reden …«

»Ja«, erwiderte ich, »es ist wichtig zu reden, sich Fotos anzusehen und sich an Vergangenes zu erinnern – Gutes wie Schlechtes. An glückliche Momente wie auch an traurige ... Aber es ist nicht immer leicht, das zu tun.«

»Meine Kindheit war glücklich ... Ich habe meine Mutter sehr geliebt. Ich vermisse sie. Ich habe immer gedacht, ich würde sie irgendwann wiedersehen. Es tut jetzt mit jedem Tag mehr weh, weil ich selbst ein Kind haben möchte. Aber ich kann mir nicht vorstellen, ohne meine Mutter selbst Mutter zu sein ... Ich habe ein Foto von ihr.« Sie wischte sich die Augen und zog aus ihrer Handtasche ein zerknittertes Foto von einer Frau in einem traditionellen Salwar Kamiz. Sobia sah ihrer Mutter sehr ähnlich. Ich sagte, was ich normalerweise unter diesen Umständen sage: dass ich nicht die richtige Person bin, um meine Studenten zu behandeln.

»Ich glaube, Sie müssen reden, aber Sie brauchen Hilfe und Unterstützung dabei. Würden Sie es in Betracht ziehen, zu einem psychologischen Berater zu gehen? Und vielleicht zuerst mit Ihrem Hausarzt darüber zu sprechen?«

Sie schaute zu mir auf und flüsterte: »Ich weiß, dass ich es tun muss. Ich kann so nicht weitermachen.«

Im Unterschied zu Sobia konnte ich nach Hause fahren, hatte es jedoch seit vielen Jahren vermieden. Ich weiß nun, dass ich lernte, Verluste zu überleben, indem ich niemals zurückschaute, niemals Lebewohl sagte. Dadurch verlor ich sogar noch mehr – nicht nur das, woran ich mich nicht erinnern wollte, sondern auch die guten Erinnerungen. Das hieß, dass ich zu einem Menschen wurde, der fast keine Vergangenheit hatte.

John und ich waren schließlich an einem Herbstnachmittag, an dem ich mich bereit fühlte, mich einigen meiner Erinnerungen zu stellen, in meine Heimatstadt gefahren. Der Ort hatte sich verändert, aber das war zu erwarten gewesen. Wir stellten fest, dass die Pensionen und Privathotels in winzige, schäbige Wohnungen verwandelt worden waren. Die Stadt schien in einen tödlichen Schlummer zu fallen. Ich wollte nicht dort sein; es gab zu viele Geister, denen zu begegnen ich noch nicht fähig war und die ich zwischen den Bäumen auf der Straße, in der ich gewohnt hatte, schwatzen hörte. Sie flüsterten in den Ecken: *Bist du wirklich bereit, wieder zurückzukommen?* Wir wandten uns ab. Ich konnte es nicht ertragen, mir das alte Haus mit seiner Aura des Todes anzusehen.

Mein Lieblingsort war immer das Naturschutzgebiet um Gibraltar Point gewesen, ein paar Kilometer südlich der Stadt, wo sich das Niedermoor, das die trichterförmige Flussmündung »The Wash« umgibt, bis zum Horizont und noch darüber hinaus erstreckt. John und ich spazierten über die Straße dorthin. Von einer grasigen Böschung aus betrachteten wir den schleppend fließenden Fluss, der braunen Schlamm mit sich führte und sich zwischen den leicht ansteigenden Ufern – vorbei an der alten Küstenwache mit dem einsamen Turm – zum fernen Meer schlängelte. Winzige Farmhäuser waren zwischen Reihen von Pappeln verstreut, die man dort als Schutz vor dem Wind angepflanzt hatte, gegen den ich kaum ankam. Lange, gerade Entwässerungsgräben teilten die Landschaft in von Menschenhand geschaffene Muster auf. So weit das Auge reichte: nichts als Himmel. Man konnte ihm nicht entgehen, alles war in Licht getaucht. Ich war darin gefangen.

Mein Vater und ich waren während meiner Teenagerzeit

einmal mit einem großen Einmachglas hierhergekommen, um Teichwasser zu holen. Im Geiste sehe ich Dad mit seinem merkwürdigen Gang vor mir herschreiten: Seine Zehen sind nach außen gerichtet und seine Arme schwingen kaum. Wir gehen weiter, bis wir das Schild am Ende der Straße erreichen, das den Beginn des Naturschutzgebietes ankündigt. Dort gibt es einen See. Dad taucht das Glas ins Wasser und füllt es halb. Man kann nicht sonderlich viel sehen. Das Wasser hat die Farbe von schwachem Tee und verströmt den ekelhaften Geruch von verfaulendem Laichkraut, doch als ich später einen Tropfen unter dem Mikroskop untersuche, ist eine ganze Welt von lebenden Organismen zu sehen, ein anderes Universum jenseits von diesem.

»Wozu brauchst du das?«, fragt er.

»Für mein Biologieprojekt.«

»Sie fragen mich manchmal bei der Arbeit, wie du dich auf dem Gymnasium machst.« Er hält inne und schaut auf den Boden. »Aber ich verrate nie etwas.«

Ich habe ihn nie gefragt, warum. Vielleicht hätte ich das tun sollen – ich hätte vielleicht mehr darüber erfahren, warum es für ihn wichtig war, sich in Bezug auf meine Fortschritte auszuschweigen, obwohl ich wusste, dass sie ihn freuten. Vielleicht war diese extreme Bescheidenheit das Ergebnis seiner methodistischen Erziehung – auch wenn er Sozialist und bekennender Atheist war. Oder vielleicht war er so wie ich hin- und hergerissen zwischen einem Gefühl des Stolzes auf einen wohlverdienten Erfolg und dem unaufhörlichen, negativen Dialog, der mit einem geringen Selbstbewusstsein einhergeht – ein Konflikt, den ich von ihm übernommen und mein ganzes Leben zu überwinden versucht habe.

Als ich mehr als drei Jahrzehnte später mit John dorthin

zurückkehrte, schlängelte sich ein neuer Bohlenweg zwischen blaugrauem Kreuzdorn und Ginsterbüschen zu den Dünen hin. Dort angekommen, wo die Wellen auf den sauberen Küstensand klatschten, wusch ich mir die Füße im Wasser des Wash. Es war kalt, aber reinigend, und ich empfand es immer wieder als belebend. Ich erinnerte mich, dass ich als Kind und Teenager oft mit Dad an Sommerabenden hierhergekommen war und ihm dabei zugeschaut hatte, wie er im Meer schwamm. Bilder stürmten auf mich ein.

»Er saß dort auf der Sandbank«, rief ich John zu. »Er war gern hier. Er war so ein guter Schwimmer.«

Ich erinnerte mich an den Anblick seiner sonnenverbrannten Schultern, wenn er mit kräftigen Zügen hinaus ins Meer kraulte. Wie sicher es sich anfühlte, mit ihm zusammen zu sein. Wie sehr ich ihn liebte. Einen Moment lang konnte ich Dad wieder dort sehen, ein kleines Stück von der Küste entfernt, an dem Ort, den auch er liebte. Sehr lebendig und vital winkte er mir mit seinen langen, braungebrannten Armen zu, die nass im abendlichen Sonnenlicht glänzten, bevor er gegen die mächtige Strömung, die versuchte, ihn nach Süden zu ziehen, wieder zu mir zurückschwamm.

Noch lange nach seinem Tod konnte ich mich nicht damit abfinden, meinen Vater verloren zu haben. Und ich werde ihn immer vermissen. Trauern bedeutet, loszulassen und weiterzumachen, und wenn man das schafft, ist es möglich, sich an den Menschen, den man verloren hat, so zu erinnern, wie er war – nicht als idealisierten Heiligen oder als Zielscheibe von Wut und Enttäuschung, sondern als kompliziertes, reales und sehr menschliches Wesen.

Ich habe nur ein Foto von Dad. Es wurde aufgenommen, unmittelbar bevor ich von zu Hause weg und zur Uni ging. Er steht in Hemdsärmeln da, den Arm um meine Mutter geschlungen, die seine Hand fest auf ihre Hüfte presst. Ich stehe zu seiner Linken, direkt hinter ihm, und blicke mürrisch in die Sonne. Mein jüngerer Bruder Ian steht vor uns. Alan muss das Foto gemacht haben. Dad lächelt leicht, rätselhaft, als kenne er ein Geheimnis, das wir nicht kennen. Das Grinsen meiner Mutter wirkt ziemlich gezwungen, als hätten wir uns alle noch einen Augenblick zuvor gestritten. Mit der Zeit verblasst das Bild so wie die Intensität meines Schmerzes zu Schattierungen von Grau. Ich weiß heute, dass Dad letztlich meine Rettung war. Sein Handeln, wenn auch nicht seine Worte, lehrte mich die bleibende Macht der Liebe und half, mich zu dem Menschen zu formen, der ich heute bin.

Sobia besuchte in jenem Sommer weiterhin die Seminare. Am Ende der letzten Sitzung blieb sie einen Moment lang zurück, um mit mir zu sprechen.

»Ich wollte mich nur dafür bedanken, dass Sie mir gesagt haben, ich solle mir Hilfe suchen.« Sie versuchte zu lächeln, doch das Lächeln erreichte nicht ihre Augen. Die Traurigkeit, die ich früher in ihnen gesehen hatte, war immer noch da, doch in ihrer Stimme lag im Unterschied zu unserem letzten Gespräch eine Spur von Hoffnung. »Ich gehe inzwischen zu einem Therapeuten. Und ich habe meiner Schwester geschrieben und wir haben wieder Kontakt. Ich konnte nicht so weitermachen wie vorher. Vielleicht werde ich nie wieder etwas von meinem Vater und meinem Bruder hören, aber meine Schwester sagt, dass sie mich vermisst. Sie will sich nicht gegen die Familie stellen, wird aber den Kontakt mit mir halten.«

»Ich freue mich sehr, das zu hören«, erwiderte ich.

Sie schaute mich an. »Der Schmerz hat ein bisschen nachgelassen – ein ganz kleines bisschen.«

Ich glaube, das Wichtige ist der Entwicklungsverlauf der Trauer. Wenn der Schmerz noch so frisch ist wie vor fünfzehn Jahren und es noch immer genauso schmerzlich ist, über den Verlust nachzudenken, dann findet keine Entwicklung statt. Werden die Gefühle intensiver, statt nachzulassen, ist dies ein anderer wichtiger Hinweis darauf, dass etwas schiefläuft. Aus verhinderter Trauer wird Melancholie. Wenn die Intensität der Trauer auf einer Skala von eins bis zehn, wobei zehn den absoluten Tiefpunkt darstellt, Tag für Tag auch nur ein ganz klein wenig abnimmt, fangen Sie an, das Alltagsleben wiederaufzunehmen, sich auf die Zukunft zu freuen und die Vergangenheit loszulassen.

16

Leben in der Gegenwart

Zu unterschiedlichen Zeitpunkten unseres Lebens muss eine Depression möglicherweise unterschiedlich behandelt werden. In einem Fall ist der richtige Weg nach vorn vielleicht der, mithilfe einer psychodynamischen Therapie mit der Vergangenheit abzuschließen, in einem anderen, mithilfe einer kognitiven Verhaltenstherapie Bewältigungsstrategien für unser Alltagsleben an die Hand zu bekommen.

Anna, eine meiner Patientinnen, war an mich überwiesen worden, nachdem sie ein paar Jahre lang privat zu einem Psychotherapeuten gegangen war.

»Ich verstehe die Beziehung zu meinen Eltern jetzt viel besser, und ich würde sagen, dass die Situation zu Hause mit meinem Mann viel leichter geworden ist«, sagte Anna. »Ich verstehe, warum ich depressiv werde.«

»Aber ...«

Sie hörte einen Moment lang auf, ihre abgebissenen Fingernägel zu untersuchen, die nicht zu ihrem ansonsten sehr gepflegten Äußeren passten. Mir fiel auf, dass sie deutlich mehr auf sich achtete als noch vor wenigen Monaten. »Also, ich wollte sagen, die Zukunft erscheint mir nicht mehr so hoffnungslos. Irgendwie macht jetzt alles Sinn. Ich verstehe, dass die Beziehung zu meinem Vater und meiner Mutter mit dafür verantwortlich ist, dass ich heute bin, wie ich bin.«

»Das ist gut.«

»Ich schlafe auch besser, seit wir das Medikament gewechselt haben, aber es fällt mir immer noch sehr schwer, mit dem Alltag zurechtzukommen ... Ich mache mir Gedanken darüber, was die Leute im Büro sagen und wie ich mit meiner Chefin und dem, was sie sagt, fertigwerden soll ... Und es gibt Zeiten, in denen es einfach wieder bergab geht.«

Anna hatte unter einer sehr schweren Depression gelitten, und obwohl sie inzwischen weitgehend genesen war, schien sie ihren früheren Tatendrang und ihre Energie nicht wiedererlangt zu haben. Trotzdem wirkte sie in ihrem Beruf als Büroleiterin selbstsicher und kompetent.

»Vielleicht ist dies der Punkt, an dem wir bestimmte Dinge noch einmal durchdenken und es mit einer anderen Methode versuchen sollten«, sagte ich. »Wir wäre es mit einer kognitiven Verhaltenstherapie?«

Für viele Menschen wie z. B. Richard in Kapitel 1 ist der Verhaltensaspekt der kognitiven Verhaltenstherapie (KVT) genau das, was ihnen hilft, sich langsam wieder besser zu fühlen und ihr Interesse an der Welt zurückzugewinnen. Beim kognitiven Aspekt geht es darum, die wenig hilfreichen Gedanken über uns selbst, die Welt und die Zukunft zu ändern, Gedanken, die depressive Menschen im Überfluss zu haben scheinen. Und sie triggern nicht nur unsere gedrückte Stimmung, sondern helfen auch, sie aufrechtzuerhalten.

Ich grübelte ständig über meine Unterhaltungen und Inter-aktionen mit anderen Menschen nach und spielte sie in Gedanken immer wieder durch. Meine neue Psychiaterin Dr. V. wollte mich deswegen an einen Psychologen über-weisen. Ich war zunächst nicht sonderlich überzeugt.

»Ich weiß nicht, ob ich zu einem weiteren Therapeuten gehen will. Ich habe schon so viele Therapien gemacht.«

»Aber Sie sind noch nie bei einem Therapeuten gewesen, der sich auf die kognitive Verhaltenstherapie spezialisiert hat, oder?«, fragte sie.

»Das stimmt.«

Ich beschloss, dass es einen Versuch wert war. Was hatte ich schon zu verlieren?

Mein neuer Therapeut, der in einem Privatkrankenhaus tätig war, empfing mich in einem kahlen, cremefarben ge-strichenen Raum, der mit einem weichen rosa Teppich aus-gelegt war. Durch das Fenster waren gepflegte Bäume zu sehen. Ich saß auf einem Polsterstuhl, und er hockte hinter seinem Schreibtisch und machte sich Notizen, während er mir Fragen stellte. Es war eine ganz neue Form der Thera-pie, völlig anders als die, die ich aus der Vergangenheit kannte. C., wie ich ihn nennen werde, hatte wenig mit E. gemeinsam. Er war freundlich, warmherzig und in keiner Weise fordernd. Ich hatte nicht das Gefühl, dass er meine Abwehr durchbrechen wollte, um die verängstigte Per-son, die ich im Inneren war, zur Rede zu stellen, sondern vielmehr, um sie zu einem Plausch einzuladen. Er wollte helfen.

Bei meinem zweiten Besuch kehrte ich mit der Hausauf-gabe zurück, die C. mir aufgetragen hatte.

»Sie haben also zwei spezielle Regeln aus dem Buch von David Burns ausgewählt, das wir uns letztes Mal angesehen haben ...«, sagte er.

Das Buch *Feeling Good – Depressionen überwinden, Selbstachtung gewinnen* war mir bekannt, ich hatte es sogar anderen empfohlen, aber ich hatte es nie gelesen. Die Zynikerin in mir wollte sich dagegen auflehnen, an etwas zu arbeiten, das aus einem Buch mit einem so verdammt optimistischen Titel stammte, doch ich sagte nichts.

»Ja. Die Regel, dass es am besten ist, seine eigenen Interessen aufzugeben, um andere zufriedenzustellen ... der gegenüber war ich indifferent. Und die Regel, dass Kritik den Betroffenen bestimmt verärgern wird ... der habe ich voll und ganz zugestimmt.«

Ich hörte mich diese Aussagen machen. Glaubte ich das wirklich?

»Sich an diese Regeln zu halten, ist ziemlich schwer ...« C. sah mich an.

Ich senkte den Blick, konnte seinem nicht begegnen. Jetzt, wo ich sie laut ausgesprochen hörte, kamen mir die Regeln fast albern vor, doch auf einer bestimmten Ebene war ich mit ihnen durchaus einverstanden.

»Nehmen wir also die zweite«, fuhr C. fort. »Welche Vorteile hat es Ihrer Meinung nach, sich daran zu halten?«

Ich hielt einen Moment lang inne, atmete ein und las dann laut vor: »Also, ich habe geschrieben: *Die Leute werden mich mögen, weil ich sie nicht verärgere. Ich werde jemand sein, mit dem die Menschen Zeit verbringen wollen. Ich werde andere nicht verletzen ...*« Ich fuhr fort, bis ich alles vorgelesen hatte, was auf der linken Seite meines Blattes stand.

»Und die Nachteile?«

In Anbetracht dessen, dass ich dieser Aussage gerade voll

und ganz zugestimmt hatte, überraschte es mich, dass die Liste der Nachteile länger war als die der Vorteile. Besonders ein Nachteil stach heraus: *Ich weiß nicht immer, ob jemand das, was ich sage, als Kritik an ihm missverstehen wird. Ich mache mir Sorgen, dass etwas, was ich gesagt habe, als Kritik verstanden werden könnte. Das kann viel von meiner Zeit in Anspruch nehmen.* Tatsächlich grübelte ich unaufhörlich darüber nach.

»Das macht Ihnen also das Leben schwer, weil Sie befürchten, Menschen zu verärgern. Aber ist es nicht sehr schwierig, nie jemanden vor den Kopf zu stoßen?«

»Ich habe auch geschrieben: *Es ist wirklich harte Arbeit, alles zu zensieren, was ich sage ... und ich habe einen ziemlich grausamen Humor*«, was stimmte und ein Problem sein konnte, wenn man niemanden verärgern wollte, »und: *Manchmal kommt es mir richtig unfair vor, weil die Menschen mir sehr kritisch gegenüberstehen und das wehtut.*«

»Gut, Sie haben ziemlich viel hierüber nachgedacht. Aber es muss sehr schwer sein, nach diesen Regeln zu leben, oder? Müssen Sie wirklich so viel Zeit damit verbringen, diesen ehrgeizigen Zielen gerecht zu werden?« Er forderte mich nun heraus, aber auf bemerkenswert unvoreingenommene Art.

»Ich habe einen Großteil meines Lebens damit verbracht, es zu tun, ja, sogar mein ganzes Leben, und mir darüber Gedanken gemacht.« *So viel Zeit und Energie verschwendet,* hörte ich eine innere Stimme sagen.

Wir lächelten uns an. Wir wussten beide, dass es nicht leicht war, mit lebenslangen Gewohnheiten zu brechen.

»Wenn Sie grübeln, tun Sie Folgendes: Sie versuchen, Problemlösungen zu finden, doch die finden Sie nicht. Das ist nicht möglich. Es ist nicht hilfreich.«

Ich nickte. Ich verstand, dass er recht hatte.

Er stupste mich, bildlich gesprochen, ein wenig an. »Vielleicht ist es endlich Zeit, etwas anderes zu versuchen?«

Ich fing an, C. zu mögen. Ich fühlte mich sicher bei ihm, obwohl mir bewusst war, dass wir mehrere gemeinsame Bekannte hatten, denn ich vertraute ihm, dass er nie jemandem gegenüber andeuten würde, dass ich bei ihm in Behandlung war.

◡◠

Wenige Wochen später sprachen C. und ich über meine Probleme in Meetings.

»Ich werde ziemlich emotional, beharre auf meinem Standpunkt und scheine die Leute abzuschrecken. Anschließend kann ich nicht aufhören, darüber nachzudenken.«

»Na ja, ich bin mir sicher, dass Sie es manchmal mit einigen schwierigen Egos zu tun haben.« Er lächelte verschwörerisch. Ich wusste, dass auch er an der Uni unterrichtet hatte. Aber er ließ mich nicht einfach so davonkommen. »Ich glaube, Sie können sehr herausfordernd wirken, wenn Sie auf Ihrer Meinung beharren. Ich meine, verstehen Sie mich nicht falsch … Es ist gut, wenn Sie mit Leidenschaft bei der Sache sind, doch es hat Nachteile. Wie könnten Sie die Sache anders angehen?«

C. half mir bei der Vorbereitung eines wichtigen Meetings mit einem Kollegen. Er bat mich, darüber nachzudenken, was ich bei diesem Meeting erreichen wollte, und ermutigte mich zu versuchen, dies als mein Ziel anzusehen – nichts weiter.

»Wie werden Sie nun in den nächsten paar Tagen mit den Gedanken zurande kommen, die Sie sich darüber machen?«, fragte er.

»Ich weiß es nicht. Der Versuch, nicht darüber nachzudenken, sich den Gedanken quasi zu widersetzen, macht alles nur noch schlimmer.«

Ich wusste nur, dass es das hartnäckige, störende, erbarmungslose Muster des Grübelns war, das mir immer Angst gemacht hatte. Denn es hatte dazu geführt, dass ich mich fragte, ob mein Gehirn wirklich auf die gleiche dysfunktionale Weise verdrahtet war wie das zwanghafte Gehirn meines Bruders Alan.

C. war nicht wirklich daran interessiert, über die Vergangenheit zu sprechen. Er griff meine Kommentare über mein früheres Leben nur selten auf. Doch als ich über die verrückten Regeln nachdachte, die ich für mein Leben aufgestellt zu haben schien, war es nicht schwer zu sehen, dass ihre Grundlage in meiner Kindheit zu finden war. Mein Vater hatte ähnliche Grundsätze und, wenn ich es mir recht überlegte, die gleichen Probleme gehabt, ihnen gerecht zu werden, etwas, was mir vorher nie wirklich in den Sinn gekommen war.

Im Unterschied zu einigen anderen Vertretern und Vertreterinnen der kognitiven Therapie, die ich im Lauf der Jahre kennengelernt hatte – von denen eine, wenn sie ein paar Gläser Wein intus hatte, gern darüber stritt, ob es überhaupt so etwas wie »das Unbewusste« gab –, erkannte C. den Wert der Arbeit an, die ich in der Vergangenheit geleistet hatte, vor allem in Bezug auf die Trauer um meinen Vater.

»Manchmal ist ein Mensch noch nicht bereit für das, was wir tun, weil er sich noch immer in einer Krise befindet oder versucht, einige wichtige Probleme in seinem Leben zu lösen«, erklärte C. mir.

»Ob Sie es glauben oder nicht«, sagte ich, »meine Stimmung ist viel stabiler als vor einigen Jahren.«

»Dann ist es vermutlich die richtige Zeit.«

Er überließ es mir, ob ich die Antidepressiva absetzen wollte oder nicht.

»Es ist Ihre Entscheidung und die Ihrer Psychiaterin, aber ich könnte es durchaus verstehen, wenn Sie sie weiter nehmen wollen.«

Und ich wusste, dass ich das wollte, zumindest vorläufig.

Die Gedanken, die ich mir über meinen Bruder und seine lebenslange Erkrankung machte, und die damit verbundenen Ängste kehrten jedoch immer wieder, sodass ich schließlich mit C. darüber sprach. Ich erzählte ihm einiges über Alans Geschichte und von den Problemen, die während der schwierigen Kindheit meines Bruders aufgetaucht waren, und erklärte, dass sie im Lauf der Zeit kein bisschen nachgelassen hatten. Alan hatte weiterhin Tag für Tag Schwierigkeiten mit dem Waschen, Ankleiden und Ausziehen gehabt.

»Wie wurde er behandelt?«, fragte C.

»Er war eine Zeitlang im Krankenhaus – eine ganze Weile als Teenager –, aber ich weiß nicht, welche Behandlung er erhielt.« Wahrscheinlich kaum eine, wie mir später klar wurde.

Mein Bruder verbrachte mehrere Monate auf der jugendpsychiatrischen Station einer in einem alten viktorianischen Backsteingebäude untergebrachten Klinik, die völlig abgelegen in den Sumpfgebieten von Lincolnshire im Osten Englands lag. Ich besuchte ihn dort einmal während meines Studiums in Edinburgh. Als der Zug am Bahnhof hielt, schauten mich alle Mitreisenden an, da sie genau wussten, wohin ich ging. Es gab dort nur das Kranken-

hausgelände, das, so weit das Auge reichte, von Kartoffel-
feldern umgeben war, sodass die Leute annahmen, man
habe irgendwie eine Anlage zum Irrsinn, auch wenn man
kein Patient war.

Nach seinem Aufenthalt in dieser Klinik kam Alan nicht
nach Hause zurück, sondern verbrachte einige Zeit in einem
Wohnprojekt für »verhaltensgestörte Jugendliche«. Er war
dort, als mein Vater starb, und kam nicht zur Bestattung,
weil sein Sozialarbeiter davon abriet. Ich weiß heute, welch
großer Fehler das war. Nur selten wiegen die potenziellen
Probleme, die durch eine Beerdigung hervorgerufen werden können – zum Beispiel, wenn jemand akut psychotisch und unfähig ist, genau zu verstehen, was passiert –,
schwerer als das Bedürfnis eines Menschen, »Lebewohl«
zu sagen.

»Nach meiner Scheidung habe ich ihn zu mir geholt«, erzählte ich C., »aber es war eine Katastrophe. Es ging ein
paar Tage lang gut, doch dann kam er nicht mehr aus seinem Zimmer. Er hatte auch die Toilette mit Toilettenpapier
verstopft. Er redete nicht mit mir … Er kam einfach nicht
aus seinem Zimmer.« Ich spürte, wie Angst in mir hochstieg, als ich mich an die Ereignisse jenes Morgens erinnerte.

Aber ich schämte mich zu sehr, um C. zu erzählen, was
geschehen war.

»Was ist los? Warum kannst du nicht aufstehen?«, hatte
ich Alan gefragt.

Keine Antwort.

»Du bist jetzt seit drei Tagen da drin.«

Ich stieß die Tür zu seinem Schlafzimmer auf – was nicht

leicht war, weil er einen Stuhl unter die Türklinke geschoben hatte – und ging hinein. Im schwachen Licht, das an jenem Wintermorgen durch die dünnen Vorhänge drang, sah ich, dass mein Bruder unter seiner Decke auf dem Bauch lag. Es roch wie in einem Stall und einige seiner Kleidungsstücke lagen neben dem Bett auf dem Boden. Sie waren in Stücke gerissen.

»Ich kann nicht. Ich kann es einfach nicht ertragen, das durchmachen zu müssen.« Er klang schwach, doch zum ersten Mal hatte ich kein Mitgefühl mit ihm. Ich empfand nur Wut. Zu viele Erinnerungen aus meiner Kindheit kamen hoch und vernebelten mein Gehirn, sodass ich mit der Situation nicht einmal halbwegs vernünftig umgehen konnte.

»Alan, bitte.«

»Nein, geh weg und lass mich verdammt noch mal in Ruhe.«

»Ich halte das nicht mehr aus.«

Was als Nächstes geschah, schockiert mich noch immer. Ich war so wütend auf ihn, dass ich mir aus der Ecke des Zimmers einen Stuhl schnappte und ihn auf Alans mit einem Federbett zugedeckten Körper niedersausen ließ. Zwei Mal. Ich glaube nicht wirklich, dass ich ihm wehtat, aber ich weiß, dass ich das vorhatte.

»Bitte, verschwinde aus diesem Haus, sofort!«

Er stand unverzüglich auf, zog sich schnell an und verschwand. Das Bett war verschmutzt. Ich zog die Bettwäsche ab, warf sie in die Mülltonne im Garten und ließ die Matratze zur Mülldeponie bringen. Sie war völlig durchnässt von Urin.

Dann war alles vorbei.

»Zu guter Letzt habe ich ihn zu einem Professor in einer stationären Einrichtung in Yorkshire gebracht«, war das, was ich C. erzählte. »Sie ist inzwischen geschlossen.«

»Und hat es geholfen?«, fragte C.

»Nein, nicht wirklich, um ehrlich zu sein. Ich glaube, dass es einfach zu spät war, als er schließlich die Therapie bekam, die er brauchte.«

Mein Bruder hätte eine kognitive Verhaltenstherapie gebraucht, als er jung und noch fähig war, auf die Behandlung anzusprechen, bevor seine Probleme chronisch wurden. Doch damals war diese Therapie noch sehr unüblich, und als sie ihm dann angeboten wurde, bestand seine Krankheit schon viel zu lange. Er konnte einfach keinen Nutzen daraus ziehen. Je länger wir an etwas laborieren, bevor wir die richtige Form von Hilfe erhalten, desto schwieriger wird es, uns zu ändern.

Außerdem war Alan sehr stur.

Er sagte mir schon damals: »Ich sollte in der Lage sein, mich selbst da rauszuziehen. Ich brauche keine Krankenschwestern oder Sozialarbeiter und ich will keine Medikamente.«

Ich hörte meinen Vater heraus mit seiner rigiden, nonkonformistischen Haltung, für sich selbst die Verantwortung tragen zu müssen.

»Ich wollte ihm helfen«, erklärte ich C., »konnte es aber nicht. ... kann es nicht. Ich weiß, dass er bei mir wohnen wollte, aber ich schaffte es nicht. Er macht mir Angst. Ich habe immer noch große Schuldgefühle, dass ich nicht in der Lage bin, die Dinge zu ändern. Oder auch nur mit ihm zurechtzukommen.«

»Das klingt wirklich sehr traurig ...«

»Und ich befürchte immer noch, dass das, was mit mir nicht stimmt, dass diese Denkmuster ... Ich meine, handelt es sich dabei um das Gleiche wie bei ihm? Ich mache mir immer Sorgen, dass auch ich diese Störung bekommen könnte.«

Ich wusste, dass Alan und ich uns in vielerlei Hinsicht sehr ähnlich waren. Wir hatten beide die Willensstärke unseres Vaters geerbt. Manchmal kam es mir jedoch so vor, als könne Alan – indem er sich so stark mit Dads Überzeugungen hinsichtlich Gesundheit und Krankheit sowie mit seiner Abneigung identifizierte, die Standpunkte anderer zu sehen – fast so tun, als habe unser Vater uns nie verlassen. Ich vermutete, dass ich mich immer schuldig fühlen würde, dass ich ihm nicht helfen konnte. Aber ich wusste, dass ich die Antworten auf seine Probleme nicht hatte. Ich hatte Angst, dass ich untergehen würde, wenn ich versuchte, seine Last zu tragen. Jedes Mal, wenn wir miteinander sprachen, verfiel ich wieder stärker ins Grübeln.

»Ihr Bruder scheint durch seine Symptome stark beeinträchtigt zu sein«, begann C., »aber das, was er durchmacht, unterscheidet sich von Ihren Erfahrungen. Es gibt einige Ähnlichkeiten, ja, aber es ist nicht das Gleiche.«

Und tief in meinem Inneren wusste ich, dass er recht hatte. Ja, es gab Ähnlichkeiten: Bei uns beiden schien es einige ernsthafte Probleme mit den Gehirnschaltkreisen zu geben. Tatsächlich fühlte es sich manchmal einfach so an, als verursache das Alltagsleben solch schmerzliche Echos in meinem Hirn, dass ich den Kopf mit den Händen umfassen musste, um die Vibrationen zu verringern und meine Gedanken zu beruhigen. Ich *hatte* Zwangsvorstellungen gehabt. Der Gedanke, mit meinem Auto bewusst einen Unfall zu bauen, hatte etwas Zwanghaftes, da er sich wiederholte und ungewollt und störend war. Bei einer Depression können Zwangsgedanken auftreten und Menschen mit einer Zwangsstörung können natürlich auch depressiv werden. Doch bei mir drehte es sich die meiste Zeit darum, Unterhaltungen und Ereignisse aus jüngster Zeit noch einmal durchzuspielen, und zwar in dem schmerzlich sinnlosen Versuch, ein Problem zu verstehen.

Die Wochen vergingen, und C. begann mir Wege aufzuzeigen, die Grübeleien in den Griff zu bekommen. Er hatte mir dies bereits anhand eines Experimentes demonstriert, bei dem es darum ging, dass ich im Geiste Erinnerungen, Gedanken und Bilder im Zusammenhang mit einer Reihe ziemlich neutraler Wörter heraufbeschwor. Als ich es mir erlaubte, länger bei negativen Erinnerungen oder Bildern zu verweilen, die mit diesen Wörtern in Zusammenhang standen, spürte ich, wie sich meine Stimmung deutlich änderte und ich mich völlig anders fühlte, als wenn ich positive Gedanken zuließ.

»Wie war es?«, fragte C. »Was ist Ihnen aufgefallen?«

»Ich habe mich ziemlich down, niedergeschlagen und leer gefühlt.«

Der nächste Schritt war also der, sich nicht mit diesen Gedanken zu beschäftigen.

»Sind Sie mit dem Konzept der Achtsamkeit vertraut?«

Ich bejahte die Frage. Ich hatte mich zunehmend dafür interessiert, nachdem ich zum ersten Mal darauf gestoßen war, als ich mich über buddhistische Methoden zum Umgang mit Depressionen informierte. C. bat mich, daran zu arbeiten, das Vorhandensein beunruhigender Gedanken und Bilder einfach zu akzeptieren, statt mich mit ihnen zu beschäftigen.

»Sie sind da, aber Sie sollten sie nicht weiter beachten und anfangen, über sie nachzudenken«, sagte er mir.

Ich hatte in der Vergangenheit versucht zu meditieren und es als hilfreich bei der Bewältigung meiner Angst empfunden, doch es gehörte zu den vielen Dingen in meinem Leben, die ich zurückgestellt hatte, weil ich nie »die Zeit dafür fand«. Ich wusste, dass Zeit ein dehnbarer Begriff war. Wenn ich es wirklich gewollte hätte, hätte ich vermutlich die Zeit dazu gefunden. Es fiel mir nicht schwer zu verstehen, worauf C. hinauswollte.

In der folgenden Woche versuchte ich jedes Mal, wenn ich mich beim Grübeln erwischte, das Problem loszulassen, über das ich nachdachte. Es war nicht leicht. Ich war schon so lange ans Grübeln gewöhnt, dass ich nicht merkte, wenn es begann. Ich stellte fest, dass es hilfreich zu sein schien, einen psychischen Raum zu haben, in dem ich das Problem abladen konnte. Ich malte mir aus, dass ich die Schachtel mit meinen Sorgen ins oberste Fach eines großen begehbaren Schranks in der Ecke meines Arbeitszimmers stellte. Ich ging selten dorthin, obwohl John mich immer bat, ihn aufzuräumen, um mehr Platz zu schaffen. Wenn ich das täte – was ihn sehr glücklich machen würde –, könnte ich vielleicht das oberste Fach mit meinen Sorgen füllen.

Meine Patientin Anna entschied sich, zu einem Vertreter der kognitiven Verhaltenstherapie zu gehen, und stellte fest, dass sie von Tag zu Tag besser zurechtkam.

»Ich lerne, die negativen Gedanken zu hinterfragen«, sagte sie.

Psychologen sprechen von »negativen automatischen Gedanken«, doch normalerweise gibt es einen Auslöser, eine Situation, etwas, was sie triggert. In Annas Fall gab es diese Auslöser gewöhnlich bei der Arbeit, bei ihrer Interaktion mit ihrer Chefin und ihren Kollegen.

»Die Therapie ist also hilfreich?«

»Ja, das ist sie. Ich glaube nicht, dass ich vorher bei all den Problemen mit meiner Familie daran hätte arbeiten wollen. In meinem Leben herrschte einfach zu viel Chaos, aber jetzt fühlt sich jeder Tag ein bisschen leichter an. Manchmal scheine ich nicht einmal mehr darüber nachdenken zu müssen, wie ich zurechtkommen soll. Ich bewältige einfach den Tag, wie jeder andere es tun würde und wie auch ich es getan habe, bevor die Depression mit aller Macht zugeschlagen hat.«

»Und haben Sie sich mit der ›Rückfallprävention‹ beschäftigt?«

Es besteht immer das Risiko, dass eine Depression zurückkehrt. Wenn wir jedoch auf die Möglichkeit eines Rückfalls vorbereitet sind und die frühen Warnzeichen erkennen können – wie die Zunahme unserer negativen Gedanken und die speziellen Symptome, die den Beginn von etwas Schwerwiegenderem ankündigen –, können wir handeln, bevor alles schlimmer wird. Bei mir geht es dabei nach wie vor um Schlafprobleme und die Tatsache, dass ich mitten in der Nacht mit Magenschmerzen aufwache. Es gibt Belege dafür, dass eine kognitive Verhaltenstherapie helfen kann, einen Rückfall zu verhindern.

Anna zog ihr Notizbuch aus ihrer Tasche. »Ja, ich weiß, dass es bei meiner Vorgeschichte auch wieder anders werden kann, aber ich bin vorbereitet. Ich habe alles hier aufgeschrieben. Wenn ich das Gefühl habe, es zu brauchen, nehme ich mir einen Moment Zeit und lese mir durch, was ich gelernt habe.«

Ich ging etwa ein Jahr lang alle zwei bis drei Wochen zu C. Am Ende besprachen wir, was ich erreicht hatte. Ich hatte in jenem Jahr keine Rückfälle gehabt, doch es hatte Zeiten gegeben, in denen meine Stimmung gesunken war. Es war aber auch erfrischend gewesen, jemanden zu finden, der genau zu verstehen schien, wie meine Gedanken funktionierten.

Nachdem ich mich von C. verabschiedet hatte, ging ich zum letzten Mal hinaus auf den Parkplatz und saß einen Moment lang in meinem Auto. Ich nahm mein Tagebuch heraus und las den Absatz, den C. mich für Situationen hatte schreiben lassen, in denen ich spüre, dass mein Denken außer Kontrolle gerät und meine Angst in Meetings bei der Arbeit wächst.

Du bist irgendwo, wo du nicht sein möchtest, mit Menschen, in deren Gegenwart du dich unwohl fühlst und von denen du glaubst, dass sie dich nicht mögen. Du jedenfalls magst einige von ihnen nicht. Sie sind ehrgeizig und selbstsicher, haben ihre eigenen Absichten und ihre eigenen Rechnungen zu begleichen.

Halt einen Moment lang inne. Hol tief Luft. Erinnere dich, warum du hier bist und welche Ziele du hast. Um sie zu erreichen, musst du Zeit mit Leuten verbringen, doch es bedeutet nicht, dass du sie mögen, von ihnen gemocht werden oder gar versuchen musst, so zu sein wie sie. Stell dir vor, dass dein Kater auf deinem Schoß sitzt und du ihm die Ohren streichelst. Warte einfach auf deinen Moment, hol noch einmal tief Luft und sag nur das, was absolut notwendig ist, um deinen Standpunkt deutlich zu machen.

Dann halt den Mund.

Schlussbemerkung

Ich habe in meinem Leben viel über Depressionen gelernt. Ich weiß wesentlich mehr über ihre Ursachen und Folgen als in der Vergangenheit. Ich kann Menschen helfen, die unter Depressionen leiden.

Im letzten Jahrzehnt hatte ich alle paar Jahre einen Rückfall. Ich nehme nun seit über zwanzig Jahren durchgehend Antidepressiva. Sie haben einige Nebenwirkungen, die ich jedoch gewöhnlich ertragen kann. Die Phasen der Niedergeschlagenheit, die zuweilen so schlimm sind, dass sie eine Änderung der Behandlung erfordern, werden fast immer durch Ereignisse getriggert, die mit meiner Arbeit zusammenhängen. Ich bin immer noch zu dünnhäutig und leicht verletzbar, und ich lebe nach wie vor mit der ständigen Angst, als Hochstaplerin enttarnt zu werden. Ich bin sehr oft unruhig. Manchmal ist das tägliche Leben immer noch ein Kampf. Doch trotz meiner Depressionen habe ich beruflich eine Menge erreicht und bin in meiner zweiten Ehe sehr glücklich. Ich glaube, beides verdankt sich zum Teil meinen Therapien und meinen Medikamenten, und jede Behandlungsmethode hat eine wichtige Rolle gespielt.

Ich bin mir ganz sicher, dass Depressionen nicht einfach auf die Liste der Symptome reduziert werden können, die sich im *Diagnostischen und Statistischen Manual psychischer Störungen (DSM)* oder in der *Internationalen Klassi-*

fikation der Krankheiten findet. Bei diesen Listen handelt es sich um Konstrukte und Einschätzungen, was eine »Depression« sein könnte. Sie helfen uns bei der Forschung und der klinischen Arbeit, sollten aber nicht als unumstößliche Wahrheiten betrachtet werden. Leider geschieht dies jedoch Tag für Tag überall auf der Welt. Ich vermute, dass es nicht die eine Depression gibt, wie das DSM uns glauben machen möchte, sondern viele verschiedene »Depressionen« mit einigen gemeinsamen und einigen sehr unterschiedlichen Merkmalen.

Überall gibt es Menschen, die leiden, sich von der Welt abgeschnitten fühlen, das Gefühl haben, dass das Leben nicht lebenswert ist, und Suizid begehen. Sie teilen viele Erfahrungen – zu denen zweifellos auch die Symptome der Depression gehören, die Psychiater auswendig lernen und nach denen sie immer fragen –, doch jeder Mensch hat eine andere Leidensgeschichte, und es gibt viele verschiedene Gründe, warum er depressiv geworden ist. Seine Lebensprobleme sind nicht einfach, sondern vielschichtig, wie ich in diesem Buch aufzuzeigen versucht habe. Sie sind verknüpft mit den anderen Realitäten des Menschseins: unserer Verletzlichkeit, unseren Ängsten, Verlusten, Wunden, dem Bedürfnis, geliebt zu werden, dem Schmerz der Einsamkeit, der Schwierigkeit, anderen zu vertrauen, den Problemen in unserer Vergangenheit und unverarbeiteter Trauer. Es ist unmöglich, einem Menschen, der unter einer Depression leidet, wirklich zu helfen, ohne diese Erfahrungen anzuerkennen und zu thematisieren. Deswegen sind Medikamente für sich allein nie die Antwort.

Ich glaube auch, dass die Biologie eine wichtige Rolle dabei spielt, auf welche Weise und warum wir von einer Depression betroffen sind. Wir erben die Gene, die uns anfällig machen, von unseren Eltern. Die Depression ist für viele eine außergewöhnlich körperliche Erfahrung. Das schreckliche Gefühl der Regungslosigkeit, die Psychiater »psychomotorische Retardierung« nennen, ist mehr als ein einfaches psychisches Phänomen. Etwas geschieht in unserem Gehirn – obwohl wir noch immer nicht ganz verstehen, was – und führt zu »Epiphänomenen«, den Symptomen der Depression: Niedergeschlagenheit, Unfähigkeit, das Leben zu genießen, Energieverlust, Unfähigkeit, klar zu denken, und Gefühle der Hoffnungslosigkeit. Diese können, zumindest bis zu einem gewissen Grad, mit Medikamenten umgekehrt werden. Doch bei Menschen, die unter einer schweren chronischen Depression leiden, finden Veränderungen statt, die in der Struktur des Gehirns zu sehen sind. Wenn bei einem Menschen durch stressvolle Lebensereignisse eine schwere depressive Episode ausgelöst wurde, scheint es im Gehirn eine Art »Zündeffekt« zu geben, der weitere Episoden wahrscheinlicher macht. Dass ich dies glaube, heißt nicht, dass ich eine Vertreterin des biologischen Reduktionismus bin und die Ursachen von Krankheiten allein in der Biologie suche – ganz im Gegenteil! Ich persönlich weiß nicht, ob mein »entzündetes« Gehirn (Entzündungstheorien sind die neuesten von vielen biologischen Theorien der Depression) sich irgendwie strukturell verändert hat oder ob ausreichend Neurotransmitter produziert werden – die Chemikalien, die helfen, elektrische Impulse weiterzuleiten (obwohl es sich nicht so anfühlt, wenn ich nicht so gut funktioniere).

Eine schwere Depression ist eine schreckliche, zutiefst persönliche Erfahrung. Sie nimmt dem Betroffenen die Lebensenergie und lässt jeden Tag wie ein ganzes Leben erscheinen. Meiner Meinung nach machen sich diejenigen, die in der Depression einfach eine »verständliche Trübsal« als Reaktion auf Lebensereignisse sehen, in gleichem Maße des Reduktionismus schuldig wie die Neurowissenschaftler, die über MRT(Magnetresonanztomografie)-Aufnahmen brüten, und die Psychologen, die alles herunterbrechen wollen auf »negatives Denken«, was dem Betroffenen manchmal das Gefühl gibt, als sei es seine Schuld, dass er nicht »positiver« denkt. Die Depression steht im Zusammenhang mit all diesen Faktoren und ist gleichzeitig mit keinem von ihnen identisch. Für jeden Menschen spielen die Bereiche Biologie, Psychologie, Lebensereignisse und Schwierigkeiten (wie Trauer, eine körperliche Erkrankung oder soziale Isolation) beim Auslösen und Aufrechterhalten der Depression eine unterschiedlich wichtige Rolle.

So wie ein Wurm sich den Weg in den Kern eines reifenden Apfels bahnt, gräbt sie sich in die Seele ein und zerstört unser Gefühl dafür, wer wir sind, und den Grund, warum wir leben. Wir müssen alle unseren eigenen Weg finden, um mit dem Schaden zurechtzukommen, den diese Krankheit anrichtet, doch ich weiß aus eigener Erfahrung, dass dies möglich ist.

Ich bin zwar nicht religiös, aber ich weiß, dass der Glaube einigen Menschen enorm hilft, ihre Depression zu überwinden. Vielleicht sind Priester wirklich die einzigen Menschen, die uns helfen können, unsere Seelen zu nähren, auch wenn ich persönlich dies bezweifle. Ich habe den größten Teil meines Lebens damit verbracht, Menschen dabei zu helfen, ihre Seele zu verarzten, um weitermachen zu können, und die Hilfe anderer bei der Verarztung meiner eigenen Seele zu akzeptieren.

Um Hilfe zu bitten und Hilfe zu erhalten ist nichts, dessen wir uns schämen müssten, auch wenn manche Menschen dies sagen mögen. Es zeigt, dass wir etwas gegen unseren Gefühlszustand unternehmen, statt zu versuchen, ihn zu verbergen, was nur noch mehr Probleme hervorruft.

Leider sind viele Gesellschaften, einschließlich unserer eigenen, zu diesem Grad an Ehrlichkeit noch nicht bereit.

Ich habe gelernt, wie wichtig es ist, sich wirklich mit einem anderen Menschen verbinden zu können, um die Probleme, die auf die eine oder andere Weise mit meiner niedergeschlagenen Stimmung in Zusammenhang stehen, verstehen und überwinden zu können. Fähig zu sein, eine offene, ehrliche und bedeutungsvolle Unterhaltung mit jemandem zu führen, ist, wie Robert Hobson (ein Psychotherapeut, der meine therapeutische Arbeit zu Beginn meiner Berufslaufbahn als Supervisor begleitete) in seinem Buch *Forms of Feeling* sagt, entscheidend dafür, unseren Umgang mit Problemen erforschen, erlernen und modifizieren zu können, vor allem mit unseren Problemen in den für uns wichtigen Beziehungen. Ich habe dies nicht nur durch meine Arbeit, sondern durch meine eigene persönliche Reise durch die Depression gelernt.

Ich verstehe so langsam die Notwendigkeit, meiner Seele Nahrung zu geben, um einen Rückfall zu verhindern, statt sie einfach zu flicken, wenn sie gebrochen ist. Ich habe überlebt. Ich bin sogar erfolgreich in meinem Beruf. Vielleicht wäre mein Vater stolz auf mich gewesen, auch wenn er mir das vermutlich nie von Angesicht zu Angesicht hätte sagen können.

Während ich dies schreibe, bin ich wieder einmal in Schottland, sitze an meinem Schreibtisch, betrachte durch das Fenster die Moorlandschaft auf Orkney Mainland und plane die Zukunft. Es ist endlich an der Zeit, meine Arbeit aufzugeben. Die nächste Herausforderung ist die zu lernen, besser auf mein eigenes »Selbst«, meinen Körper und meine Seele sowie auf die Menschen aufzupassen, die mir wichtig sind. Das ist etwas, was wir alle tun können.

Anhang

Glossar

Ätiologie: die Ursache (oder Ursachen) einer bestimmten Krankheit oder eines bestimmten Leidens. In der Psychiatrie bedeutet dies, Anfälligkeitsfaktoren, Ereignisse oder Erfahrungen zu berücksichtigen, die das derzeitige Problem ausgelöst haben, sowie das, was es aufrechterhält.

Bipolare Störung (früher: manisch-depressive Erkrankung): ein Leiden, das sowohl durch Depressionen als auch Manie (Euphorie, Überaktivität) gekennzeichnet ist und bei dem die Stimmung von einem Extrem ins andere umschlagen kann. Es kann auch zu psychotischen Symptomen kommen (Wahnvorstellungen und Halluzinationen). Eine abgeschwächte Form der Manie ohne psychotische Symptome nennt sich Hypomanie.

Differentialdiagnose: in der Medizin der Prozess des Abwägens der Wahrscheinlichkeit eines Leidens gegenüber anderen Leiden bei der Erklärung der Symptome eines Patienten. In der Psychiatrie bedeutet dies, andere mögliche Diagnosen zu prüfen und auszuschließen.

Dysmorphophobie: eine Art Angststörung, die beim Menschen zu einer verzerrten Wahrnehmung seines Aussehens führt. Die Betroffenen verbringen trotz beruhigender Rückversicherung von anderen so viel Zeit damit, sich Sorgen über ihr Äußeres zu machen, dass dies ihre Beziehungen und ihr Alltagsleben beeinträchtigt.

Elektrokrampftherapie (EKT): eine Behandlungsmethode bei schweren psychischen Erkrankungen (normalerweise Depressionen), bei der unter Vollnarkose ein elektrischer Strom durch das Gehirn des Betroffenen geschickt wird. Es ist eine höchst umstrittene Methode, die lebensrettend sein, aber auch langfristige Gedächtnisprobleme verursachen kann.

Halluzination: eine Erfahrung, während der ein Mensch etwas hört, sieht, fühlt, schmeckt oder riecht, was außerhalb seines Geistes nicht existiert.

Kognitive Verhaltenstherapie (KVT): eine Form der Psycho- oder Gesprächstherapie, die darauf ausgerichtet ist, das Denken und Verhalten eines Menschen zu ändern. Sie beschäftigt sich mit gegenwärtigen Problemen, statt die Vergangenheit zu erkunden.

Neurotransmitter: ein chemischer Botenstoff, der Signale über Kontaktstellen (Synapsen) von einer Nervenzelle an die andere weitergibt.

Obsession: wiederkehrende Gedanken, Vorstellungen oder Bilder, derer sich der Betroffene zu erwehren versucht und die Angst erzeugen (sowohl wegen der Obsession als auch dem Versuch, sich ihnen zu widersetzen).

Psychodynamische Psychotherapie: eine Gesprächstherapie, die dem Patienten zu erkennen hilft, dass seine Vergangenheit sein gegenwärtiges Leben beeinflusst. Sie ähnelt der Psychoanalyse (die auf der Arbeit von Sigmund Freud basiert), ist jedoch wesentlich weniger intensiv (wöchentlich statt mehrmals pro Woche).

Psychose, psychotisch: bedeutet, dass die Person Wahnvorstellungen und/oder Halluzinationen hat.

Schizophrenie: eine Diagnose, die bei Menschen gestellt wird, die eine schwere und oft langfristige psychische Erkrankung mit einer Vielzahl von psychotischen Symptomen haben, einschließlich Halluzinationen, Wahnvorstellungen, Denkschwierigkeiten und Verhaltensänderungen.

Selektive Serotonin-Wiederaufnahmehemmer (SSRI): Antidepressiva, die, wie man glaubt, die Aktivität von Serotonin (einem Neurotransmitter) im Gehirn erhöhen (obwohl man immer noch nicht genau weiß, wie diese Medikamente funktionieren).

Soziale Phobie: die ständige und überwältigende Angst vor sozialen Situationen wie dem Einkaufen, der Begegnung mit Fremden und dem Essen in Gesellschaft. Dies ist weitaus beeinträchtigender, als einfach nur schüchtern zu sein.

Überwachung: bedeutet in der psychiatrischen Pflege die ständige Beobachtung eines stationären Patienten und seines Verhaltens, um ihn davor zu schützen, sich selbst und andere zu verletzen.

Wahnvorstellungen: falsche persönliche Überzeugungen, die der Vernunft zuwiderlaufen, an denen der Betroffene jedoch trotz aller Gegenbeweise festhält und die sich nicht durch seinen kulturellen oder religiösen Hintergrund erklären lassen.

Zwänge: wiederholte Handlungen oder Gedanken, zu denen eine Person sich gedrängt fühlt, um ihre durch Obsessionen verursachte Angst zu lindern oder zu vermeiden.

Zwangsstörung: eine psychische Erkrankung, die durch Zwangsgedanken und Zwangshandlungen gekennzeichnet ist.

Bibliografie

Brown, George W. und Harris, Tirril, *Social Origins of Depression: A study of psychiatric disorder in women*, London 1979.

Burns, David D., *Feeling Good – Depressionen überwinden. Selbstachtung gewinnen. Sich wieder wohlfühlen lernen*, Paderborn 2006.

Freud, Sigmund, »Trauer und Melancholie«, in: *Gesammelte Werke*, Band 10, Frankfurt am Main 1999.

Goffman, Erving, *Asylums: Essays on the social situation of mental patients and other inmates*, London 1961.

Hobson, Robert F., *Forms of Feeling: The heart of psychotherapy*, London 1985.

Jamison, Kay Redfield, *An Unquiet Mind: A memoir of moods and madness*, New York 1995.

Kübler-Ross, Elisabeth, *Interviews mit Sterbenden*, Freiburg i. Br. 2014.

Leader, Darian, *The New Black: Mourning, melancholia and depression*, London 2009.

Lott, Tim, *The Scent of Dried Roses*, London 1997.

Storr, Anthony, *Solitude: A return to the self*, New York 1988.

Wurtzel, Elizabeth, *Prozac Nation: Young and Depressed in America – A memoir*, London 1995.

Die Autorin

Linda Gask, Tochter einer schottischen Mutter und eines englischen Vaters, wuchs in Lincolnshire an der Ostküste Englands auf. Sie studierte Medizin in Edinburgh und ist nun emeritierte Professorin für psychiatrische Primärversorgung an der Universität Manchester. Während der letzten 25 Jahre hat sie als Fachärztin für Psychiatrie im Norden Englands gearbeitet. Sie ist jetzt »halb pensioniert« und wohnt mit ihrem Mann und ihrer Katze in einem Steinhaus in den Pennines, verbringt aber auch einen zunehmenden Teil ihrer Zeit auf Orkney.

Linda Gask ist in ihrem Fachbereich hoch angesehen und die Autorin mehrerer akademischer Lehrbücher. Mit ihren Seminaren und Forschungen zur Arzt-Patienten-Kommunikation, zur Depression und anderen verbreiteten psychischen Problemen hat sie sich weltweit einen Namen gemacht. Sie hat auch als Beraterin für die Weltgesundheitsorganisation gearbeitet, war im Vorstand der World Psychiatric Association und ist Autorin von über 180 veröffentlichten Artikeln und Buchbeiträgen. 2010 wurde ihr in Anerkennung ihrer Lehrtätigkeit im Bereich psychiatrische Primärversorgung die Ehrenmitgliedschaft des Royal College of General Practitioners verliehen. Sie ist Mitbegründerin zweier sozialer Unternehmen: Eines davon, STORM® (www.stormskillstraining.co.uk), bietet eine Ausbildung in Suizidprävention, das andere, Six Degrees (six-degrees.org.uk), eine psychiatrische Primärversorgung in Salford, Greater Manchester.

Seit ihrer Teenagerzeit leidet Linda Gask unter psychischen Problemen und kennt aus eigener Erfahrung sowohl pharmakologische als auch psychologische Behandlungsmethoden bei Depressionen. Voller Leidenschaft bekämpft sie das Stigma, das psychische Erkrankungen umgibt, indem sie offen über ihre eigenen Probleme spricht. Sie möchte zeigen, dass ihre Erfahrungen als Patientin und Psychiaterin die rigide Linie infrage stellen, die unsere Gesellschaft zwischen psychisch Kranken und »Gesunden« zieht.

Unter 222.lindagask.com führt sie einen Blog über Themen zur psychischen Gesundheit und ihre Tweets sind nachzulesen unter Twitter@szuypuss.

Dies ist ein Sachbuch, das auf den Erfahrungen und Erinnerungen der Autorin basiert. Die Namen der meisten Menschen und Orte sowie Identifikationsmerkmale oder Details von Ereignissen wurden geändert, um die Privatsphäre anderer zu schützen.

WEGE ZUR BEFREIUNG

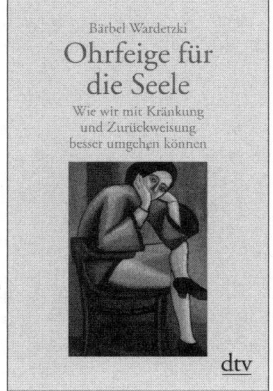

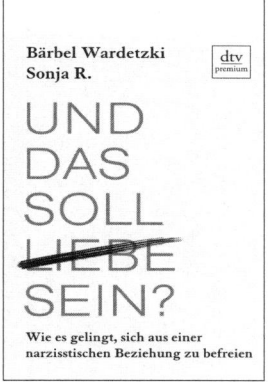